仁济济人：仁济医院早期故事

苏 精 著

上海交通大学出版社

内容提要

　　仁济医院成立于 1844 年，是中国第二家、上海第一家西医医院，由英国基督教伦敦传教会创建。本书以伦敦会的手稿档案与仁济医院建院初期的年报为主要依据，精选医院早期建设和发展过程中的重要历史事件和成就，分六篇详细阐述了仁济医院创办、发展过程中对中国西医学发展的贡献，包括西医学的引入，西医医疗机构的建设、运营和管理，中国本土西医人才培养，中国护理教育的早期情况等。末篇对仁济医院建院初期的相关史料进行分析与解读。这是国内较少的专门以一家医院的历史文化为蓝本展开的西医史研究的著作，对从事西医史、中外医学交流史相关研究的人员会有较好的帮助。

图书在版编目(CIP)数据

仁济济人：仁济医院早期故事/苏精著. —上海：
上海交通大学出版社,2019
ISBN 978-7-313-21370-9

Ⅰ.①仁…　Ⅱ.①苏…　Ⅲ.①医院-历史-上海
Ⅳ.①R199.2

中国版本图书馆 CIP 数据核字(2019)第 111344 号

仁济济人：仁济医院早期故事

著　　者：苏　精
出版发行：上海交通大学出版社　　　　　地　　址：上海市番禺路 951 号
邮政编码：200030　　　　　　　　　　　电　　话：021-64071208
印　　制：当纳利(上海)信息技术有限公司　经　　销：全国新华书店
开　　本：710mm×1000mm　1/16　　　　印　　张：16.5
字　　数：196 千字
版　　次：2019 年 6 月第 1 版　　　　　　印　　次：2019 年 6 月第 1 次印刷
书　　号：ISBN 978-7-313-21370-9/R
定　　价：80.00 元

自 序

　　仁济医院在上海,我在台北,我和仁济医院结缘却远在英国的里兹(Leeds)。1992 年时我辞去工作,到里兹大学读硕士,以 19 世纪中叶来华的传教士麦都思与墨海书馆作为学位论文的研究方向,由于仁济医院是传教医生雒颉和麦都思结伴到上海后于 1844 年所创,两者关系非常密切,所以我在抄录麦都思与墨海书馆的档案时,一并关心了雒颉与仁济医院,并产生极大兴趣,此后也留意搜集相关的一手史料,多年下来积累不少,只因我的本行是印刷出版史的研究,并未涉及医学史的领域。

　　直到 2017 年时,仁济医院举办第一届院史论坛,复旦大学历史系高晞教授知道我对仁济素有兴趣,推介我参加论坛,承院方相邀,我便以仁济历史上任期最长的院长笪达文为题撰文赴会,从此展开自己对仁济早期历史的研究,接连撰写了收入本书的几篇文章,仁济医院也邀我参加后续举办的院史论坛,如今更蒙院方慨然相助出版本书,作为仁济医院 175 周年庆的纪念之一,无论如何也想不到当年萌芽于远方异国的缘分,历经四分之一世纪以上的岁月芒苒,竟然成为具体实在的一本书,而且还是一项纪念性的献礼,真是我个人的莫大荣幸,这要感谢高晞教授的鼓励,仁济医院郭莲书记、闵建颖副书记的慨允赐助,以及袁蕙芸老师的美意安排,本书才得以问世,也请各方读者指教为祷!

苏　精

2019 年 5 月 30 日于台北斯福斋

目　录

仁济医院的创办人雒颉

　　雒颉（William Lockhart，1811－1896）是上海仁济医院的创办人①，他在西医来华的历史上有几个很有意义的创举：第一，他是伦敦传教会（London Missionary Society）和英国最早来华的传教医生，在1839年初抵达中国，开启了此后超过一百年的英国在华医药传教事业；第二，雒颉在鸦片战争后于1843年成为第一位抵达上海的基督教传教士，随即创立著名的仁济医院，这家医院至今一直是上海重要的医院之一；第三，他在1861年时又成为率先进入北京的基督教传教士，也随即创立北京施医院，后来变成协和医院至今。

　　由于这些历史性的创举及其影响力，雒颉是在华传教医学界和西医在华史上的重要人物，所以，关于近代中国医学史的各种论著经常提到他。但是，专门以他为对象的学术性论著却相当罕见，甚至有研究者抱怨关于他的文献史料太少了，只有他自己撰写的《传教医生在中国》（*The Medical Missionary in China：A Narrative of Twenty*

---

① 仁济医院创立初期称为"施医院"或"施医馆"，到1862年医院新建筑落成时改称"仁济医院"或"仁济医馆"，英文名称则先称为 Chinese Hospital，有时也称 Shantung Road Hospital，1928年起改称 Lester Chinese Hospital 等，本文为行文方便都称为仁济医院。

Years' Experience）等数量非常有限的文献可用。①

其实，关于雒颉的史料并不少，而且手稿与印刷品两种形式都有。手稿中最重要的是保存在伦敦会档案中的雒颉文献，从 1837 年起到 1896 年止，延续 60 年之久，其中他亲笔所写的书信就有六十余封，加上他和其他传教士联名所写的，伦敦会秘书写给他的，以及其他传教士信中提到他的各种内容，合计在 100 封以上；还有伦敦会的理事会有关他的一些决议事项，他早年报名参加伦敦会的文件与推荐信，他在华期间的个人支出账目等，都是珍贵而重要的文献。至于印刷形式的雒颉史料，最重要的是他在澳门、舟山、上海、北京等地办理医院的历年年报，这些年报大部分以单册形式出版问世，早期的则收在《在华医药传教会》（Medical Missionary Society in China）的年报内，或由杂志刊登转载，合起来正好完整无缺；其他的印刷史料还有当时在华的英文报刊如《中华丛论》（The Chinese Repository）、《北华捷报》（North China Herald）以及在英美的报刊，时常报道他的医疗活动，或刊登他的单篇作品，或评论他的书与言论，等等。1995 年时雒颉后人又将他的一些家庭信件打字本公之于世。② 以上这些手稿和印刷的史料合计，数量已经相当可观而且重要，足以作为研究这位重要的在华传教医生的史料。

既然不乏史料，何以又少见专以雒颉为对象的论著？ 这和他的手稿笔迹相当难以辨识有关，早年他的姐姐已不止一次说他的笔迹实在

① Ronald B. Dietrick, *The Man the Church Forgot*：*And Other Early Medical Missionaries Who Made a Difference* (Maitland, Fl.：Xulon Press, 2007), p. 77. W. Lockhart, *The Medical Missionary in China*：*A Narrative of Twenty Years Experience*. London：Hurst and Blackett, 1861.

② *The Lockhart Correspondence*：*Transcripts of Letters to and from Dr. William Lockhart (1811 - 1896) and His Family*. n. p.：A. P. Hughes, 1995. SOAS Library：MS 380645.

过于潦草难认①,后来伦敦会秘书也常要助手先誊清他的来信才容易辨识②,而近年他的后人特地费心将其家庭信件内容打字后公开,却仍留下许多无法辨识的部分。③ 因此要利用上述他留下的各种史料进行研究,最大的困难在于辨认解读他的手稿笔迹,这需要极大的耐心才能进行。

　　本文就以伦敦会的手稿档案与雒颉的医院年报为主要依据,再参考其他的相关史料,以年代先后为经、言论行事为纬,探讨他来华的原因与经过、在华初期五年的活动、在上海创立与经营仁济医院的情形,以及他第二次来华进入北京建立施医院的状况等,希望能比较深入而清楚地勾勒出这位西医来华史上重要人物的思想言行,以及他所代表的 19 世纪中叶西医在华的角色与处境。

一、 来华背景、原因与经过

　　1811 年 10 月 3 日,雒颉出生在英国第二大港埠利物浦(Liverpool)的一个基督教家庭。他的祖父自苏格兰移居利物浦,经营纸张小生意,父亲则是利物浦海关的职员。雒颉 5 岁时丧母,15 岁时又丧失兄长,他和父亲、姐姐三人相依为命。

　　雒颉是 19 世纪初英格兰的社会与医学教育制度养成的外科医生典型。当时的英国工业革命当道,科学知识大增,中产阶级的数量与经济能力大幅增长,社会对合格医生的需求增加,而医生的收入与社会地位也相对提升,许多新跻身为中产阶级的家长愿意付出昂贵代价

---

① *The Lockhart Correspondence：Transcripts of Letters to and from Dr．William Lockhart*（*1811 - 1896*）*and His Family.*, pp. 29 - 30, Eliza Lockhart to William Lockhart, Liverpool, 21 May 1833; ibid., pp. 36 - 37, E. Lockhart to W. Lockhart, Liverpool, 17 June 1833.

② 雒颉于 1860 年代从北京写回伦敦的信,笔迹潦草难认,伦敦会秘书经常要人先誊写一遍。

③ A. P. Hughes, *Dr．William Lockhart*, *1811 - 1896*：*Medical Missionary to China.* n. p., 1995. Typescript.

让子女接受医学教育，以培育下一代成为收入丰厚又有专业形象的医生[1]，雒颉的父亲也是其中的一位家长。当时英国的医生有内科医生（physician）、外科医生（surgeon）与药剂师（apothecary）三个专业，内科医生都出身于牛津与剑桥两所大学，但雒颉一家在基督教信仰上是公理会信徒（Congregationalists），不在英国国教会（The Established Church）的体制内，不可能进入那两所大学。至于外科医生与药剂师两者，虽各有专业，但其实都在为人诊治，只是两者的收费名义分为诊费与药费之别而已，许多医生也同时拥有外科医生与药剂师两种资格。至于外科医生的教育，苏格兰固然在大学中设有医学院，但英格兰另有制度，不论外科医生或药剂师大都从学徒出身，再到医院学习一段规定的时期后，通过皇家外科医生协会（Royal College of Surgeons）或药剂师公会（Society of Apothecaries）的考试而取得从业资格。[2]

雒颉读完基本的学校课程后，在 16 岁（1827 年）时付学费成为利物浦一位药剂师帕克（Mr. Parke）的学徒，经历 6 年的学徒生涯，再于

---

[1] S. W. F. Holloway, 'Medical Education in England, 1830 – 1858: A Sociological Analysis,' in *History*, 59: 167 (October 1964), pp. 299 – 324. 特别是 pp. 314 – 317.
　　19 世纪前期英国著名的医生库珀（Astley Cooper）于 1834 年在国会医学教育特别委员会（Select Committee on Medical Education）作证时，表示一名外科医生在出道前的六或七年学徒期间花费合计约 2 000 英镑，库柏提醒有意向让孩子学医的家长要郑重考虑这笔可观的费用（*Report from the Select Committee on Medical Education*, part. II, *Royal College of Surgeons*, *London*, (1834), p. 97）。

[2] 关于 19 世纪前期英国（特别是英格兰）医学教育与证书制度的文献很多，笔者参考者有：Joan Lane, *The Making of the English Patient: A Guide to Sources for the Social History of Medicine* (Stroud: Sutton, 2000), pp. 1 – 30, 'Medical Apprenticeship and Training.' Irvine Loudon, 'Medical Education and Medical Reform,' in Vivian Nutton and Roy Porter, eds., *The History of Medical Education in Britain* (Amsterdam, Atlanta, Ga.: Editions Rodopi, 1995), pp. 229 – 249. Susan C. Lawrence, 'Private Enterprise and Public Interests: Medical Education and the Apothecaries' Act, 1780 – 1825,' in Roger French and Andrew Wear, eds., *British Medicine in an Age of Reform* (London: Routledge, 1991), pp. 45 – 73. R. Milnes Walker, *Medical Education in Britain* (London: The Nuffield Provincial Hospitals Trust, 1965), pp. 1 – 26, 'Medical Education before the Goodenough Report.'

1833 年前往爱尔兰都柏林(Dublin),进入当地最好的教学医院米斯医院(Meath Hospital),接受医生斯托克斯(William Stokes)的理论与临床的教导。① 在规定的半年课程结束后,雒颉于 1833 年 10 月参加药剂师公会在伦敦举行的考试,通过后取得职业药剂师(Licentiate of Society of Apothecaries,LSA)资格②。随后他留在伦敦继续准备外科医生考试,并于取得药剂师资格的同月注册进入著名的盖氏医院(Guy's Hospital),向资深医生纪伊(Charles Aston Key)等人学习解剖、外科、妇产科及临床等③,半年后完成规定的课程,因为成绩优秀获得纪伊医生设置的外科奖金(Surgical Prize)荣誉,随即通过 1834 年 4 月底皇家外科医生协会的考试,取得职业外科医生(Member of the Royal College of Surgeons,MRCS)资格。④ 也就是说,雒颉担任药剂师学徒 6 年后,在一年多的时间内接连通过两项专业考试,成为合格的外科医生兼药剂师,当时他年仅 22 岁半。

青年医生雒颉先在公立的利物浦医院(Liverpool Infirmary)服务一年,接着担任利物浦埃弗顿(Everton)地区职业医生温赖特(William Wainwright)的助理医生,为期三年,到 1838 年加入伦敦会成为传教医生为止。

雒颉所以会成为传教医生,是 19 世纪初弥漫英国社会的海外传教风气的熏陶所致。从 1790 年代起,随着英国国力的日渐强盛以及对外殖民事业与贸易的发展,英国基督教的各宗派也相继组织海外传教团体,派遣传教士向全球各地异教徒传播基督教福音,以成立于 1795 年的伦敦会为例,到 1835 年底为止的 40 年间,共派出了 335 名

---

① *The Lockhart Correspondence*, pp. 10 - 11, W. Lockhart to his father, Dublin, 4 March 1833.
② Ibid., pp. 55 - 56, W. Lockhart to his father, London, 4 October 1833.
③ Ibid., pp. 60 - 61, W. Lockhart to his father, London, 22 October 1833.
④ Ibid., pp. 105 - 106, W. Lockhart to his father, London, 30 April 1834.

传教士①，包含到中国及东南亚各地向华人传教者 14 人。② 此种规模可观的全球传教事业，需要大量的人力和经费才能支持，因此伦敦会及其他传教会分别在英国各地普遍建立分支机构与后援团体，也编印分发各种书刊全力宣传，并不断举办演讲、聚会、祷告等各种形式的活动，以吸引基督徒加入传教士阵容或踊跃捐款支持传教工作，由于这些组织、宣传与活动，海外传教成为 19 世纪初英国持续进行的一种社会运动。雒颉也受到此种社会氛围的强烈感染，他本是虔诚的基督徒，他所属的公理会教派是伦敦会最主要的成分，而且他所属教会的牧师凯利（John Kelly）就是伦敦会在利物浦的重要支持者，所以当伦敦会决定派遣传教医生并公开招募志愿者时，雒颉便挺身而出应征。

伦敦会是最早派遣传教士来华的传教会，有些早期来的传教士也进行了一些医疗活动③，但最先派出专业传教医生的却是美国的美部会（American Board of Commissioners for Foreign Missions），该会的传教医生伯驾（Peter Parker）于 1834 年 10 月抵达广州，在第二年开设医院为华人治病。当时也在广州的伦敦会传教士麦都思（Walter H. Medhurst），目睹伯驾的病人门庭若市的盛况而留下深刻的印象，并在 1836 年回英国述职后建议伦敦会派传教医生来华，认为"医学与

---

① John O. Whitehouse, *London Missionary Society Register of Missionaries*, *Deputations*, *etc.*, *from 1796 to 1896* (London: London Missionary Society, 1896, 3rd ed.), p. 100.

② 这 14 人名单见 Alexander Wylie, *Memorials of Protestant Missionaries to the Chinese* (Shanghai: American Presbyterian Mission Press, 1867), pp. 3–89 所载，其中含助理传教士与印工各一人。

③ 例如第一位来华的传教士马礼逊（Robert Morrison），曾于 1820 年在澳门开设一家诊所，为华人治病数月（LMS/CH/SC, 2. 1. D., Robert Morrison to George Burder, Canton, 14 November 1820）；在巴达维亚（Batavia，今雅加达）的麦都思和在槟榔屿的戴尔（Samuel Dyer）两名传教士，都曾积极对华人施药并指导用法（LMS/UG/BA, 2. B., Walter H. Medhurst to the Directors, Batavia, 1 September 1824; ibid., Penang, 3. 2. B., Samuel Dyer to William Orme, Penang, 7 August 1830）。

宗教结合并用,可望成为打开中国人心胸及其国家的最有效工具"①;
麦都思又在参加同一年的伦敦会年会时发表同样的呼吁,也在自己巡
回英国各地演讲时大声疾呼,要基督徒医生勇于到中国协助传教。在
麦都思的努力下,伦敦会决定要派遣传教医生来华,并在医学期刊上
刊登广告招募有志医生。②

　　麦都思的巡回演讲中,有一次就在利物浦的雒颉所属教会举行,
雒颉是在场的听众之一,他原已在传教和医学杂志上注意到麦都思的
呼吁和伦敦会招募传教医生的广告,在聆听了麦都思的慷慨陈词后,
下定决心为中国的医疗与传教事业奉献自己。③ 1837 年 12 月 13 日雒
颉写信给伦敦会秘书,表示受到伦敦会及麦都思呼吁有志医生前往中
国传教的感召,他愿意放弃一切投身于此,并自我介绍其 26 岁,具有
医生资格和执业经验,自认健康良好,足以承受相当艰苦的任务,又表
示他的父亲已同意让仅存的独子到中国为上帝服务,等等。④

　　雒颉于 1838 年 2 月 26 日在伦敦接受伦敦会选举委员会两次面
谈后,委员会决定向理事会推荐,任命他为对华传教医生,在同一天稍
后举行的理事会批准,也决定雒颉应和即将离英返回驻地的麦都思
同行。⑤

　　1838 年 7 月 31 日,雒颉与麦都思一家人从多佛(Dover)搭乘船
只"乔治四世号"(George the Fourth)出发,经过三个多月的航程,在
同年 11 月 5 日抵达麦都思的驻地巴达维亚。雒颉从当地发回第一封

---

① LMS/HO/IL, Extra, 2. 4. C. , W. H. Medhurst to J. Arundel, Hackney, 1 March
　1837, enclosure, 'A Few Thoughts on Sending Out Pious Surgeons to China.'麦都思于
　1838 年出版的著作《中国:现状与展望》(*China: Its State and Prospects*)书中,也以不少
　篇幅讨论亟需医生协助传教工作(534 - 544)。

② LMS/BM, 27 March, 10 & 24 April, 10 July, 1837.

③ LMS/CP, Answer to Printed Questions, no. 89, 'William Lockhart.'

④ LMS/CP/William Lockhart, W. Lockhart to John Arundell, Liverpool, 13 December
　1837.

⑤ LMS/CM/CE, 26 February 1838; LMS/BM, 26 February 1838.

信给伦敦会秘书，表示在航程中自己每天学习中文，并感谢麦都思的教导，得以获得一些进步，他发觉许多困难由于努力学习而消失，也相信自己一定可以完全学会中文，和中国人沟通无碍。① 雒颉的自信并没有过分，当时已经是中国语文专家的麦都思在写给秘书的信中赞扬雒颉如下：

> 我高贵可敬的同伴雒颉弟兄不停地努力研读中文，由于他的热忱和勤奋，他在航程中已经读完了孔子四书之一，开始读另一种，此外也通读了马礼逊的《中文会话》和其他书。他发觉直接学习中国经典和掌握最困难的文体有其好处，此后学习白话惯用语就显得容易了。有些人来了两年仍不敢攻读困难的四书，只限于专读传教小册和欧洲人在华出版的书，因此没能如同雒颉这样在航程中就获得如此大的进步。②

麦都思认为，以雒颉学习的态度和先文言后白话的学习方法，应该很快就可以在中文上有所成就，有助于未来的工作。事实正如下文所述，雒颉来华后两三年就能英译中文医书并出版，足以印证他的自信和麦都思的赞扬与期许确是名副其实的。

雒颉在巴达维亚停留一个月后，又搭乘原船继续北上，由于船医在登船的第二天就染病卧床，即由雒颉在抵达中国前的 49 天航程中持续代理船医工作，经常一天得治疗多达 25 名病人，直到 1839 年 1 月 26 日终于抵达香港③，也结束了从英国出发以后几乎长达 6 个月的旅途，他立刻就转乘小船前往澳门，展开在中国的全新生涯。

二、 战争中的医疗工作

雒颉抵达中国的时机很不巧正是鸦片战争的前夕，此后的 5 年间

① LMS/CH/SC, 3.3.B., W. Lockhart to W. Ellis, Batavia, 17 November 1838.
② LMS/UG/BA, 4.D., W. H. Medhurst to W. Ellis, Batavia, 17 November 1838.
③ LMS/CH/SC, 3.3.B., W. Lockhart to W. Ellis, Canton, 7 February 1839.

他就在中英冲突的情势下生活,直到 1844 年在上海安定下来以前,分别在澳门、广州、新加坡、巴达维亚、香港及舟山的定海等地辗转流徙,也在这些地方为华人治病,包含在澳门和舟山两地开设医院。

其实,雒颉一开始还算顺利,他抵达澳门后找到了英国驻华商务监督的首席翻译官马儒翰(John R. Morrison),也是伦敦会最早来华的传教士马礼逊的儿子,他告诉雒颉许多重要有用的信息,两人于 1839 年 2 月初一起前往广州。① 雒颉向位于广州的在华医药传教会申请成为该会医生,该会由在华外国商人与传教士等于 1838 年设立,该会不设置专属的医生,但在各地建立医院和购置医药器材,并任命原属各传教会的医生主持,不过该会不负担医生薪水,也不干涉医生和原属传教会的关系,也就是医生薪水由原属传教会负担,医生继续维持和原属传教会的关系。这种做法让在华医药传教会任命的医生具有不相冲突的双重身份,而医生原属的传教会也免除设立医院与医药设备的负担,因此大受欢迎,来华的传教医生都乐于申请和接受该会任命。雒颉到广州时,在华医药传教会有广州和澳门两家医院,但只有伯驾一名医生,无法兼顾,因此雒颉申请主持澳门医院,于 1839 年 2 月 28 日在华医药传教会的理事会议通过任命②,成为该会第二位医生。

雒颉在广州和伯驾同住了 6 周,专心学习汉语。获得任命主持澳门医院后,他在 3 月中前往澳门准备开业,不料广州随即发生林则徐勒令英商缴烟及包围外商于十三行夷馆内的大事,直到 5 月下旬英商缴完鸦片并离开广州,危机稍解,雒颉的澳门医院也才在 7 月 1 日开张为中国病人看诊,但从这天到 8 月 15 日的一个半月间,总共只有

① LMS/CH/SC, 3. 3. B., W. Lockhart to W. Ellis, Canton, 7 February 1839.
② *The Hospital Reports of the Medical Missionary Society in China for the Year 1839*, p. 2.

167 名病人，他的时间主要仍用于学习汉语。^① 接着情势又告紧张，英国驻华商务监督义律（Charles Elliot）于 8 月 25 日下令所有英人即刻上船，撤离澳门以策安全，雒颉也只能照办，关闭了澳门医院。^②

鉴于局势不见缓和，雒颉既无法看诊，又不能安心学汉语，他决定将澳门医院暂时交给美国传教士、也是在华医药传教会副会长的裨治文（Elijah C. Bridgman）代管，自己在 1839 年 9 月 13 日离华，经新加坡前往巴达维亚，在麦都思处暂住了五个多月，由麦都思指点学汉语，有时也协助麦都思的传教工作，雒颉觉得自己在这两方面都获益很多^③，他在 1840 年 5 月 1 日离开巴达维亚，经新加坡小住，并于 6 月 22 日回到澳门。

鸦片战争开始后，战场向北扩展，澳门相对平静许多，雒颉也在回到澳门一个多月后的 1840 年 8 月 1 日重开澳门医院，收治中国病人。但这时情势又有了新的发展，一是伦敦会增派的第二名传教医生合信（Benjamin Hobson），已在 1839 年底到达澳门，并于 1840 年 7 月 1 日获得在华医药传教会的任命成为该会医生，协助澳门医院的经营^④；二是英军于 1840 年 7 月初攻占舟山群岛后，马儒翰向在澳门的传教士建议前往舟山建立布道站，伦敦会和美部会共 8 名传教士为此于 8 月 6 至 8 日接连开会讨论^⑤，虽然决议由两个传教会各派一或多人尽早前往舟山建站，却只有刚重开澳门医院的雒颉一人挺身而出，前往舟山，他认为舟山是个全新的地方，在当地建立医院可以更有效测试（test）在中国以医药辅助传教的策略会如何，除了能有效解除中国人

① *The Hospital Reports of the Medical Missionary Society in China for the Year 1839*, p. 3.

② LMS/CH/SC, 3. 3. B., W. Lockhart to W. Ellis, Macao, 25 August 1839.

③ Ibid., 4. 1. A., W. Lockhart to W. Ellis, Batavia, 24 April 1840.

④ Ibid., 4. 1. B., W. Lockhart, B. Hobson and W. C. Milne to the Directors of the LMS, Macao, 18 August 1840.

⑤ Ibid., enclosure, 'Proceedings with reference to a Mission on the Island of Chusan.'

的身体病痛之苦,也会比一般的口头讲道更能赢得中国人之心,他们会因此明白传教医生是为了他们的利益而来,也是真正的平安使者(messenger of peace)。① 于是雒颉在 8 月 13 日辞职,由合信于同日接替主持澳门医院,9 月 1 日雒颉从澳门搭船北上舟山。②

1840 年 9 月 13 日雒颉抵达舟山,当地经过战火后显得一片荒凉,雒颉说走在街道上除了自己的脚步声,很难听到其他声音,后来才陆续有避难他乡的民众回到岛上。③ 当时舟山的英军病患非常多,雒颉也几次前往探望,给予精神和宗教的劝慰,但并未介入医疗事务,他更关注的是作为传教医生对象的中国病人。雒颉先借用英军的民政长官住宅的一部分并布置成诊间,从 9 月 23 日起为民众诊治,一开始寥寥无几,将近半个月后病人明显增加,英军司令官指定另一栋宽大的房屋由他承租,作为医院和住处。应该是免费义诊施药的缘故,雒颉很受民众欢迎,他也找机会附送传教小册子给识字的病人,又天天步行到各地村庄和民众谈话和送书,他几乎走遍了全岛,散发了 6 000 本传教小册子,还四处张贴医院义诊的告示,结果原本只是定海街上或附近民众求诊,后来他的名声逐渐远播,除了本岛以外,有不少人从邻岛而来,还有些是从镇海、宁波远道来的病人。

直到英军撤离舟山前三天的 1841 年 2 月 20 日,雒颉在 5 个月中共医治了 3 502 名中国病人(不含回诊者)④,其中以眼科各种疾病患者

---

① LMS/CH/SC, 3. 3. B., W. Lockhart to W. Ellis, Macao, 25 August 1839. enclosure, 'Considerations regarding the Medical Mission. '

② 雒颉在一封发给秘书的信上说自己于 9 月 2 日离开澳门(ibid., 4. 1. C., W. Lockhart to W. Ellis, Tinghae, 26 October 1840),但在他的舟山日志中则说是 9 月 1 日离澳(ibid., 4. 2. A., J. R. Morrison, W. Lockhart, B. Hobson & W. C. Milne to the Directors, Macao, 22 March 1841, 'III. Mission to Chusan. ')。

③ Ibid., 4. 1. C., W. Lockhart to W. Ellis, Tinghae, 26 October 1840.

④ LMS/CH/SC, 4. 2. A., J. R. Morrison, W. Lockhart, B. Hobson & W. C. Milne to the Directors, Macao, 22 March 1841, 'III. Mission to Chusan. ' *The First and Second Reports of the Medical Missionary Society in China*, pp. 21 – 33, W. Lockhart, 'Report of the Medical Missionary Society's Operations at Chusan in 1840 – 41. '

1 554 人最多，占所有病人数的 44.38%，雒颉仔细观察后认为，眼疾众多的现象并非因为中国人眼睛的形状或构造特殊，而是两个原因造成的结果：①民众在冬季任凭北风和东北季风长期吹袭眼睛，导致组织受损并严重发炎；②中国人有理发后顺带"洗眼"的习惯，由剃头师傅以象牙或竹片在顾客眼中刮除"脏物"的服务所致。①

雒颉对于在舟山的医学传教工作非常满意，他说战争当然让人觉得不快，但他全心贯注于自己的工作，也察觉中国病人对他的好感，认为他是真心为了他们好而来到舟山。在抵达定海一个半月以后，雒颉写信告诉伦敦会秘书："当我在两年多以前离开英国时，没有预料到会在这么短的时间里达到如此远的地步。②"他也一再表示要留在当地不回澳门了，当中英双方谈妥英方撤离并交还舟山之后，他还曾试图透过英军司令官要求中方让他留在当地行医而未果后，只好在 1841 年 2 月 23 日登上英军"布伦德号"运输船，在第二天随军离开了舟山，于 3 月 11 日抵达澳门，10 天后雒颉在撰写的舟山之行报告中表示：

> 在中国民众间开展医疗工作让我感到满意，因为我能够借此吸引来大量的人，进而得到中国民众确实感谢外国医生照顾他们的证据，这反映在医院稳定增加的病人数量上，自从医院的目的为人知道后，就有民众远道而来，我在当地的最后六周中，有许多人从距离舟山南方 20 英里的一个岛上过来，有时一天达到四五十人，其中有许多重症病患，当我收拾病历表时，发现我在当地共治疗了 3 502 人。③

回到澳门后，雒颉于 1841 年 5 月 13 日结婚成家，妻子凯瑟琳

---

① *Chinese Repository*, vol. 10, no. 8 (August 1841), pp. 453 – 465, W. Lockhart, 'Report of the Medical Missionary Society's Operations at Chusan in 1840 – 41.'

② LMS/CH/SC, 4.1.C., W. Lockhart to W. Ellis, Tinghae, 26 October 1840.

③ LMS/CH/SC, 4.2.A., J. R. Morrison, W. Lockhart, B. Hobson & W. C. Milne to the Directors, Macao, 22 March 1841, 'III. Mission to Chusan.'

(Catharine Parkes)来自英国斯塔福德郡（Staffordshire）的沃尔索（Waltsall），比雒颉小 13 岁，生于 1824 年，早年父母双亡，凯瑟琳姐妹两人来华投奔在澳门的堂姐，即德籍传教士郭实猎（Karl F. A. Gützlaff）的妻子，凯瑟琳来华时和雒颉是同一艘船"乔治四世号"的旅客，两人也在航程中相识，凯瑟琳很快学会中文，能和华人流利交谈，雒颉深信妻子这种能力将非常有助于自己未来的工作。①

雒颉结婚后，由于澳门医院已由合信主持，一时也没有机会再到舟山，而在澳门开业的一名西医安德森（Alexander Anderson）正要回英国一年，委托雒颉自 1841 年 9 月初起代理其医疗业务，酬劳 300 英镑，雒颉认为这样可以为伦敦会省下一年的薪水而接受了，此外他也经常协助合信澳门医院的工作。② 这项代理职务于 1842 年 9 月 1 日期满，雒颉急于前往又被英军再度占领的舟山，他很快便订妥船位，9 月 8 日携眷从澳门到香港候船，却逢中英签订《南京条约》的消息传抵香港，英国当局下令船只不得出海，雒颉因而无法北上，到了禁令取消后，东北季风已经变得强劲，没有船只要前往舟山，结果雒颉一家竟在香港等候将近 9 个月之久，其间他还负责监造了在华医药传教会新建的香港医院工程，直到 1843 年 5 月 30 日才得以登船向舟山出发。③

雒颉出发前，已经收到伦敦会要求所属对华传教士在香港集合开会，讨论鸦片战争后在中国设布道站和人员资源的配置事宜，雒颉却以自己等候前往舟山已久，不愿因为这项会议而多耽搁为由，便在留下自己对会议主题的书面意见后，仍按预定计划启程，并在 1843 年 6 月 13 日抵达舟山。这次他在当地停留至 1844 年 1 月中才转往上

① Ibid., W. Lockhart to A. Tidman, Macao, 10 June 1841.
② Ibid., W. Lockhart, B. Hobson & W. C. Milne to the Directors, Macao, 30 September 1841.关于安德森，参见 Lockhart, *The Medical Missionary in China*, pp. 143–144.
③ Ibid., 4.2.C., W. Lockhart to A. Tidman, Hong Kong, 27 October 1842; ibid., 4.3. A., W. Lockhart to A. Tidman, Hong Kong, 30 May 1843.

海,在舟山停留七个月,比上次还长了将近两个月,但这次医治的病人一共只有1 642人(含访问宁波期间医治的约200人),还不到上次的一半数量。① 原来是这段时间的外在情势已经大有改变,战败的中国开放五口通商,雒颉也因此花费许多功夫和时间在考察五口中离舟山较近的宁波与上海。他到舟山不久,便于1843年7月初会同另一位伦敦会传教士美魏茶(William C. Milne)前往宁波调查了一段时日;11月上旬又随同英国驻上海领事巴富尔(George Balfour)到上海考察,12月中下旬再和麦都思前往宁波与上海两地调查,接着便回到舟山准备搬迁到上海的事。因此,雒颉第二度在舟山期间,实际为华人医治的时间不长,不但病人数量不到上次的一半,连他撰写的医疗报告也简短得多。② 这些现象显示,雒颉再到舟山不久即已了解,战后的新情势带来更大的空间和机会,舟山只是战争期间尝试和汲取经验的跳板,宁波或上海才是更适合他发挥医学才能的地方。

非常难得的是雒颉在华初期虽然迁移不定,医疗活动也不能大力施展,他却用心研读中文和探讨中国医学,还出版了三种中医论著的英译本和评论:

第一种是《中国人身体解剖图说》(*Description of a Chinese Anatomical Plate*),1840年发表在《中华丛论》英文月刊,主题是中医书常见的脏腑图,雒颉将各部器官名称逐一译成英文并予以解说,他说翻译和解说这些内容并非觉得有助于西方医学知识的增长,而是认为在对中国人传播正确的医学知识之前,有必要先了解中国人的医学观念究竟如何;有意思的是雒颉文中的脏腑图不是取自中文医书,而是一本日文的青少年百科全书《训蒙图汇》,他表示此图虽然源自中文

① *Report of the Medical Missionary Society in China*, *from March*, *1843 to June*, *1844*, pp. 20 - 30, W. Lockhart, 'Report of the Medical Missionary Society's Hospital at Shanghai.'

② Ibid.

书,却刻印得质量上乘。① 第二种是《达生篇》,1842 年刊登于爱尔兰《都柏林医学报》(*The Dublin Journal of Medical Science*),原书是清代通行的一部妇产科分娩及产后保健育婴指南,雒颉翻译了全书内容,原书的版本极多,他依据的是道光五年(1825 年)的刻本。② 第三种是关于小儿接种人痘的译本,1843 年刊登于《都柏林医学报》③,他依据的原书待考。雒颉翻译这三种医书即使都需要其中文老师帮忙讲解,但当时他来华不久,第一种译作发表时距他抵达中国不过一年半而已,十分难得。

三、 创立与经营仁济医院

(一) 选择上海

《南京条约》开放五口通商,促使雒颉考虑自己的下一步该往何处去。1842 年 10 月 27 日,他在香港写信给伦敦会秘书梯德曼(A. Tidman),报告自己北上舟山受阻的消息,并讨论在即将开放的五口中,广州、厦门和福州已有传教士进驻或即将进驻,宁波和上海则还没有,他承认自己对两地所知甚少,但预备和美魏茶一同前往考察后选择一地进驻,也希望能从此结束自己的"流浪"(wanderings)生涯,安定下来有系统地进行医疗工作。④

1843 年 1~2 月间,仍在香港候船到舟山的雒颉两度写信给秘书,很明显他倾向选择上海作为自己的驻地,而且还希望麦都思也能到沪

① *Chinese Repository*, vol. 9, no. 4, (August 1840), pp. 194 – 200, W. Lockhart, 'Description of a Chinese Anatomical Plate, Illustrative of the Human Body, with Explanations of the Terms.'早稻田大学图书馆藏有此书《头书增补训蒙图汇》日文版 10 册、21 卷,目录记为 1789 年京都九皐堂刊本,雒颉翻译解说的脏腑图在第 4 册、卷 5、叶 4。

② *The Dublin Journal of Medical Science*, vol. 20, no. 60 (January 1842), pp. 333 – 369, W. Lockhart, 'A Treatise on Midwifery.'

③ Ibid., vol. 23, no. 67 (March 1843), pp. 41 – 54, W. Lockhart, 'A Short Treatise on the Preservation of Infants by Inoculation.'

④ LMS/CH/SC, 4.2.C., W. Lockhart to A. Tidman, Hong Kong, 27 October 1842.

一起分工合作：

> 我相信……我将北上安顿于宁波或上海（很可能是后者）。上海的地位非常重要，是广土众民之区的中心，附近有数个重要的城镇，虽然据说上海是个不利于健康生活的城市，但目前看来是最适合我进驻的地方；同时，据了解本会将大幅度调整中国传教事业，我希望麦都思先生可以前来中国进驻于福州或上海，我想上海应该更适合他。①

> 我想我应该到上海去开展我的医疗活动，因为我认为那里是我可以发挥才能的地方。我乐于前往上海，同时如果本会决定将麦都思先生调离巴达维亚，他应该到最适合他的上海来。②

到了1843年7月初，雒颉抵达舟山后，和美魏茶一同前往宁波进行调查，尽管他主张伦敦会应当在宁波和上海都建立布道站，也希望尽快派人进驻宁波，但"上海还是两者中比较重要的。③"其实，当时雒颉未到过上海，而且还听说上海环境不适合健康生活，但他认定了上海重于宁波，自己也乐于前往上海。

不久以后，雒颉终于有机会到上海一探究竟了。1843年11月初，首任英国驻上海领事巴富尔到职，途经舟山暂停，雒颉把握机会征得巴富尔同意后上船随行，11月8日船抵上海，第二天登陆，成为最早到沪见证开埠的外国人之一。他在上海停留12天，同月20日才乘原船回舟山，并在离去前撰写长信向伦敦会秘书报告此行经过，除了叙述所见巴富尔交涉经过、租界地环境与当月17日开埠的情形外，还描述了自己调查上海的第一印象：

> 上海有兴旺且重要的贸易，据说每年有大约4 000艘帆船到

---

① Ibid., 4.3.A., W. Lockhart to A. Tidman, Hong Kong, 13 January 1843. 雒颉据说上海环境不适合健康生活的说法，出自何人何处有待考察。

② Ibid., W. Lockhart to A. Tidman, Hong Kong, 27 February 1843.

③ Ibid., W. Lockhart to A. Tidman, Chusan, 11 July 1843,

此,城内外人口约有 30 万,主要官员是管辖松江、苏州两府的道
台。所有的中国城市都相当不干净,上海也一样。此地有许多华
美的店铺,许多住户是富有的家庭,居民似乎都很健康且能饱腹,
商业区街道都相当繁忙。四周乡村全是平地,30 英里内没有山
陵,运河与村庄交织密布,是相当肥美的一大片冲积土地,生产大
量的小麦、棉花与各样蔬菜,我各方向都走了四五英里远的路,发
觉乡下很美也经高度开垦。我来以前认为此地不利于健康生活,
但经我特别留意,却看不到有任何迹象,居民都显得强壮健康,当
然这有可能目前是冬季的缘故,但即使夏季疾病流行,我觉得现
在也会反映出来,而且由于小麦和蔬菜是此地四周主要的产品,
土地必然是干燥的,而非如定海和宁波两地到处是湿地,这让我
期待我们若在此工作,在天父的祝福之下能长保健康的状态。①

　　雒颉带着良好的印象离开了上海,事情也很快有了进一步的发
展,一个月后他又偕同麦都思来到上海。原来 1843 年 8 月 26 日,所
有伦敦会对华传教士(除了在舟山的雒颉以外)在香港集会,商讨在通
商五口和香港的人手配置事宜,决议中认为上海和宁波都适合建站,
但传教士人数有限,不宜太过分散,要求麦都思、美魏茶和雒颉三人在
舟山会商后择一建站。② 结果会后美魏茶因故回去英国,麦都思于 12 月
辗转到达舟山和雒颉会合,两人先到宁波考察,再于 12 月 24 日抵达
上海③,两天后共同决定在上海建立布道站,随即分头办事:雒颉回舟

---

① LMS/CH/CC, 1.1.A., W. Lockhart to A. Tidman, Shanghai, 20 November 1843.
② LMS/CH/SC, 4.3.B., Samuel Dyer to A. Tidman, Hong Kong, 26 August 1843.
③ 雒、麦两人的文献都没有确指抵沪的日期,麦都思在写于 12 月 26 日的信中说是"数日前"
　(LMS/CH/CC, 1.1.A., W. H. Medhurst to A. Tidman, Shanghai, 26 December
　1843),雒颉则未记载日期;但美国传教士裨治文于 1847 年从上海发出的一封信中,报告
　当地各宗派布道站建立情况,表示麦都思于 1843 年 12 月 24 日抵沪,裨治文很可能问过
　麦都思此事才如此确定日期(ABCFM/Unit 3/ABC 16.3.8., vol. 3, Elijah C. Bridgman
　to R. Anderson, Shanghai, 9 September 1847.)。

山携来家眷及麦都思在上海，工匠与器材留在宁波，麦都思则继续在上海寻觅可容两户家庭的住所。[①] 雒颉回到舟山后，于 1844 年 1 月中旬关闭了当地的医院，同月 20 日从舟山登船，24 日抵达上海。[②]

（二）创建初期

雒颉与麦都思共同创立伦敦会的上海布道站，并以讲道、医疗和印刷出版作为三项主要的工作，他们分别主持的仁济医院与墨海书馆，也分别成为近代上海和全中国的医学与印刷出版领域有显著影响力的机构，墨海书馆在 1866 年时关闭了[③]，而作为西方医学传入上海开端的仁济医院，几经演变仍然持续经营至今。本节先讨论仁济医院的创立与初期两年多（1844—1846）的经营，后文再讨论 1846 年建立医院院舍至 1857 年雒颉离华为止的情况。

1. 创业东门之外

在雒颉回舟山搬家期间，麦都思在上海找房子却不太顺利，租界内的房东见到外国人想租，都大幅度提高租金，租界外的民众则因不知官府对于租房给外国人的态度而不敢出租，最后麦都思只好由英国领事出面请县令出告示，准许外国人在城墙外任何地方租屋，麦都思才在东门外找到一户二层楼房，租金每年 250 元，因需要大修暂时无法入住，所以当 1844 年 1 月 24 日雒颉一家三口和他的妻妹抵达上海后，只能和麦都思都借住在一位英国商人怀特（James White）的家中，2 月上旬整修完毕才搬进租屋，楼上居家，楼下作为医院和印刷所。[④]

---

① LMS/CH/CC, 1.1.A., W. H. Medhurst to A. Tidman, Shanghai, 26 December 1843.

② LMS/CH/SC, 4.4.A., W. Lockhart to A. Tidman, Tinghai, 18 January 1844. *The Lockhart Correspondence*, pp. 206 – 207, Catharine Lockhart to her father-in-law, Shanghai, 31 January 1844.

③ 关于墨海书馆的历史，参见苏精，《铸以代刻：传教士与中文印刷变局》（台北：台湾大学出版中心，2015），页 167 – 199，"初期的墨海书馆 1843—1847"；201 – 227 页，"伟烈亚力与墨海书馆"。

④ LMS/CH/CC, 1.1.A., W. H. Medhurst to A. Tidman, Shanghai, 1 May 1844.

1844 年 2 月 18 日，上海第一家西医院仁济医院终于开张了，民众知道是免费看诊配药，便争先恐后地前来求诊，开张一个月后雒颉写信告诉父亲：

> 我每天都忙于医疗工作，病人拥挤着到我这儿来，数量多到实在不可能看得完。我正在寻找一间较大的房子，以便容纳住院病人，我现在的房子只能摆六张病床，也总是由动白内障手术的人使用着。有时我一天看 300 名病人，几乎每天都超过 200 人，街道上都是人，整天就想挤进来，他们日复一日来候诊，直到诊治了为止。①

这封书信显示，仁济医院有个顺利而忙碌的开始。从 2 月开张到同年 4 月 30 日为止，两个多月间雒颉共医治了 3 764 个病人，和在舟山一样，最多的是眼科各种疾病，达 2 392 人，占全部病例的 63.5%。②这些病人除了上海本地居民外，许多从苏州、松江和附近的城市来，还有从崇明岛来的。对比于雒颉描述的人满为患的这种盛况，负责讲道传教的麦都思在初期非常小心谨慎，礼拜日在家举行聚会时，还得紧闭大门以防不测，也不敢在街上招徕听众，唯恐刺激战争失败的中国人会有不利于外国人的态度和行为③；相形之下，难怪雒颉会满意地表示："这些民众对外国医生所展现的信任真令人高兴。④""我非常高兴有这么好的氛围来进行我的工作⑤。"

有些研究者认为，仁济医院成立之初只是诊所，后来才发展成医

---

① *The Lockhart Correspondence*, p. 208, W. Lockhart to his father and sister, Shanghai March 18 1844.

② *Report of the Medical Missionary Society in China*, *from March 1843 to June 1844*, pp. 20 - 30, 'Report of the Medical Missionary Society's Hospital at Shanghai.'

③ LMS/CH/CC, 1. 1. A. , W. H. Medhurst to A. Tidman, Shanghai, 1 May 1844.

④ *Report of the Medical Missionary Society in China*, *from March 1843 to June 1844*, pp. 20 - 30, 'Report of the Medical Missionary Society's Hospital at Shanghai.'

⑤ *The Lockhart Correspondence*, p. 208, W. Lockhart to his father and sister, Shanghai March 18 1844.

院,这种说法是没有根据的错误想象。上述雒颉的书信清楚地说明,仁济一开始就有住院病人,虽然只有 6 张病床,但确是医院而不只是诊所,在这封信的两个多月后,雒颉写给伦敦会秘书的另一封信上也说,自己建立的是一家医院和药房,需要动手术的病人就住院,他也成功地进行了一些白内障手术。^① 在雒颉送给在华医药传教会的报告中,同样表示几乎所有这类手术病人都住院,只有两名妇人因为没有女性病房而例外,但她们术后的复原情况良好;大多数的病人手术后都恢复了视力,只有少数人因为眼睛的其他问题而影响了恢复的程度,雒颉的白内障手术病人中还有一名从宝山来的老中医。^②

2. 迁至小南门外

到 1844 年 5 月底止,东门外的仁济医院开业三个月又十天左右,也医治了 4 600 名病人^③,但空间不足的问题越来越严重,而且麦都思的眷属短期内就会从香港到上海团聚,加上麦都思主持的墨海书馆又即将开工印刷,因此雒颉不得不另觅适当的房舍,终于在小南门外南仓张家衖内租到一户宽大旧屋,整修后于 1844 年 5 月底迁入,分前后两进,后面作为住家,前面则是诊所和 30 张病床的 5 间住院病房,中庭再加盖席棚遮阳避雨,作为门诊病人的候诊休息处。^④ 比起原来东门外和麦都思共用空间的局促,雒颉在小南门外新租的住家和医院要宽敞得多,他认为新居的屋况良好、舒适,没有东门外闹区的逼仄拥挤,空气则较为清新并且地段接近江边。^⑤

---

① LMS/CH/CC, 1.1.A., W. Lockhart to A. Tidman, Shanghai, 6 June 1844.
② *Report of the Medical Missionary Society in China*, *from March 1843 to June 1844*, pp. 20 - 30, 'Report of the Medical Missionary Society's Hospital at Shanghai.'
③ LMS/CH/CC, 1.1.A., W. Lockhart to A. Tidman, Shanghai, 6 June 1844.
④ LMS/CH/CC, 1.1.A., W. H. Medhurst & W. Lockhart to A. Tidman, Shanghai, 15 October 1844.
⑤ *The Lockhart Correspondence*, pp. 236 - 237, W. Lockhart to his father and sister, Shanghai, 30 September 1844.

　　虽然小南门外的新址不如东门外热闹，但仁济医院义诊和雒颉医术的名声已经传开，他又以木刻印了一份"施医馆"的传单以广招徕，表明免费医疗各种内外科病症，门诊时间为每日下午，礼拜日停诊，又载明医院地址在小南门外南仓张家衖内面南墙门①，因此求诊的病人络绎不绝，有些还来自南京、清江浦（淮安）等二三百公里外的地方，雒颉又发觉远道而来的病人往往是结伴同舟而行，他们在上海候诊和医疗期间就住在船上；雒颉因此乐观地预料，只要自己医疗活动的时间

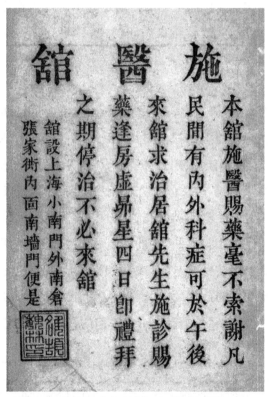

图 1-1　仁济医院在小南门外时期的传单（1845）

---

① 雒颉于 1845 年刻印的《新种痘奇法》一书，附有这份传单。内容全文："施医馆　本馆施医赐药，毫不索谢，凡民间有内外科症，可于午后来馆求治，居馆先生施诊赐药，逢房虚昴星四日，即礼拜之期停治，不必来馆。馆设上海小南门外南仓张家衖内面南墙门便是。雒颉魏林印"。

越久,病人来活动的地域范围也会越来越广。雒颉每天下午的门诊平均可医治 100 人左右,偶尔多到 140～150 人,其中男性 70～80 人,女性约 20～30 人,此外还有 30 名住院病人。^① 从 1844 年 6 月初至 1846年 7 月初再度迁入北门外租界内新建院舍以前,仁济医院在小南门外经营两年一个月,雒颉共医治病人 21 118 名。^②

值得注意的是仁济医院的病人虽多,雒颉为此也相当忙碌,但是到上海以后他关注的不只是上门求诊的病人,他的视野所及也不限于医院范围之内,甚至他的活动还超出医疗工作之外,例如下文所述他注重环境、健康与疾病间的关系、引介并推动种牛痘、关切上海社会的慈善医疗事业和积极参与对上海周围地区的巡回传教,等等。

在注重环境、健康与疾病的关系方面,雒颉在舟山时期已经如此,到上海后更为密切注意,例如他论及上海的人口密度高,夏季炎热,街道狭窄,居住条件不佳,欠缺公共清洁设施,排水系统又相当不全,以致各种污秽垃圾堆积,却没有发生流行性的疾病。雒颉表示此种现象令人惊讶,但他仔细考察后,觉得这很大的原因是上海四周的农地需要大量肥料,而城内外居民产生的许多可作为肥料的物质,也因此具有市场价值而被运往乡村进行废物再利用,结果收集与运送这些物质不但形成有利可图的行业,也大量清除了可能危及上海居民健康的不良物质。^③ 又如雒颉认为上海一带是平坦的冲积土,挖掘 4 英尺深即

---

① LMS/CH/CC, 1.1.A., W. Lockhart to A. Tidman, Shanghai, 15 October 1844.

② *Report of the Medical Missionary Society in China*, 1845, pp, 18 – 27, W. Lockhart, 'Report of the Medical Missionary Society's Hospital at Shanghai, from 1st of May, 1844, to 30th of June, 1845.' *Report of the Medical Missionary Society in China for the Year 1847*, pp. 4 – 17, W. Lockhart, 'Report of the Chinese Hospital at Shanghai in the Year 1845 – 46.' 这 21 118 名包含 1844 年 5 月间仁济医院仍在东门外的病人数目在内。

③ *Report of the Medical Missionary Society in China for the Year 1845*, pp. 18 – 27, W. Lockhart, 'Report of the Medical Missionary Society's Hospital at Shanghai, from 1st of May, 1844, to 30th of June, 1845.'

有充分的水,因此若地面为种稻而大量灌溉,极可能就因潮湿而导致居民容易罹患间歇热,但上海周围种植棉花、小麦及蔬菜等不需经常灌溉的作物,地面得以经常干燥,所以居民中少见间歇热疾病。① 在仁济医院的每年年报中,雒颉都先以相当多的篇幅考察气候与环境和上海居民健康与疾病的关系,例如温度、季风、雨量、霜雪、日照,甚至地震等,成为他的年报内容明显的特色,而且不只初到上海时如此,以后也始终一样。

牛痘于 1805 年传入中国,40 年之后雒颉将牛痘传到了上海。1845 年 2 月 1 日,他写信给伦敦会秘书,表示自己正致力于在上海种牛痘,相信对受到天花严重侵害的当地居民大有帮助。② 雒颉的痘苗最初来自香港,接着又尝试从澳门和舟山运来,但都没能见效,直到1845 年 4 月从澳门来的痘苗终于接种成功,驻防上海的清军郝大人率先要求为自己的儿女接种,然后其他官兵和邻人的 30 名孩子在郝大人的家里接受种痘,雒颉又在仁济医院为 20 名儿童接种。③ 为了扩大宣传接种牛痘的好处和方法,雒颉特地将 1805 年广州出版的皮尔逊(Alexander Pearson)撰、斯当东(George T. Staunton)译的《英吉利国新出种痘奇书》中文小册改写增补内容,书名也重定为《新种痘奇法》,自费雇用工匠以木刻印刷后大量分发,以期引起上海居民的注意。

---

① *Report of the Medical Missionary Society in China for the Year 1847*, pp. 5 – 9, W. Lockhart, 'Report of the Chinese Hospital at Shanghai, in the Year 1845 – 46;' pp. 18 – 21, W. Lockhart, 'Report of the Medical Missionary Society's Hospital at Shanghai, from 1st of July, 1846, to 30th of June, 1847.'
② LMS/CH/CC, 1. 1. B., W. Lockhart to A. Tidman, Shanghai, 1 February 1845.
③ *Report of the Medical Missionary Society in China for the Year 1845*, W. Lockhart, 'Report of the Medical Missionary Society's Hospital at Shanghai, from 1st of May, 1844, to 30th of June, 1845,' p. 22.

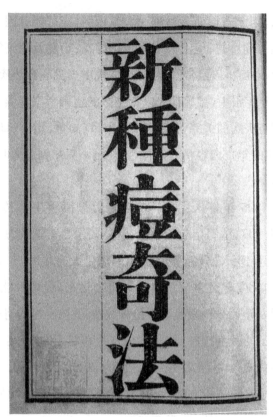

图1-2　雒颉刻印《新种痘奇法》(1845)

雒颉到上海以前，听说中国社会中是没有什么慈善机构的，来了以后发觉并非如此，因此在仁济医院的年报中报道了他知道的四个上海慈善机构：恤贫助葬的同仁堂、收容弃养孩子的孤儿院、拯溺施棺的救生局，以及义诊给药的施医公局。前三者在雒颉来以前就已存在，后者则是效仿他的义诊施药而设，可以说是他在上海展现影响力的结果，因此他也最关注对施医公局的报道，详细报道其缘起、办法、捐款、开支和活动等，雒颉表示自己在1844年开设仁济医院后，引起一些上海绅商的瞩目，觉得外国人都来沪为中国人义诊施药，则中国人自己也当奋起而行，于是组成施医公局，聘请各科中医为穷苦居民诊治施药。^① 雒颉对于自己的作为能够激发中国人仿效而相当高兴，在仁济医院年报中以多达六页篇幅报道施医公局的情形和开支明细等^②，他还表示施医公局的成立不会影响仁济医院，因为同样是行善，也显示中国人是认同外国人作为的，而且"我医治的一些病例是中国医生无能为力的"。^③

身为传教医生，雒颉自然会有传教的活动，但他非常反对一人身兼传教医生与神职传教士两种身份和工作，认为这样会彼此扞格而两头落空，他极力主张传教医生不该具有神职身份和责任，而应专心于医疗，只在有机会和力所能及时再协助传教。^④ 也就是说，传教医生的任务应该是以医疗工作创造有利于传教的条件与环境，而非从事讲道等传教工作，若传教医生在医疗活动以外还有时间和体力，也应该是以协助神职传教士为主。雒颉抱着上述的信念在医院内外进行传教活动：在医院内，他会主持每天早晨专为医院职工和住院病人举行的家庭礼拜，也会在医治病人后给予传教小册，让他们带回家中；但病人若有意进一步了解教义，雒颉并不会亲自说教，而是转请麦都思接手讲解教导；至于在医院中每周三天为所有门诊和住院病人举行的礼拜和讲道，就全由麦都思负责主持。若是医院外的传教活动，当麦都思在街道等公共场合讲道时，雒颉经常在旁分发书刊，他也积极偕同麦都思在上海周围地区进行巡回传教工作，并时常在书信中描述这类活动的情形，例如：

---

① *Report of the Medical Missionary Society in China for the Year 1845*, p. 25; Lockhart, *The Medical Missionary in China*, p. 23.

② *Report of the Medical Missionary Society in China for the Year* 1847, pp. 4 – 15, W. Lockhart, 'Report of the Chinese Hospital at Shanghai in the Year 1845 – 46.' 一部分报道也见于 Lockhart, *The Medical Missionary in China*, pp. 28 – 29.

③ *The Lockhart Correspondence*, pp. 233 – 235, W. Lockhart to his father and sister, Shanghai, 2 September 1844.

④ Lockhart, *The Medical Missionary in China*, Preface, vi; pp. 117 – 120.

冬天里我们每周一次到四周的城乡传教，一开始我们徒步来回，可以远至离上海十至十二英里的地方，由于领事规定必须当日来回的缘故，这种行程非常累，在掌握了上海周围地理环境和路径后，我们购买了一艘船，沿着纵横交错的河道前行，经常可以在 24 小时内来回至二十英里远的地方。其间我们会访问几个有城墙的市镇和许多乡村，分发数以千计的宣传小册，民众也都欣然接受。①

虽然这样的巡回宣传一周仅有一天，但在布道站建立后一年多期间，上海附近较大的城镇如宝山、嘉定、青浦、松江、黄浦等地，以及位于上海到这些城镇沿途的无数村落，雒颉和麦都思两人都已经走遍了。②

(三) 奠基麦家圈

雒颉和麦都思建立上海布道站的初期，宁可向中国人租房也没有购地（永久租用）自行建屋，原因一是他们舍宁波而就上海，必须获得伦敦会的理事会批准才算数；二是他们要观察上海开埠后的情势，中外之间能否彼此相安再说。③ 结果经理事会于 1844 年 7 月间批准通过。雒、麦两人在 1844 年 10 月间联名向理事会报告，上海开埠后的情势稳定，商贸发展快速，与其他口岸交通方便，而且长江流域腹地广大，前景可比得上广州而优于其他通商口岸。④

① LMS/CH/CC, 1.1.B., W. H. Medhurst and W. Lockhart to the Directors, Shanghai, 31 March 1845.

② 这样的巡回传教到 1848 年 3 月 8 日时发生意外，雒颉、麦都思和慕维廉（William Muirhead）三人到青浦县城传教分书，当地漕船水手争抢书刊，雒颉以手杖维持秩序，双方发生口角，三人遭到殴打受伤，引起中英双方政府交涉，称为"青浦教案"（参见 LMS/CH/CC, 1.2.A, W. C. Milne to the Directors, Shanghai, 11 April 1848；文庆等纂，《筹办夷务始末　道光朝》（台北：文海出版社，1970 影印本），卷 99，5 - 15 页等）。

③ Ibid., 1.1.A., W. H. Medhurst to A. Tidman, Shanghai, 1 May 1844.

④ LMS/CH/CC, 1.2.A, W. H. Medhurst and W. Lockhart to A. Tidman, Shanghai, 15 October 1844.

到上海一年以后,由于外国商人已经纷纷着手购地建屋,雒、麦两人觉得伦敦会也应有同样的长久之计才便于发展,于是麦都思要求以出售自己原驻地巴达维亚布道站房地的所得款,用于兴建上海布道站,估计两者金额相当,不需要伦敦会再多花钱,结果理事会同意他的做法。① 雒颉的情况则有不同,他一向的原则是除薪水外尽量不动用伦敦会的经费,例如两次到舟山活动的旅费,本可向伦敦会报销,但他都自行负担,若要在上海购地建医院则费用更大,他更无意增加母会的负担;他来华后加入的在华医药传教会曾给他许多补助费,但该会在鸦片战争后有所变化,先是会员分散在通商五口和香港,随后于 1845 年分裂成在广州与在香港的两个团体,雒颉加入在香港的一方,但该会经费欠缺而难以补助他在上海购地建造医院。② 雒颉最后决定自行设法解决难题,他在 1845 年 10 月 14 日写信给伦敦会秘书说:

> 我决意尽快为我的病人建造一家医院和诊所,但将不动用本会的经费。我还不知道如何能获得资金,但相信我可以在今年达成我的目标,如果真能实现我的计划,我就会拥有比现在好得多的设施来接待我的病人。③

雒颉写这封信时距年底只有两个半月,却敢于在不知钱从何处来的情况下定下年底前完成的目标,可说是信心和勇气十足,而事实的发展也应验了他的信心和勇气,就在这年结束的前几天,由麦都思执

---

① Ibid., 1.1.B., W. H. Medhurst and W. Lockhart to the Directors, Shanghai, 31 March 1845. LMS/BM, 8 September 1845.
② 在华医药传教会的会员为到底是在广州还是在香港开会而僵持不下,又因伯驾在美募得的款项应该由他控制还是由会员共同管理而争执,结果分裂为二,但都沿用原有的名称,美国籍会员大都加入广州一方,英国籍会员则加入香港一方,但后者于分裂约三年后即停止活动。雒颉关于在华医药传教会分裂的讨论,参见 Lockhart, *The Medical Missionary in China*, pp. 144-146.
③ LMS/CH/CC, 1.1.B., W. Lockhart to A. Tidman, Shanghai, 14 October 1845.

笔、雒颉共同署名的一封信中，宣布了他们已经购买北门外半英里处两块毗邻土地的消息，并说雒颉是向一位朋友借钱买下的。[①]

值得注意的是其他外国人买地都竞相以租界东边靠近黄浦江的外滩为目标，只有雒、麦两人背道而驰，买下的地接近租界西边，距离最近的其他外国人土地超过 500 英尺之遥，这是身为传教士的两人刻意要接近中国人的缘故，但上海道台在审核他们的买卖地契时，却疑虑他们为何要远离外国人而接近华人，后来以他们建造的房屋要参照中国人的式样为条件才核发了地契。[②] 麦都思所购有 13 亩 3 厘 1 毫大小，在其西边的雒颉土地则是 11 亩（第二年又添加 6 分地）[③]，两块土地合计 24 亩多，四周围以篱笆，此后中国人以麦都思的缘故而习称这地方为"麦家圈"。

麦都思在土地上陆续建造伦敦会布道站房屋，而雒颉的土地则在 1846 年分成 6.1 亩和 5.5 亩的两半，前者兴建仁济医院，后者由雒颉再度借钱建造住宅，然后以自己为在上海的外国人看病的收入陆续清还。到 1849 年 9 月时已经还了大部分，雒颉表示完全解决债务后，即将房地产都捐赠给伦敦会。[④] 1850 年 7 月间他果然实践诺言，捐出了 5 300 银元成本的房地产。[⑤] 雒颉宁可自行设法解决房地问题，不惜个人举债于先，等到还清后又捐赠给母会，此种急公好义的慷慨胸怀，即使不是传教士中唯一，也必然是极为罕见的特例；经过 10

① LMS/CH/CC，1.1.B.，W. H. Medhurst and W. Lockhart to A. Tidman，Shanghai，27 December 1845.信中没有指明雒颉这位朋友的姓名，应该是上海的英国商人，雒颉才能在这么短的期间借到钱。

② Ibid.，1.1.C.，W. H. Medhurst and W. Lockhart to A. Tidman，Shanghai，10 April 1846.

③ 蔡育天编，《上海道契》(上海：上海古籍出版社，2005)，卷 1，35 – 37 页，英册道契第 21 号第 61 分地；卷 1，37 – 39 页，英册道契第 22 号第 62 分地。

④ LMS/CH/CC，1.2.C.，W. Lockhart to A. Tidman，Shanghai，13 September 1849.

⑤ Ibid.，1.3.A.，William C. Milne to A. Tidman，Shanghai，12 July 1850.这封信附有雒颉捐赠房地只保留自己使用权的声明副本。

年时间到 1861 年第二次鸦片战争后中国门户大开,伦敦会为谋长驱直入中国内地,利用当时上海房地产高涨的机会,出售雒颉所赠房地产以支持应该会新建的汉口、天津等布道站经费,这是受到雒颉之惠的缘故。

在兴建仁济医院方面,因为是公共用途的建筑,雒颉不再独自出力,而采取诉诸上海外国居民众志成城的方式进行。1846 年 2 月间,他邀请三名在上海的英国商人达拉斯(A. Grant Dallas)、比尔(T. C. Beale)和萧查理(Charles Shaw)①,加上自己一起组成在华医药传教会的上海委员会,共同联名发出一封给全体上海外国人的通函:

谨代表医药传教会呼吁捐款,在本地为了中国人的利益建造一家医院的致上海外国居民书:

医药传教会自 1844 年开始在本地工作,至 1845 年底止,已有多达一万九千名病人接受医治,大部分是来往不定的门诊病人,其余是住院病人,他们中有些人需要医治,有些是受到了意外伤害,有些是需要住院治疗的远道而来的病人。

但是目前医院的设施极为不便,并不适合作为医院与诊所之用,因此我们都认为应该兴建较为宽敞的并在各方面都适于病人的医院。

医药传教会上海委员会的会员决议,向所有外国居民呼吁捐款以建造医院,在上海县城北门外已经购得一块土地,我们建议就在那里兴建这家医院。

为实现这项计划,我们认为需要 3 000～3 500 元,其中一小部分已从英国获得,我们也相信可以从同一来源获得更多,但我们必须仰赖本地的外国居民供应资金的大部分,因此我们请求各

① 达拉斯属怡和洋行(Jardine, Matheson & Co.),比尔属宝顺洋行(Dent, Beat & Co.),萧查理则属李百里洋行(Thomas, Ripley & Co.)。

位仁慈者慷慨地考虑这项计划。

医院建成后将属于上海英国居民组成的保产委员会（Trust）所有，租给医药传教会的驻院医生使用。

医药传教会上海委员会的会员如下：达拉斯、比尔、萧查理（司库）、雒颉（秘书）

代表人：雒颉（秘书）　1846 年 2 月 21 日于上海①

这封通函是仁济医院史上第一次请求公众捐款的记录，其中有两点非常重要：第一是函中再三提及医药传教会而非伦敦会，雒颉也未表明自己是伦敦会传教医生的身份，这表明仁济医院是众人都可参与的慈善医院，并非伦敦会的教会医院，有利于争取较多公众的支持；第二是函中表明，医院将是在上海英国人组成的委员会所属财产，而非医药传教会或伦敦会的财产，这有助于提升上海英国人的捐款和参与管理的意愿。雒颉认为相对于原来远在广州、澳门或香港的在华医药传教会，由上海本地组成的团体就近处理仁济医院的事务，对医院有利也更能确保医院的长期利益。②

雒颉举办这次捐款活动时，上海开埠才两年，英国居民人数仍然很有限，据半年后（1846 年 8 月）的统计不过 87 人而已③，结果有 37 名捐款者响应，合计获得 2 381 47 银元，其中有 7 家洋行，还有英国驻上海、宁波两地的领事，而驻福州领事则是代转一笔捐款，雒颉和麦都思在英国的两个后援团体也分别捐款和义卖物品。④ 但上述捐款仍然不足，又以 8% 的利率向华记洋行（Turner & Co.）借款 1 000 元，才补足

---

① *Statement Regarding the Building of the Chinese Hospital at Shanghae*（Shanghai：1848），pp. 1 – 2.

② Lockhart，*The Medical Missionary in China*，p. 237.

③ *Chinese Repository*，14：8（August 1847），p. 412，'List of Foreign Residents at Shanghai and Amoy，August，1846.'此项统计不含眷属在内。

④ Ibid.，pp. 3 – 4，Donations.

了医院的土地、建筑、设备等全部费用。[1]

1846 年 7 月,仁济医院落成启用[2],有可容纳候诊病人及礼拜讲道之用的大厅,还有诊疗室和可以容纳 30 名住院病人的 6 间病房,雒颉自己对仁济医院的建筑风格非常满意,认为很宽敞并完全符合一所医院的需求。[3]

仁济医院落成时,距离上述雒颉表示资金并无着落的 1845 年 10 月不过才 9 个月而已,尽管还有欠债待还,但医院和住宅都已完成了,仁济医院从此立足于麦家圈,虽然在雒颉离职以后医院的房地产权有过买卖,院舍几经翻修重建,坐落方位也有更换调整,但不变的是始终在麦家圈的范围之内,如今的仁济医院进一步开枝散叶,在上海分设东西南北四院,更加全面地服务于民众。

(四) 仁济医院 1846—1857

仁济医院既是上海第一家西医医院,直到雒颉离职的 1857 年底也是上海唯一服务华人的西医医院,此后又长期是上海重要的医院,其功能角色还超出医疗之外,成为上海社会中的一个重要机构,这种现象和雒颉自 1846 年 7 月起经营十一年半奠定的基础密切相关,以下分别讨论这段时间仁济医院的性质、功能角色、日常运作、重大事件干扰,以及经营的成果等。

1. 性质

从 1846 年起,仁济医院是为中国人提供免费医疗并且主要由在上海的英国人捐款建立、拥有和管理的慈善医院。但一般论著总要说仁济是伦敦会的医院或教会医院,这是以偏概全、反客为主的说法,仁

---

① *Statement Regarding the Building of the Chinese Hospital at Shanghae*,p. 8. 这笔借款到 1850 年时还清。

② Lockhart,*The Medical Missionary in China*,pp. 242 - 43.

③ LMS/CH/CC,1. 1. C.,W. H. Medhurst and W. Lockhart to the Directors, Shanghai,14 October 1846.

济医院由雒颉创立和主持，确实和伦敦会及基督教的关系密切，但不能单凭这个因素就认定仁济是伦敦会的医院或教会医院。除了前文述及捐款通函时的分析外，从 1846 年起仁济医院的房屋、土地、经费的来源、产权和管理运用都和伦敦会或教会无关，怎么能说仁济是这两者所属的医院？雒颉非常明白其中的分际，他在医院落成启用后所写的一封信中，清楚地告诉伦敦会的理事们：

> 已落成的新医院不是本会的财产，由于是以本地捐款偿付的，医院属于一个委员会所有，但是只要伦敦会派传教医生来此，他将主持这个医院。①

这段话表明仁济医院的所有权掌握在代表上海捐款人的委员会手中，而伦敦会有的只是派遣医生承办医院的经营权。1846 年 12 月 3 日举行的第一届捐款人年会中通过了仁济医院的章程（trust deed），第二条规定医院的财产由保产委员会保管，永远作为医院使用，为中国人提供免费医疗，并暂时租借（temporarily rent）给在华医药传教会的驻院医生使用。② 条文内容并没有提到伦敦会或教会，雒颉是以在华医药传教会医生而非伦敦会医生的身份使用医院，但如前文所述医药传教会一分为二，雒颉加入的香港分支到 1849 年时已经停止活动，他也不再具有医药传教会医生的身份，就改以伦敦会的传教医生继续使用仁济医院。

同时，仁济医院建立起制度化的管理，取代以往在东门外和小南门外凡事由雒颉个人做主的现象，更足以显示仁济并非伦敦会或教会所属的医院。

（1）在组织上，最高权力机构是捐款人年会，捐款人可以提案，也

---

① LMS/CH/CC, 1.1.C., W. H. Medhurst and W. Lockhart to the Directors, Shanghai, 14 October 1846.

② *Statement Regarding the Building of the Chinese Hospital at Shanghae*, pp. 4–7.

有选举保产委员、董事、司库（Treasurer）和财务稽查（Auditor）的权力；其次是保产委员会（Trustee），再其次是董事会（Committee），最后才是院长（Medical Officer）。捐款人年会、保产委员会及董事会决定政策，院长是政策和实际医疗活动的执行人。仁济医院每年的年报开头都刊登如同组织系统表的职员录，首先是保产委员会及委员名单，其次是董事会及董事名单，最后才是院长雒颉。

（2）雒颉撰写的医院年度报告要呈报捐款人年会讨论，通过后是以董事会而非院长的名义发表，他撰写的部分虽然在年报中占最多篇幅，却不是唯一的内容，还有年会记录以及由司库编报并经过稽查的财务报告等。

（3）公众的捐款由医院的董事会而非院长收受，再由院长依工作需求向董事会的司库申领和结报，结报的账目由董事会的稽查审核后连同医院账目一起公布征信，而司库和稽查都是在上海的英国商人，并非传教士。

（4）掌握所有权的保产委员会可以将医院"暂时"租借给医药传教会或伦敦会的医生经营，当然也有权改租借给其他的医生，由于雒颉是仁济的创办人，又是保产委员和董事，大家对他非常尊重与支持，在他任内不可能发生将医院改租借给他人的事情，但是他离职后不到10年（1866年），保产委员会便因不满伦敦会而改为租借给上海的一般西医经营仁济，以后到1904年时，保产委员会又因不满一般西医而回头再租借给伦敦会承办，这两次改变充分体现仁济医院的所有者和租借者之间的主客关系，而伦敦会在数十年间经历获得、失去、再获得仁济医院租借权利的现象，也显示了仁济医院虽然一直有浓厚的基督教气氛，日常也由伦敦会的传教士在院内举行传教活动，但绝不是伦敦会或教会所属的医院。

2. 功能

仁济医院有三种功能：医疗、救济和传教。医疗当然是最主要的功能，一方面免费医治中国人疾病，同时展示西方优越的医学技术。雒颉认为，相对于中国医学的不振，仁济医院成为许多中国人寻求治好疾病的地方，何况还是免费的医疗，而身为外国医生的他也因此被视为恩人与朋友。① 仁济医院的医疗功能在 1853 至 1855 年小刀会和清兵作战期间更为凸显，这段时间多是作战受伤的外科病人，雒颉说有一幕场景总是让中国人难以置信，就是经常有大量流血而奄奄一息的士兵被抬进医院，经过雒颉和助手施行扎紧动脉、清理伤口上药、缠上绷带，再给予兴奋剂等处理后，出血很快停止而伤者也回过神来，让在场目睹急救过程的中国人都感到钦佩和欣喜，因为他们清楚中国自己的医生无法处理这类急救，只能任由伤者死亡。②

仁济的第二种功能是救济，对象是贫苦的中国人，其方式有常态性与临时性两种：常态性的救济以生活困难的住院病人为对象，不仅医疗免费，雒颉每日在巡视病房时发放食物津贴给他们。③ 临时性的救济主要是在荒年或战乱期间对上海穷人施粥赈米的行动，最初是1849 和 1850 年之际上海一带发生饥荒，有些善人煮粥以廉价供应穷人，在上海的外国人合捐 400 元购买粥券，交由雒颉在仁济医院发券给穷苦病人，每天发放两千多张粥券。④ 1852 年初施粥行动更进一步，就在仁济医院庭院中建立厨房煮粥，直接施舍给穷人，在 9 周内共施舍 3.4 万碗粥，同年 11 月再度举办并持续到 1853 年春天，所有费用并非出自仁济，而是由在上海的外国人为此特别捐款交由雒颉办

---

① Lockhart, *The Medical Missionary in China*, p. 4.

② Ibid., p. 296.

③ *The Sixth Annual Report of the Chinese Hospital at Shanghae, from January 1ˢᵗ to December 31ˢᵗ, 1852*, p. 5. Lockhart, *The Medial Missionary in China*, p. 254.

④ *The Fourth Annual Report of the Chinese Hospital at Shanghae, from January 1ˢᵗ to December 31ˢᵗ, 1850*, pp. 13 – 14.

理。① 在 1853 年小刀会占据县城后，雒颉又以特别捐款买米等必需品，屡次携入城中赈济困在城中的基督徒、穷苦人士及残疾人等。② 仁济最特殊的一次救济行动，是 1855 年 1 月初竟然成了像难民营一样的庇护所，原来是清兵为建立炮台与营房而烧毁了医院附近的村庄，多达 50 户村民避入仁济医院暂住，合计将近 200 人，由上海的外国人供应食物，仁济也同意收留到他们自行找到其他的去处为止。③

仁济的第三种功能是传教。治病本是手段，向中国人传教才是目的，仁济医院宽敞的候诊大厅成了最方便的传教空间，每天早上医院开门前，先在候诊大厅举行家庭礼拜，所有在麦家圈工作的全体中国人都要参加，包括传教士的中文老师和助手、墨海书馆的印工与装订工，以及各传教士家中的仆人等，为数约 30 人。每天中午则由传教士在候诊大厅讲道，听众约 100 人或更多，礼拜天晚上再讲道一场，这些讲道活动都由麦都思等传教士轮流主持。④ 他们或助手也会到住院病房和病人谈福音，分发书刊给病人并请他们带回家，希望由病人将福音及传教书刊传播到更广的地区。不过，在仁济医院的年报或布道站的半年报中，虽然都记载了这些传教活动，却不曾提到过有病人直接因为这些活动而信教的事例，只是反复地说这些活动或书刊让中国人得以接触基督教，也在他们心中播下了福音的种子，等等。

---

① *The Sixth Annual Report of the Chinese Hospital at Shanghae, from January 1ˢᵗ to December 31ˢᵗ, 1852*, p. 7.

② LMS/CH/CC, 1.4.C., Joseph Edkins to A. Tidman, Shanghai, 14 April 1854; ibid., W. H. Medhurst to A. Tidman, Shanghai, 27 June and 11 October 1854. *The Seventh Annual Report of the Chinese Hospital at Shanghae, from January 1ˢᵗ to December 31ˢᵗ, 1853*, p. 9.

③ *The Ninth Annual Report of the Chinese Hospital at Shanghae, from January 1ˢᵗ to December 31ˢᵗ, 1855*, p. 3.

④ LMS/CH/CC, 1.1.D., W. C. Milne to A. Tidman, Shanghai, 11 October 1847.

3. 经费来源

仁济医院的目的是为中国人提供免费医疗，其经费来源则依赖公众的捐款，除 1846 年建立院舍的捐款，此后每年都有人解囊支持医院，仁济每年的年报也刊载捐款人名单与金额，从 1847 至 1857 年雒颉在职的 11 年间，仁济医院获得捐款最少的是 1849 年的 434 元，其他各年都在 600 元以上，最多的是 1854 年的 954 元。上海开埠初期的外国人实在不多，1840 年代的捐款人每年不到 30 名，进入 1850 年代后捐款人数增加，都在三十名至六十几名之间。

历年的捐款名单显示，捐款人可依国别分为英国人和其他国人两大类。英国人捐款者包含在上海的个人与洋行，以及在英国与其他地方两者。其中英国驻上海领事阿礼国（Rutherford Alcock）相当支持仁济，除了下文所述在其他方面帮助仁济以外，阿礼国在 1846 年底到职后，从 1847 年起一直担任捐款人年会的主席，也每年都捐助 25 元，直到 1854 年卸任时捐了最后一笔。在上海各洋行中，宝顺洋行非常积极，每年除了以洋行名义捐款，其合伙人比尔和高级职员韦伯（Edward Webb）又以个人名义连续资助，比尔从 1846 年起连任保产委员、董事和稽查，直到 1857 年底过世，韦伯随即被推举递补为保产委员和董事。还有和记洋行（Blenkin，Rawson & Co.）、李百里洋行、公平洋行（Sykes，Schwabe & Co.）、琼记洋行（Augustine Heard & Co.）等也经常捐助。

在英国与其他地方的捐款人，通常是和雒颉个人有些渊源而赞助仁济医院的，如前文述及雒颉一家于 1844 年 1 月刚到上海时暂住其家的英商怀德，从 1846 至 1850 连年捐款，回英国后在 1851 年又捐 100 元，1857 年已是国会议员的怀德再度捐 91 元，这两次捐款的数目都远远多于其他人。又如 1843 年雒颉在舟山期间相识的一名英军上尉薛德威（Laurence Shadwell），离华后仍和雒颉保持联系，1846 年参与捐建仁济医院,此后持续捐款,他的官阶也逐渐晋升,到 1857 年捐款时已是上校。再如雒颉来华前所属的利物浦新月教会(Crescent Chapel),也是仁济医院重要的捐款者,1846 年时捐 376.47 元,是兴建仁济医院时第一笔也是数额最大的一笔捐款,以后到 1855 年间新月教会又五度捐款。

仁济医院虽然由英国人建立与管理,捐款者也以英国人为主,却也有其他国人解囊支持,其中有美国人、印度人和中国人。捐款的美国人包含个人和洋行,前者如美国驻华公使伯驾、驻上海领事金能亨(Edward Cunningham),和传教士裨治文等;洋行则如旗昌洋行(Russell & Co.)和同珍洋行(Bull, Nye & Co.)两家,都从 1850 年起持续捐助。从 1850 年起,印度人洋行和个人经常出现在捐款名单上。

19 世纪后期,许多上海的外人常批评仁济医院专为中国人而设,但中国人总是吝于捐助仁济医院。其实早在仁济建立初期就有不少中国人热心捐款,最早的是 1848 年一位“二如”捐款 5 元,此后他连年捐到 1852 年,每年都是 10 元,1849 年起捐款的中国人人数陆续增加,宝顺洋行的徐荣、旗昌洋行的唐炳佑与黄恒山等三名买办相当积极,经常呼朋引伴捐款,到 1853 年时中国人的捐款达到高峰,有 22 人共捐了 185 元,超过这年仁济收到捐款总数(885 元)的五分之一。1855 年的捐款名单上有位很特殊的“赵大人”,原来是上海道台赵德辙捐了 100 元,根据数年后雒颉的回忆,这位上海一带的最高级官员因为生病请雒颉治疗了一段时间,痊愈后非常感谢他[1],这一大手笔的捐款就是如此来的。但是不知何故从 1856 年起,中国人的捐款消失了,或许和第二次鸦片战争的开始有关。

---

① Lockhart, *The Medical Missionary in China*, pp. 275 - 276.

4. 医疗活动

作为上海第一家西医医院，仁济的日常医疗活动模式非常具有历史意义，雒颉在 1852 年的年报中对此有所描述：

早晨七点半敲钟，住院病人及员工集合于大厅读经与祈祷。九点，准备住院病人需用的所有物品。十一点半，敲钟长达半小时，表示医疗工作开始，先集合门诊病人，由麦都思等传教士在大厅举行礼拜；结束后分发竹制号牌给候诊者，先诊治女性病人，每次 10 人，依号牌顺序逐一诊治给药，接着是男性病人；凡需特别诊治者排在最后，需复诊者发给纸牌注明复诊的日期。

每周一、三、四、六在医院诊治，每天约 50、100 或 150 人；每周二、五在城内伦敦会教堂的诊所门诊，对象为不便出城到仁济医院的病人，诊所的医疗程序和医院相同。

仁济医院每天的门诊结束后，雒颉再度巡察住院病人，并发放金钱给穷苦人士，雒颉再巡察医院一周，准备明日的药品及各项事务细节。晚间再度巡察病床。至于意外伤害与急病则随时受理诊治。[①]

上文中提到的城内诊所，开设于 1849 年，位于城隍庙后面的伦敦会教堂中，目的是吸引无暇出城的店铺商人或行动不便的病人，诊所预计要持续办理下去，但 1853 年小刀会占领县城后，诊所不得不关闭，雒颉只能偶尔进城医治少数病人，到 1855 年小刀会撤离后，诊所也没有重开，直到 1860 年韩雅各（James Henderson）接掌仁济后才恢

---

① *The Sixth Annual Report of the Chinese Hospital at Shanghae, from January 1ˢᵗ to December 31ˢᵗ, 1852*, pp. 4–5. 在雒颉的《传教医生在中国》书中，也抄录这段内容（253–254 页），内容有些不同，例如将每次叫入诊察室的人数自十人改为两人，在用字遣词上也有所改动。

复城内诊所。①

从 1846 年 7 月仁济医院落成启用开始,到 1857 年底雒颉离华返英的 11 年半间,仁济医院历年年报所载的病人数量如下:

年份	病人数	年份	病人数
1846.7—1847.6	15 217	1853	11 028
1847.7—1848.12	14 386	1854	12 181
1849	9 020	1855	12 237
1850	9 352	1856	11 495
1851	11 290	1857	11 165
1852	10 143	合计	127 424

平均每年将近 11 100 人。其中第一年医院才落成,病人觉得候诊大厅较为舒适而人数特别多;第二年则是由于计算的时间长达一年半,所以人数也多,至于第三年明显减少,是由于雒颉自己患了疟疾停诊约半个月的缘故,他在一次发烧后出外,回家即昏厥不省人事,还得请其他医生前来救治。② 如果加上先前在东门外的 3 764 人及小南门外的 21 118 人,合计是 152 306 人,这十五万余人就是雒颉在上海 14 年间(1844 年初到 1857 年底)医治的中国病人总数了。

仁济医院的年报和雒颉在舟山、上海东门外与小南门外时期的做法一样,都有各种疾病的统计数字,年年如此,这是上海有疾病统计的开始,比后来 1870 年代海关医生的类似统计早了约 30 年。在统计数字以外,雒颉也会选择一些病例在年报中加以描述,这些病例显示到仁济看病的人绝大多数是社会底层的人,如陆上与水上的各类劳工、

---

① *Report of the Chinese Hospital at Shanghae*, *from January 1ˢᵗ to December 31ˢᵗ*, *1849*, pp. 6 - 7; ibid., 1853, pp. 1 - 2; ibid., 1860, p. 5.

② LMS/CH/CC, 1.2.C., W. Lockhert to A. Tidman, Shanghai, 13 September 1849.

小贩、士兵、乞丐等，但也有些中上阶层的人请雒颉治病，政府官员有如前文提过的上海道台赵德辙，不过他是请雒颉进入道台衙门为他看诊，并非亲自前往仁济医院。此外，仁济1857年的年报提到有两名翰林到仁济求诊的事，两人分别来自杭州与湖北，都是身体部分中风，也都是因为担任乡试考官，阅卷工作过于繁重，不堪负荷而致病，等不及阅完考卷便赶到仁济就医，两人还表示另有其他考官和考生也有类似的问题，还有人因而留下终身的后遗症；雒颉认为中国的科举考试只看重强记经典知识，而非考生的创造力，既不利考生的智力与体力，连阅卷官都会不堪负荷而病倒。①

　　讨论雒颉的医疗活动不能不提小刀会占领县城的事件。从1853年9月初到1855年2月中，小刀会占领上海县城前后将近一年半，清政府军则在城外，这次事件对上海居民的生活和仁济医院的医疗造成极大的干扰和威胁。被封锁在城内的人无法到仁济看病，城内的诊所也被迫关闭，占领期间仁济的病人数量并未减少，甚至还有增加，但这主要是由于战争中受伤的民众和双方士兵大量增加的缘故，雒颉经常报道这类伤患的医治及各种手术的情形，他表示仁济都要变成军医院了②，1853至1855年的《仁济年报》中也充斥着军民伤患病例的描述，最有意思的是他在1854年年报中的最后一段话：

　　　　目前在病房中住有被小刀会杀伤的政府军士兵，也有被政府军杀伤的小刀会徒众，还有被政府军与小刀会双方杀伤的无辜民众；但是，这些人在病房中都相安无事，不但接受自己人的照料，而且经常乐于互相帮助。③

① *The Eleventh Annual Report of the Chinese Hospital at Shanghe*, *from January 1ˢᵗ to December 31ˢᵗ, 1857*, pp. 7 - 8.

② LMS/CH/CC, 1. 4. C., W. Lockhart to A. Tidman, Shanghai, 1 February 1854.

③ *The Eighth Annual Report of the Chinese Hospital at Shanghe*, *from January 1ˢᵗ to December 31ˢᵗ, 1854*, p. 8. Lockhart, *The Medical Missionary in China*, p. 269.

雒颉这段话显示，仁济不但成为敌对双方（加上民众即为三方）共用的医院，而且原来在战场上你死我活的敌人，进入仁济医院后竟然成了互相扶持的病友。

由于仁济医院位于城外，所以经常有炮弹从仁济医院上空呼啸而过，甚至对准医院而来。1854年1月12日，小刀会从城墙上发射三发六磅重的炮弹，落在医院门旁爆炸，雒颉随即入城抗议，对方表示医院内有清兵病人所以发炮，并对雒颉要请英国领事阿礼国介入的说法表示不屑；雒颉不得已只好诉诸领事，阿礼国联合在上海的英国海军指挥官派遣一队水兵送信给小刀会首领，警告若再有类似事件发生英军将轰破上海北门①。此后虽然不再有故意以仁济为目标的射击，但还是经常会在炮弹意外飞来，雒颉晚上就寝时得先在床畔布置障碍物以策安全②，事实上炮弹与枪弹确曾多次落入他住屋旁的仁济医院，1855年1月23日，一发城墙上发射的炮弹穿透医院屋顶，落入大厅后爆炸开来，炸坏梁柱、座椅和地板等物，到处充满烟雾，数分钟前还有一名女性伤患躺卧在爆炸处，幸好在爆炸前移入病房，而当时在院中的约五十人也都无恙，雒颉还特地收集了这发炮弹的碎片和引信，后来转送给伦敦的地质博物馆（Geological Museum）保存。③

在各项医疗活动中，令雒颉无法满意的是种牛痘。他从在小南门外时期就努力引进痘苗为上海孩童接种，并刻印《新种痘奇法》一书传播，但成果并不显著。主要是痘苗效用不稳定，供应也不正常的缘故，

---

① LMS/CH/CC, 1.4.C., W. Lockhart to A. Tidman, Shanghai, 1 February 1854. *The Seventh Annual Report of the Chinese Hospital at Shanghae, from January 1st to December 31st, 1853*, p. 10. Lockhart, *The Medical Missionary in China*, pp. 305 - 307.

② Lockhart, *The Medical Missionary in China*, p. 297.

③ LMS/CH/CC, 2.1.A., W. H. Medhurst to A. Tidman, Shanghai, 31 January 1855. *The Ninth Annual Report of the Chinese Hospital at Shanghae, from January 1st to December 31st, 1855*, p. 3. Lockhart, *The Medical Missionary in China*, p. 357.

因此上海居民宁可沿用传统的人痘防疫。1847 年 9 月间，从广州送来的痘苗好不容易生效，雒颉赶紧为人种痘，并想尽办法使痘苗的供应延续不绝，但每年接种人数仍只有数十人而已，到 1851 年时才达到 131 人，1853 年有 180 人。[①] 1855 年冬天，一名苏州的中医主动到上海请求雒颉教导牛痘接种技术，学会后回苏州于 1856 年春季接种了 800 多名孩童，远比雒颉在上海的推动更见成果，之后却因为夏季天热而痘苗失效，中医又到上海向雒颉索得新鲜痘苗后回苏州施用。[②] 雒颉主持仁济的最后两年，上海接种牛痘的人数总算超过了 300 人，分别有 378 和 306 人。[③] 雒颉引进牛痘到上海的用心，还得等到他离开上海 12 年后的 1869 年起才大见成效，这年他培养出的上海第一位中国人西医黄春甫，在道台应宝时支持下开设牛痘局，此后到 1897 年将近 30 年间，为大约 15 万名上海的孩童接种了牛痘。[④]

四、 回英与再度东来

雒颉主持仁济医院 14 年后，在 1857 年底告别上海回英。当时他还不满 47 岁，正当盛年之际，健康也不成问题，但是他的妻子早在 1852 年初时，因身体欠佳而携同 3 名子女回英，雒颉单独留在上海工作，期待妻子恢复健康来华团聚。两年后眼看不可能，雒颉于 1854 年 2 至 3 月间连写两封信给伦敦会秘书，表示自己本无意回英，但妻子既不能前来，自己至少必须回英一趟，然后尽可能再度来华，希望伦敦会在当年年底前派来继任的医生；他并表示，仁济医院基础已经稳固，伦

① *The Fifth Annual Report of the Chinese Hospital at Shanghae*, *from January 1ˢᵗ to December 31ˢᵗ*, *1851*, p. 15；ibid.，*1853*，p. 15.
② *The Tenth Annual Report of the Chinese Hospital at Shanghae*, *from January 1ˢᵗ to December 31ˢᵗ*, *1856*, pp. 7 - 8.
③ Ibid.，p. 10.；ibid.，*1857*，p. 11.
④ 关于黄春甫，参见本书"上海第一位中国人西医黄春甫"一文。

敦会拥有经营权利,而全部经费都源于上海本地,如果伦敦会不能派人继任,有可能会被其他传教会取而代之,则对伦敦会大为不利,而且伦敦会上海传教士及家属的健康也将无人照料。①

伦敦会秘书在回信中则表示,即使派人继任,也不保证能在年底前找到合适的人选。② 由于秘书没有肯定雒颉一职的必要性,引起和他共事多年的麦都思写信给秘书打抱不平,认为不能要求雒颉做得更好了,多年来雒颉一方面将大量的中国人带到基督教福音的影响之下,同时又照顾上海伦敦会传教士及其家属的身体健康,若没有雒颉在的话,伦敦会每年要为生病的传教士与家属支付大笔的医药费,更不必提雒颉将自己举债所买的土地和兴建的房屋都捐给了伦敦会,麦都思还特别提醒秘书,伦敦会从来不曾对雒颉的这项捐献表示过感谢,此外雒颉又在 1853 年捐献 150 英镑在麦家圈兴建一所英语教堂。③ 秘书赶紧又回信给麦都思,表示自己和理事们对于雒颉的崇高人格、专业技能与无私奉献,只有最高的敬意而无忽视之意,但实在无法保证能如期找到继任人选。④ 于是雒颉还得坚守岗位,直到 1856 年第二次鸦片战争爆发,在广州的伦敦会医生合信不得不离开广州,才决定由他到上海接掌仁济医院,雒颉也于 1857 年 12 月 6 日搭船离开了上海。

临行前,32 家中国商行与 24 名中国人联名送他一份长卷,感谢他多年免费为中国人医疗造福的仁心仁术⑤。在上海期间,雒颉已获得

---

① LMS/CH/CC, 1.4.C., W. Lockhart to A. Tidman, Shanghai, 1 February 1854; ibid., 13 March 1854.

② LMS/CH/OL, A. Tidman to W. H. Medhurst, London, 24 April 1854.

③ LMS/CH/CC, 1.4.C., W. H. Medhurst to A. Tidman, Shanghae, 27 June 1854; ibid., 1.4.A., W. H. Medhurst to A. Tidman, Shanghae, 19 April 1853.

④ LMS/CH/OL, A. Tidman to W. H. Medhurst, London, 2 September 1854.

⑤ 这份长卷的英译文内容,原是雒颉回英后于 1860 年 10 月 2 日写给伦敦会秘书信(LMS/CH/NC, 1.1.A., W. Lockhart to A. Tidman, Blackheath S.E., 2 October 1860)的附件,不知何故拆散改置于 LMS/CH/CC, 2.1.D. 之内。英译文也见于 Lockhart, *The Medical Missionary in China*, pp. 283 - 288.

不少病人赠送的谢匾，他最早提到的是 1849 年一位杭州官员之子在仁济成功戒绝鸦片烟瘾后，将一方谢匾悬挂在医院大厅中①，此后也陆续有痊愈的病人致赠匾额，至少有"道宗基督""神医妙手""德泽万州""春暖江城"及"杏林春暖"等五方，雒颉在信函及书中分别向秘书和英国大众读者翻译并描述了长卷和这些匾额的意思、形式、制作和内容，可见他非常了解并乐于接受中国人这种铭谢医生的传统文化。②

1858 年 1 月 29 日，雒颉回到阔别了 20 年的英国，伦敦会理事会也决议，对他长期无私而卓著的贡献以及慷慨捐赠财产表达感谢，并祝愿他能在适当时候重返上海工作；又请他在为欢迎他而特别召开的理事会议中演讲中国传教事业。③ 雒颉回国后与家人住在伦敦东南郊的布拉克希斯（Blackheath），以两年多的时间撰写了他在中国工作经验的书《传教医生在中国》，于 1861 年 2 月初出版，伦敦会随即购买 50 本④，本书也是雒颉最为人知的作品，他在书中强烈主张传教医生应是非神职的合格医生，而非兼具牧师与医生两种身份，他认为两者合一只会两者都做不好；他强调的另一个观点是传教医生在中国的工作已有显著的成果，为大量的民众解除病痛之苦，获得他们的衷心感谢。⑤

雒颉回英后也应邀演讲或参加关于中国的活动，例如 1858 年 4 月底在皇家地理学会（Royal Geographical Society）演讲"长江与黄

---

① LMS/CH/CC, 1.2.C., W. Lockhart to A. Tidman, Shanghai, 13 September 1849. *Report of the Chinese Hospital at Shanghae*, *from January 1ˢᵗ to December 31ˢᵗ*, *1849*, pp. 10 - 11. Lockhart, *The Medical Missionary in China*, pp. 384 - 385.

② LMS/CH/NC, 1.1.A., W. Lockhart to A. Tidman, Blackheath S. E., 2 October 1860. 此事也见于 Lockhart, *The Medical Missionary in China*, pp. 282 - 283, 但无中文题词。

③ LMS/BM, 8 February and 22 March 1858.

④ Ibid., 11 February 1861.

⑤ Lockhart, *The Medical Missionary in China*, preface, v-vi, pp. 5, 117 - 120, 275 - 276, 281 - 282.

河"(The Yang-Tse-Keang and the Hwang-Ho),并撰写成文发表在地理学会的会报上。^①同年 12 月,雒颉应邀前往苏格兰,分别向爱丁堡医学传教会(Edinburgh Medical Missionary Society)的理事会和医学院的学生讲授在华医学传教事宜。^②同年他应邀在《伦敦民族学会会报》(*Transactions of the Ethnographical Society of London*)的创刊号中发表关于中国苗族的文章。^③又如 1860 年 3 月英国各传教会联合举行海外传教工作检讨会,雒颉应邀在会中以"中国医药传教事业"(On Medical Missions in China)为题进行一场演讲,阐述医药在传教上的用处和价值,并以自己的种痘、眼科疾病和外科手术三项工作作为例证,他如下的说法还获得现场听众的喝彩:

> 我有把握地说,在中国的医药传教事业已经成功地赢得进入中国人真心与良心(hearts and consciences)的门槛,这是其他传教方法还未能办到的。^④

雒颉回英国的两三年间,中国的整体传教事业有了很大的变化,第二次鸦片战争后签订的《天津条约》使得中国门户大开,内地和沿海通商口岸增加,传教士得以进入内地,还能置产建立教堂、医院和学校等,同时太平天国掺杂基督教义的各种主张,也让西方人对在中国传播基督教的前景充满乐观的想象。在此种形势中,各传教会都在打算如何加强扩大在华的传教力量,历史上最早派遣传教士来华的伦敦会更是跃跃欲试,从 1859 年起为此在英国各地举办集会,发动民众捐款

---

① *Journal of the Royal Geographical Society*, vol. 28 (1858), pp. 288 - 298, W. Lockhart, 'the Yang-Tse-Keang and the Hwang-Ho, or Yellow River.'

② *Fifteenth Report of the Edinburgh Medical Missionary Society*, *1858* (Edinburgh: Printed at Thomas Constable, 1859), p. 12.

③ *Transactions of the Ethnographical Society of London*, vol. 1 (1861), pp. 177 - 185, 'On the Miautsze or Aborigines of China.'

④ *Conference on Missions Held in 1860 at Liverpool: Including the Papers Read*, *the Deliberations*, *and the Conclusions Reached* (London: James Nisbet & Co., 1860), pp. 100 - 107, W. Lockhart, 'On Medical Missions in China.' 此处所引内容在 102 页。

成立"中国基金"（China Fund），又请雒颉等回国传教士到各神学院演讲，以鼓励学生担任来华传教士，在 1861 年 1 月 14 日的伦敦会理事会议中，决议要在当年内派遣 20 名传教士来华[1]，而同年 2 月 25 日的理事会议更进一步决议：

> 向雒颉医生提出紧急请求，如果没有其他阻碍的话，请他回到中国一段时期，协助建立理事会计划在中国展开的新布道站。[2]

这项请求指的是雒颉一人再到中国，并未包含其妻或子女在内，而雒颉很快在一个星期后便有了回复，肯定表示接受回中国的邀请，并且说自己在接着来临的夏天便可启程；理事会随即对他和妻子愿意为中国传教做出重大牺牲而表达谢意。[3] 同年 5 月 27 日，理事会召开特别会议欢送雒颉，6 月 11 日他束装就道，第二次离开英国来华，并在 8 月 9 日抵达上海。

雒颉再度来华的任务并非回到上海重掌仁济医院，而是协助建立伦敦会在中国各地的新布道站，包含新布道站建在何地为妥、传教士人力应如何配置，以及布道站房舍的建筑经费如何筹措等。在他抵达上海时，伦敦会有广州、香港、厦门和上海四个建立多年的布道站，还有汉口和天津两个亟待建设的新布道站，以及酝酿中的芝罘布道站。因此雒颉必须前往各地考察并与各传教士会商，尽管理事会并未正式授予他"代表"（deputation）的名号，但既然理事会就是为此而主动请求他重返中国的，他的意见无疑有一言九鼎的作用，他到上海前也已经涉及新加坡和香港两地的伦敦会房地产的出售和用途事宜，接下来还预备前往汉口、天津与芝罘三地。

就在上海停留的半个多月中，雒颉推动了关系到仁济医院日后发

---

① LMS/BM, 14 January 1861.

② Ibid., 25 February 1861.

③ Ibid., 11 March 1861.

展的一件大事,即出售麦家圈伦敦会的大部分土地(12 亩),得款银31 000 余两。① 这件事的目的在于筹款作为汉口与天津两布道站的建筑经费,却连带造成仁济医院的大转变,医院的保产委员会在知悉伦敦会的意图后,也将本来位在麦家圈最西边的医院房地出售给他人,得款银 10 000 两,随即以其中 4 000 两购进伦敦会出售土地内的2.176 亩,再以 5 000 两在新址上建成医院房舍,余下的 1 000 两作为搬迁及设备之用。② 仁济医院因为这次房地产的变动而重新坐落于更好也更便捷的面临山东路方位,此后 60 年间又经三次的收购行动,仁济医院终于拥有了伦敦会在 1861 年时全部的麦家圈土地,构成今日仁济医院西院的建筑格局。

雒颉来不及处理完土地出售的事就离开了上海,也没照预定行程前往汉口,因为他收到一条更重大的紧急消息,北京的英国驻华公使卜鲁斯(Frederick Bruce)最近在和一位先生谈话时,表示希望雒颉能到北京开办一家华人医院。③ 对雒颉来说,这是天大的好消息,当时正值第二次鸦片战争结束,英、法两国为避免发生意外,禁止外国平民进入北京,而英国公使竟然会有这样的表示,雒颉当然要把握这完全意想不到的机会尽快北上。他在向伦敦会秘书报告此事的信中,没有提及那位和卜鲁斯谈话并很快转告他消息的人是谁,其实也用不着说明,那人便是他的妻弟、英国使馆的参赞巴夏里(Harry S. Parkes)。

---

① LMS/CH/NC, 1.1.A., W. Lockhart to A. Tidman, Shanghai, 13 August 1861; LMS/CH/CC, 2.3.D., J. Macgowan to A. Tidman, Shanghai, 2 September 1861. 雒颉提出出售土地的主张,并写信向理事会强烈建议此举,同时在上海布道站会议中通过本案后,他就离沪北上天津与北京,实际的买卖作业则由他交代上海传教士慕维廉经手办理,至次年(1862 年)完成。

② LMS/CH/CC, 2.3.E., J. Henderson to A. Tidman, Shanghai, 20 December 1861. *The Sixteenth Annual Report of the Chinese Hospital at Shanghai from January 1ˢᵗ 1862 to Dec. 31ˢᵗ 1862*, p.3.

③ LMS/CH/NC, 1.1.A., W. Lockhart to A. Tidman, Shanghai, 13 August 1861.

1861 年 8 月底，雒颉离开上海，先到芝罘劝说伦敦会在当地的传教士高休（Hugh Cowie）放弃在芝罘建立布道站的打算，再往天津会晤先到的传教士艾约瑟（Joseph Edkins），商量天津与北京建立联合布道站事宜后，于 9 月 11 日出发前往北京。

五、 创立北京施医院

雒颉雇了五辆骡车，以两天半时间行了 100 英里路，终于在 1861 年 9 月 13 日傍晚赶抵北京，投宿在翰林院旁的英国使馆中，暂时作为公使卜鲁斯的客人。雒颉将北京定为自己从英国再度来华旅程的最后终点，事实上他就是历史上第一位进入北京的基督教传教士。

入京初期，雒颉的注意力集中在两方面：观察了解北京与觅屋筹设医院。和早年初到上海一样，雒颉在北京四处考察，了解当地的环境与人文。他说从高处往下看北京非常壮观，显现出气派辉煌的景象，但从高处下来后，诗情画意整个变了样，发觉自己置身于一个中国城市的沙尘与脏污之中，沙尘多到无孔不入，布满四处，骑马扬起的尘土让人看不到地面。尽管如此，雒颉还是说自己喜欢北京，认为北京正适合他和他的工作，他很感兴趣的还有那些高大的城墙、城门、街道和宫殿等。身为最早入京的基督教传教士，雒颉特别关注天主教和东正教传教士的事物，仔细察看了耶稣会士观象台的各项仪器、大教堂的壁画、西城外的利玛窦、南怀仁、汤若望等人的墓地、北城外的俄罗斯人墓地，以及城内东北角的俄国东正教布道团。①

不过，雒颉更关心的当然是自己筹设医院和传教的情形。首要之举是租或购买合适的房子，此事由于卜鲁斯出手协助很快得以解决。在作为英国使馆的梁公府隔壁有一幢住宅，先由普鲁士使团入住一两

① LMS/CH/NC, 1.1. B., W. Lockhart to A. Tidman, Peking, 18 September 1861; ibid., 3 October 1861.

天后便闲置，雒颉觉得很适合作为医院而有意购下，也谈妥价钱为5 000墨西哥银元，但卜鲁斯认为势必会遭到中国官方阻挠，不如由使馆购买再租给雒颉会比较方便，事情就此决定，卜鲁斯以使馆名义买下此处房地，价格为3 700两银子。从雒颉的描述及附图可知此处房子非常宽大，有两个四合院，有二十个房间作为病房，每间依取暖火炕的大小分别容纳四至十二人，男性候诊室可容一百人，女性另有候诊室，以及雒颉和助手的住处，马厩、厨房等设施及空地，整修后雒颉于1861年10月23日从借住的使馆迁入新居，北京"施医院"从此开张，这是基督教在中国首都传教的开始。[①]

（一）性质

北京施医院和上海仁济医院都由雒颉创立，但是两者却有非常不同的经营模式：性质有别，功能不尽一致，经费来源也不一样，而造成这些不同的主因是雒颉对经费的观点与北京、上海两地西人社群的差异。

医疗活动要花钱，雒颉的原则却是尽量不动用伦敦会的经费。有如前文所述，他初到中国加入在华医药传教会，由该会负担他在澳门、舟山等地医疗活动的经费。雒颉在上海期间，改由当地英国商人捐款建立、拥有和管理仁济医院。但是，作为政治中心的北京情形完全不同了，1861年刚被英法两国军队破门而入的北京，除了使馆的人员和雒颉，没有任何一位商人，可以预见不久的将来也不会有太多商人，雒颉无法再复制商业大城上海的经验，决定了北京施医院的性质就是属于伦敦会的传教医院，所以他在施医院开张后不久写信告诉伦敦会秘书，自己没有要像仁济那样成立本地的董事会，而是认定施医院为伦敦会所有。[②] 开张将近一年后，雒颉再度告诉秘书："我并没有安排将施医院

---

① Ibid., W. Lockhart to A. Tidman, Peking, 3 October 1861; ibid., 21 - 27 October 1861.

② LMS/CH/NC, 1.1.A., W. Lockhart to A. Tidman, Peking, 23 November 1861.

置于任何本地的控制之下，施医院就是伦敦会在北京的医院。①"

　　施医院的性质确定了，雒颉自己的身份却引起一些争议。他这次进入北京并建立医院实在太顺利了，其他人没有类似的机会②，伦敦会在天津的艾约瑟试图追随雒颉到北京，却拖延到 1862 年 3 月才获得卜鲁斯同意，也只能是来京短期访问而已③；又过了两个月，才有其他英国传教会的传教士入京并居留下来，即应聘担任同文馆英文教习的圣公传教会（Church Missionary Society）传教士包尔腾（John S. Burdon）。④ 雒颉能率先入京已是得天独厚，他的幸运却不仅止于此，公使卜鲁斯主动购买房地租给他建立医院，甚至在使馆一时没钱付房地价钱时，卜鲁斯还自掏腰包先行垫付，一年后英国政府经费拨到使馆后再归还，卜鲁斯也没有向雒颉收取第一年的 100 英镑租金。⑤ 为了回报卜鲁斯的鼎力支持，雒颉从 1861 年 11 月起在英国使馆医生空缺时承担看病工作⑥，不久法、俄两国使馆医生都空缺，也请他帮忙⑦，到 1862 年 7 月雒颉竟然同时肩负英、法、俄、葡与普鲁士等五国使馆医生的工作，他不需要上班，而是使馆有人生病时请他医治，但不论如何这表示雒颉在众多中国病人以外，又要照顾数十名外国使馆人员的身体健康。⑧ 以上这些意外顺利入京、获得卜鲁斯鼎力相助，以及身膺

① Ibid., 1. 2. B., W. Lockhart to A. Tidman, Peking, 5 September 1862.
② 在雒颉之前，一名荷兰裔的英国浸信会传教士古路吉（Hendrik Z. Kloekers）尝试进入北京而被逐，参见 ibid., 1. 1. A., W. Lockhart to A. Tidman, Shanghai, 13 August 1861; ibid., 1. 1. B., W. Lockhart to A. Tidman, Peking, 3 October 1861.
③ Ibid., 1. 1. B., W. Lockhart to A. Tidman, Peking, 23 November 1861; ibid., 6 December 1861; 1. 2. A., W. Lockhart to A. Tidman, Peking, 26 March 1862.
④ Ibid., 1. 2. A., W. Lockhart to A. Tidman, Peking, 14 May 1862; ibid., 28 May 1862.
⑤ Ibid., 1. 2. B., W. Lockhart to A. Tidman, Peking, 13 October 1862; ibid., 23 October 1862.
⑥ LMS/CH/NC, 1. 1. B., W. Lockhart to A. Tidman, Peking, 23 November 1861;
⑦ Ibid., 1. 2. A., W. Lockhart to A. Tidman, Peking, 26 March 1862.
⑧ Ibid., W. Lockhart to A. Tidman, Peking 18 July 1862.

五国使馆医生重任等,确实都是极不寻常的经历,不免就有人怀疑他的身份与工作,于是雒颉不得不向伦敦会秘书澄清:

> 我在此单纯就是个传教士,绝非是使馆的一员。我告诉过您,我是以医学专业背景来照料使馆人员,但卜鲁斯先生在和我谈话以及在向别人提及我时,总是称我是传教士。我无论如何都不是使馆官员,此间认得我的人也没把我视为使馆官员。我可以在我的医院中做我想做的事,并且做任何我觉得适当的工作。①

雒颉和使馆的关系非常密切是事实,他兼顾照料英国使馆人员的身体健康也有一年200英镑的酬劳②,其他使馆肯定也付了一定的酬劳,但不能因此就说雒颉是使馆医生,更不能因此否定了他的传教士身份。只是,不仅当时有人质疑雒颉,后世的研究者也惑于他在北京的身份,只有少数人认定雒颉就是传教士,大部分人说他是英国使馆的医生③,甚至还有人说他是英国军队的军医。

(二) 功能

在功能方面,施医院也和仁济医院一样,具有医疗、救济和传教三种功能。但北京施医院既然是伦敦会所属的医院,不同于由商人所有和管理的仁济医院,则三种功能的重要性与内涵是否也有差别变化呢? 事实上施医院仍以医疗为最主要的功能,如雒颉公开宣称的:"施医院的首要目的是医治病人,帮助那些遭遇病痛苦难的人;其次是宣讲生命之道,让人们精神焕然一新,从而引导他们到救世主耶稣基督之前。④"也就是说,雒颉还是认为医病与传教有先后主次之分的。

---

① Ibid., 1.2.B., W. Lockhart to A. Tidman, Peking, 23 August 1862.
② Ibid., 1.2.A., W. Lockhart to A. Tidman, Peking, 28 May 1862.
③ 认为雒颉是使馆医生的错误说法,很可能始自王吉民与伍连德的英文本《中国医史》一书(383 页)。
④ *The Second Report of the London Missionary Society's Chinese Hospital*, at Peking, for Year 1863, p. 13.

其次，施医院的救济功能不如仁济医院显著。施医院仍然如同仁济医院的做法，分发食物津贴给住院的穷困和乞丐病人，却没有在寒冬或饥荒时进行较大规模的施粥赈米，仁济医院的施赈行动是上海外商捐款发起并且由雒颉执行落实的，但北京并无外商可捐款供他做同样的事，虽然雒颉说北京的乞丐人数远远多于上海，他还特别前往北京乞丐聚居的地方实地考察，也描述了北京官方和民间举办的冬季施粥活动，可是伦敦会既没有财力也不会举办施粥活动；此外，施医院更不会像仁济医院在小刀会期间那样成为兵燹受灾民众的避难所。

施医院的传教功能很值得关注，因为雒颉是伦敦会在北京唯一的传教士，他又坚持传教医生和神学传教士各有所司，两者角色不可混淆，那么他是如何实践施医院的传教功能呢？雒颉是以非常保守而小心的态度进行传教活动的，而且是从发送传教书册开始，在施医院开张一个多月后的 1861 年 12 月初，雒颉第一次报道相关的活动：

> 我找到机会就送传教书，但我觉得目前这种事还不宜做得太多。我并没有隐瞒我的目的，人们也知道我是干什么的，但是我希望我在人们心中的印象稳固了以后再大量分书。我常在机会出现时才送书，但绝不在街上，只在医院里送，诊间摆有圣经等书，有人开口要就送。①

1862 年 1 月 1 日，雒颉又谈论传教的事，他表示还没向病人举行礼拜仪式，但已在候诊大厅各面墙上张贴伦敦会上海墨海书馆印刷的传教海报，也重述有机会就送书的话，接着又说："我相信目前还不是进行直接传教工作的时候，但要展现施医院工作的基督教特质。②"施医院开张的第一年内，雒颉就这样以张贴海报和被动送书呈现施医院的基督教特质，进行无声的传教活动，他为此以木刻印刷了两种小册

---

① LMS/CH/NC, 1.1.B., W. Lockhart to A. Tidman, Peking, 6 December 1861.
② LMS/CH/NC, 1.2.A., W. Lockhart to A. Tidman, Peking, 1 January 1862.

子分送给病人：艾约瑟的《圣教问答》与麦都思的《耶稣教略》，雒颉还特地告诉伦敦会秘书，这两种小册子可是基督教在北京最早的出版物，封面上也都有施医院的字样。①

直到第一年将尽的 1862 年 9 月间，默默进行的传教活动终于有起色了，原来是天津的艾约瑟送来一名中国神学生，每天就在候诊大厅和病人谈话和读圣经，雒颉说这就是施医院礼拜活动的开端了，但仍只是萌芽阶段，将视情况而决定如何能公开些，"我们开头必须匍匐前进(creep)，希望能逐渐变成步行。"②

(三) 经费

施医院既然是伦敦会的医院，理应由该会负担经费，只是雒颉一向不愿动用伦敦会的经费，而北京也确实没有多少可以募款的人，如此施医院的经费将从何而来？

雒颉对此却显得胸有成竹，原来是过去他经营仁济医院的精神和成效有目共睹，因此获得一些上海时期的老朋友对施医院的新捐助，甚至早在他决定再度来华后，伦敦已经有人感佩他的牺牲奉献而赶在他出发前就捐款了，而当时雒颉根本预料不到自己会在北京开办起施医院。例如曾任上海工部局董事的祥泰洋行(Birley, Worthington & Co.)行长布朗(W. S. Brown)率先在伦敦认捐，第一年 100 英镑(600两银)，供他购买药品与设备器具，第二年 50 英镑作为未来医院的开办费，第三年 100 英镑则是开办后的维持费。③ 又如雒颉早年在舟山相识，后来从英国连年捐助仁济的英军军官薛德威也捐款 20 两银。等到雒颉抵达北京后，又收到一笔来自上海的善款，即宝顺洋行的合

---

① Ibid., W. Lockhart to A. Tidman, Peking, 12 April 1862.

② Ibid., 1.2.B., W. Lockhart to A. Tidman, Peking, 24 September 1862.

③ LMS/CH/NC, 1.2.A., W. Lockhart to the Directors of the LMS, Peking, 1 January 1862. 在施医院第一次年报中，布朗的捐款第一年和第三年确实各为 100 英镑，但第二年则为 50 英镑，何以如此的原因不详。

伙人及担任仁济保产委员和董事多年的韦伯所捐的 500 两银，此后韦伯又一次乐捐同样的 500 两银。^① 就是以上这些上海仁济医院之友的捐款支持，北京施医院才得以顺利开办并维持下来。

此外，北京虽然没有商人，还是有人乐于共襄盛举赞助雒颉，其中一位是施医院开办时正在北京的英国海军提督何伯爵士（Sir James Hope），捐款 175 两银供雒颉整修向使馆租来的院舍、购买器具及雇请人员之用。^② 还有就是一直有助于施医院的公使卜鲁斯，在 1862 年 10 月时捐给雒颉 200 两银。^③

以上只是捐款数目较多的一些捐助人，有了仁济医院的老朋友和施医院的新朋友共同解囊相助，雒颉在 1862 年 10 月很有把握地告诉伦敦会秘书说："伦敦会根本不必为施医院支付任何费用，目前每项费用都付清了，而我还有足够的钱能维持未来一段日子。"^④

（四）医疗活动

在施医院开张前，雒颉还借住在使馆期间，就已经有知道他身份和来意的中国病人前来看病，等到施医院开张后，病人数从一天只有两三人迅速增加，整整一个月后他说病人太多，每天平均有 200 名，他不得不在下午四点就关门，自己外出骑马散心。^⑤ 又过了两周，病人的数量更是直线上升：

> 我完全被病人给淹没了，他们每天拥挤着到我这儿来，他们把我、我的助手和我的药品都消耗光了，我不得不在礼拜天以外

---

① Ibid., 1.1.B., W. Lockhart to A. Tidman, Peking, 2 October 1861. *The First Report of the London Missionary Society's Hospital at Peking, from October 1ˢᵗ 1861, to December 31ˢᵗ 1862*, Appendix.

② LMS/CH/NC, 1.2.A., W. Lockhart to the Directors of the LMS, Peking, 1 January 1862.

③ Ibid., 1.2.B., W. Lockhart to A. Tidman, Peking, 23 October 1862. *The First Report of the London Missionary Society's Hospital at Peking, from October 1ˢᵗ 1861, to December 31ˢᵗ 1862*, Appendix.

④ LMS/CH/NC, 1.2.B., W. Lockhart to A. Tidman, Peking, 23 October 1862.

⑤ LMS/CH/NC, 1.1.B., W. Lockhart to A. Tidman, Peking, 23 November 1861.

每周再关门一天，以远离工作，并给助手一些时间休息。今天上午我的院子里全是车辆和驴子，屋外街道上车辆也大排长龙，同时河上也挤满了人，我看了300名女性和500名男性，他们都经过我的诊治，我给所有人都开了药或动了小手术。①

类似的"盛况"持续下去，每天的病人都在500～700人之间，到这年(1861年)底为止共有6 815名病人，雒颉说若复诊的病人也算的话，更多于此数。② 结果施医院的第一期年报(从1861年10月到1862年底止)记载，十四又半个月中共有病人22 144人③，等于一年有18 300多人，超过上海仁济医院在1846年房舍落成后第一年的病人人数，难怪雒颉会说自己和助手都为之疲惫不堪。④ 不过，第二年的病人数量大幅度减少到10 251人(不含复诊)，原因正如雒颉自己再三表示的，第一年刚开幕不久，他成功地实施中医无能为力的一些手术，有的还是长期困扰病人的陈年痼疾，经过受惠病人和亲友的口碑载道，雒颉和施医院的声名很快传遍北京内外，于是病人闻风而至，包含许多根本无法治愈或改善的人也来姑且一试，造成第一年病人的惊人数量，到第二年时这种病人便大量减少了。⑤

施医院的病人来自社会各阶层，有各级各类的官员，还送来他们的妻子、母亲、孩子和亲戚，商人和店主、工人、农人和大量的乞丐，都到施医院来求诊，汉、满、蒙、回、藏族全有，加上朝鲜人，有北京本

① Ibid., W. Lockhart to A. Tidman, Peking, 6 December 1861.
② Ibid., 1.2.A., W. Lockhart to the Directors of the LMS, Peking, 1 January 1862, enclosure, 'Short Account of the LMS's Chinese Hospital Peking—From October 23rd to December 31,1861.'
③ *The First Report of the London Missionary Society's Hospital at Peking, from October 1st 1861, to December 31st 1862*, p. 3.
④ LMS/CH/NC, 1.2.A., W. Lockhart to the Directors of the LMS, Peking, 1 January 1862.
⑤ LMS/CH/NC, 1.2.A., W. Lockhart to the Directors of the LMS, Peking, 1 January 1862. *The First Report of the London Missionary Society's Hospital at Peking, from October 1st 1861, to December 31st 1862, p. 2*; ibid., 1863, p. 1.

地人，也有远自西部喀什噶尔来京的病人。在形形色色的病人中，雒颉特别提到的是官员，到施医院求诊的各级官员很多，1861 年 12 月 5 日一天之内就有一名红顶黄马褂的宗室武将、一名带着母亲和一批男女友人来的蓝顶文官、一名白顶的刑部官员，以及许多金顶官员。雒颉在上海时从没有如此成群而来并且品级很高的官员，他觉得这是个好现象，有这么多穿着官服来的官员，增加了百姓对施医院和他的信任感。[1] 他诊治过中风的户部尚书及其家人，刑部尚书也送儿子来治疗慢性头疼，还有宗室、各部官员、监察御史、翰林、宦官，等等。[2]

在施医院的病人中，眼科和胸腔科疾病者各占三分之一左右，另外的三分之一是其他各种内外科疾病。雒颉一直认为北京在内的中国各地的眼科病患为数众多，而中医对眼疾很难使得上力，其治疗方法还常常加重了病情，所以这是传教医生大可发挥才能的领域，尤其经过手术后病人重见光明，其本人及亲友无不大为欣喜与感激，由此产生的口碑相传，非常利于建立传教医生和西方医学在中国民众心目中的声望，同样也有助于基督教的传播。[3]

1862 年夏天，北京霍乱流行，导致相当多的患者死亡，雒颉在书信和施医院年报中对此有相当篇幅的记载。这次霍乱最初起于大沽，向天津与通州蔓延，接着传到北京肆虐，从人口稠密的南城向施医院所在的北城传染，结果雒颉的厨夫及其子、门房、马夫、手术的助手及其子，还有住院的病人等都相继得病，经雒颉医治后幸而都康复无恙。这次霍乱在七、八两个月中造成北京多达 15 000 人死亡，雒颉说几乎每天早上都见到有人倒在医院外的街道上，也经常接连看到有 8 或 10 具棺木运

---

[1] LMS/CH/NC, 1.1.B., W. Lockhart to A. Tidman, Peking, 6 December 1861.

[2] *The First Report of the London Missionary Society's Hospital at Peking*, *from October 1ˢᵗ 1861*, *to December 31ˢᵗ 1862*, pp. 2 - 3.

[3] Ibid., pp. 14 - 16.

出城门,最多的一次甚至看到 20 具,直到 9 月初霍乱才停止猖獗。① 这次霍乱让雒颉回忆起 25 年前尚未来华时在英国经历过同是霍乱的景象,他不禁感叹:这疾病真是一种神秘的苦难,它从何处来,如何而来,又将往何处去,没有人知道究竟是怎么回事。②

走在北京街头,雒颉意外发觉随处可见天花在人们脸上留下的瘢痕,他判断这是北京相当流行的传染病,立即请广州博济医院的嘉约翰(John G. Kerr)医生寄来牛痘疫苗,在施医院随时为人接种,雒颉说很多北京居民愿意接受种痘,而且还穿着盛装来接种,让医院的接种室就像花园一般缤纷热闹;雒颉还教导本地人种痘技术和供应痘苗,一名为人接种人痘 20 年的户部官员向他请教牛痘之法,他也乐于倾囊相授,另有许多本地医生送孩童到施医院接种后,不回来复诊而自行取痘苗再为人接种牟利,还到处张贴广告招来生意。③

北京的病人和上海的一样,也以致赠匾额表达对雒颉的感谢,施医院开张一年内他已经收到六方谢匾,都是动过手术后痊愈的病人送的:一位半失明的高级官员经雒颉医治恢复视力后,送来非常考究的一方,挂在施医院入口处的门楣上方,到医院来的每个人都看得到;一名上层社会的女性病人接受手术移除胸部肿瘤并康复后,和她的丈夫一起送来匾额感谢;还有两方匾额是由一些在施医院戒除吸食鸦片恶习的人共同赠送的;最热闹的一次送匾活动发生在 1862 年 10 月 21 日,多达 50 名康复的病人联名赠匾,一大群人带着匾额先在北京城里游行一圈,还雇

---

① LMS/CH/NC, 1. 2. A., W. Lockhart to A. Tidman, Peking, 24 September 1862. *The First Report of the London Missionary Society's Hospital at Peking, from October 1ˢᵗ 1861, to December 31ˢᵗ 1862*, pp. 6 - 8.

② LMS/CH/CN, 1. 2. A., W. Lockhart to A. Tidman, Peking, 18 July 1862; ibid., 8 August 1862.

③ Ibid., 1. 2. A., W. Lockhart to A. Tidman, Peking, 14 May 1862; ibid., 28 May 1862. *The First Report of the London Missionary Society's Hospital at Peking, from October 1ˢᵗ 1861, to December 31ˢᵗ 1862*, p. 4.

了乐队沿途吹吹打打，又请人拿着旗帜随队助阵，最后将匾送到施医院张挂，雒颉也乐于接受这种能引起更多人瞩目的公开致谢方式。①

雒颉和中国病人间良好互动的现象，引起英国公使卜鲁斯的注意，他也不止一次过来参访，第一次见到施医院满是求诊的病人时，卜鲁斯非常高兴地表示："施医院所做的种种，效果远大于其他试图开放北京的工作。②"在另一个场合卜鲁斯又对雒颉说："你正在做的事比使馆所做的更能让北京变得开放。③"

尽管受到中国人的欢迎与英国公使的赞赏，雒颉却准备要回英国了，一是他再度来华前和伦敦会约定的就是以三年为期，再者他妻子的身体健康不好，他必须回国照顾。1862 年 9 月，雒颉写信要求伦敦会派来后继传教医生，他表示妻子的情况令他十分焦急，而且施医院已经稳定发展，因此自己希望回国。④ 当时正有才获得医生资格的德贞（John Dudgeon）报名担任伦敦会传教医生，便由他前来北京接替雒颉的工作，1864 年 3 月 29 日德贞抵达北京，雒颉引导他熟悉施医院和北京环境后，于 4 月 5 日离开住了两年半的北京⑤，南下上海后先往西到汉口参访当地的伦敦会布道站，再于 5 月中旬东渡日本，回到上海后于 1864 年 6 月初乘船离开了中国，当时他还不满 53 岁。⑥

六、 返英后的生活

雒颉一回到英国，伦敦会在 1864 年 8 月 29 日特地召开理事会议

① LMS/CH/NC, 1.2.A., W. Lockhart to A. Tidman, Peking, 28 May 1862; ibid., 1.2.B., W. Lockhart to A. Tidman, Peking, 23 October 1862. *The First Report of the London Missionary Society's Hospital at Peking*, *from October 1ˢᵗ 1861*, *to December 31ˢᵗ 1862*, p. 11.

② LMS/CH/NC, 1.2.A., W. Lockhart to A. Tidman, Peking, 26 March 1862.

③ Ibid., W. Lockhart to A. Tidman, Peking, 28 May 1862.

④ LMS/CH/NC., 1.2.B., W. Lockhart to A. Tidman, Peking, 5 September 1862.

⑤ LMS/CH/NC, 1.3.C., John Dudgeon to A. Tidman, Peking, 15 April 1864; ibid., 1.3.D., W. Lockhart to A. Tidman, Shanghai, 23 April 1864.

⑥ Ibid., 1.3.D., W. Lockhaert to A. Tidman, Shanghai, 4 June 1864.

欢迎他归国①,此后伦敦会有关中国事务的问题也持续咨询他的意见,并推选他为理事之一,他还于 1869 年当选为理事会主席,任期一年②,届满后仍长期担任理事直到 1892 年。雒颉还有另一项荣誉职务,即各界组成的"传教医生协会"(Medical Missionary Association)于 1878 年在伦敦成立,因为他在中国的杰出成就而被推选为会长。③

除了以上两项职务,雒颉在家里开业行医,并活跃于英国的社会中,积极参与有关中国事务的讨论,包含进行演讲与撰述,或加入禁止鸦片贸易协会(Anglo-Oriental Society for the Suppression of the Opium Trade),担任执行委员之一,以及参与推动牛津大学设立汉学讲座的活动等。在演讲方面,他曾向医学界谈论过自己在华医学传教的经验与心得④,也在皇家地理学会演讲北京的历史地理与文化,并将演讲的内容撰写成长篇文章出版。⑤ 不过,雒颉最著名的一篇撰述是反驳曾纪泽过于乐观看待中国局势的文章,曾纪泽于 1886 年卸任中国驻英公使后,在 1887 年初的伦敦《亚洲评论季刊》(Asiatic Quarterly Review)以英文发表《中国先睡后醒论》(China: The Sleep and the Awakening)一文,认为中国过去只是酣睡,如今已经醒来,有各项洋务的成就可以为证,并说未来中国将致力于消除不平等条约的桎梏。⑥ 曾纪泽此文受到欧美各界颇多注意和讨论,而雒颉正是率先

---

① LMS/BM, 29 August 1864.

② Ibid., 24 May 1869.

③ *Medical Missions at Home and Abroad*, no. 1 (July 1878), inside front cover.

④ *British Medical Journal*, 2 December 1865, pp. 593 - 594, 'Medical Missions, by William Lockhart.'

⑤ *Proceedings of the Royal Geographical Society*, vol. 10, no. 4, (1865 - 1866), pp. 154 - 158, 'Notes on Peking and Its Neighbourhood.' *Journal of the Royal Geographical Society*, no. 36 (1866), pp. 128 - 156, W. Lockhart, 'Notes on Peking and Its Neighbourhood.'

⑥ *Asiatic Quarterly Review*, vol. 3 (January-April 1887), pp. 1 - 10, Marquis Tseng, 'China: The Sleep and the Awakening.'

批评曾纪泽观点的两人之一，因为《亚洲评论季刊》刊登曾纪泽文章时，邀请两名中国专家发表意见：雒颉和英国前驻华公使阿礼国，并将两人的文章和曾文都刊登在同一期，不脱外交官作风的阿礼国还有些含蓄地表示怀疑曾纪泽的观点，而雒颉则以他一贯简单直率的文句，列举事证逐一反驳曾纪泽的说法，直指清政府上下所为只是表象或甚至是假象而不切实际，中国很难冀望能在可预见的将来免于外国的干涉，等等①；结果后续评论曾纪泽的众多英文文章也往往一并论及阿礼国、雒颉两文的观点。

　　1892年，雒颉将自己的藏书全部赠予伦敦会，多达3 800册（外文书2 800多册、中文900书多册）。他从来华以后开始收藏中文及关于中国的书册，很特别的是他很注重一些小册，例如各地传教医生所办医院的年报，都只有数页至二三十页的篇幅，一般人看后往往随手抛弃，雒颉却尽量保留下来，而且他回英以后仍继续搜罗，日积月累便成为独特的19世纪西医在华史料的宝库；又如传教士所印的各种中文传教或西学图书，也大都是篇幅短小，不论中国人或传教士同样少有人保存，雒颉都刻意留下，日久形成罕见的中国基督教初期的中文史料。伦敦会将雒颉的赠书和该会原有的藏书编印成目录于1899年出版，后来又于1973年将雒颉赠书转存于伦敦大学亚非学院（School of Oriental and African Studies）的图书馆，让世人得以利用这些珍贵的史料，遗憾的是伦敦会先于1961年出售一批约700种中文书给澳洲国家图书馆，不知何故其中竟有许多是出自雒颉的旧藏，单是有他亲笔题记与签名的书就在100种左右。②

　　雒颉年轻时身体就一向健壮而活力充沛，到1896年4月底觉得

---

① Ibid., pp. 443－467，'China and Its Foreign Relations.' 其中阿礼国文章在443－460页，雒颉在460－467页，两文没有各自的篇名。

② Goodeve Mabbs, *Catalogue of Books Contained in the Lockhart Library and in the General Library of the LMS*. London：London Missionary Society，1899.

不适,两天后于 29 日在伦敦家中过世,享年 85 岁。伦敦会的理事会随即决议表示哀悼并称雒颉:"作为中国传教医生的先锋,他卓越的服务足以和在中国开创基督教传教事业的先贤相提并论。①"许多中外的西文报纸杂志都报道了雒颉过世的消息,而著名的医学杂志《柳叶刀》(*The Lancet*)、伦敦会的《每月记事》(*The Chronicle of the London Missionary Society*)、法国的《通报》(*T'oung Pao*)、中国的《字林西报》《北华捷报》以及《教务杂志》(*Chinese Recorder and Missionary Journal*)等,还进一步刊登了一些纪念他的文章。②

　　雒颉是传教医生,其根本目的在于传教,他在中国生活 22 年,合计医治约 20 万名病人,其中在北京的 3 万多名病人中有 6 名成为基督徒,但上海等地的病人远远多于北京,成为基督徒的人数在雒颉和其他传教士的书信中却无从考证,在 19 世纪中期基督教在华各教派所有的中国教徒人数实在不多,1853 年时才 350 人而已③,因此只要有人愿意受洗教,传教士都很重视,也几乎都会在书信中报道其事,所以这种病人成为教徒的人数无可考证的现象,至少可以解释为雒颉当时借医传教的效果并不大,只是他仍然充满信心地认为已将基督教福音的种子撒播在中国,直到第二度回英二十多年后的 1890 年,他依旧说从来没有后悔到中国,初来时的热忱也持续到最后离开的那一刻,

---

① LMS/BM,5 May 1896,'Death of Dr. Lockhart.' *North China Herald*,5 June 1896,p. 893,'Dr. Lockhart;'

② *The Lancet*,vol. 147,no. 3793(9 May 1896),pp. 1321 - 1322,'Obituary—William Lockhart.' *The Chronicle of the LMS*,June 1896,pp. 139 - 140,James Legge,'Obituary—Dr. William Lockhart.' *T'oung Pao*,no. 7(1896),pp. 275 - 276,Henri Cordier,'William Lockhart.' *North China Daily News*,4 June 1866,'Dr. Lockhart.' *North China Herald*,5 June 1866,p. 893,'Dr. Lockhart.' *Chinese Recorder and Missionary Journal*,vol. 27,no. 12(December 1896),pp. 592 - 594,'In Memoriam—William Lockhart.'最后的《教务杂志》一篇为转载自《柳叶刀》的内容。

③ *Chinese Recorder and Missionary Journal*,vol. 23,no. 11,(November 1892),pp. 506 - 512,J. W. Davis,'Protestant Missionary Work in China.'

他觉得自己走过的最好的一条路，就是为了基督而到中国。①

　　在 19 世纪至 20 世纪初近代西方医学来华的过程中，传教医生相对于海关医生、军队医生和个别开业的西医等，是人数最多而影响最显著的群体，雒颉则是这个群体中的重要人物，他是英国第一位、也是所有各国第二位来华的传教医生，率先在商业中心的上海与政治中心的北京分别建立仁济医院与施医院，让两地众多的中国人民得以接触与认识近代西方医学，并因而扩大影响到其他地方的民众，他开创的这两家医院也都发展成当地乃至中国重要的医院，伦敦会随后在中国各地建立的多家医院也都称为仁济医院，仅此一端已可略见上海仁济医院的成功与重要性，而北京在 20 世纪初由伦敦会联合各教派开办的协和医学堂，校内的主建筑物即名为"雒公楼"以纪念雒颉这位先驱，雒颉毫无疑问是西医来华的健将，他没能达到预期的传教目的，但作为传教工具或方法的医学却大受欢迎直到今天。

---

① *Chinese Medical Missionary Journal*, vol. 4, no. 4（1890），frontispiece，Photograph of Dr. Lockhart and his letter of greeting to Conference，May 1890.

合信《全体新论》的生产与初期传播

在 19～20 世纪来华的基督教传教医生中,合信是非常注重传播医学知识的一位。他于 1851 年在广州出版的《全体新论》一书,在启迪近代中国人的医学知识上有重大的作用和意义。本文以合信自己当年留下的文献作为主要的史料来源,包含伦敦传教会档案中他在华期间亲笔撰写的一些书信报告,与目前在伦敦的卫尔康图书馆(Wellcome Library)所藏合信的相关文献,讨论他借着印刷出版传播基督教义与医学知识的理念,《全体新论》成书过程中的内容编辑、印刷技术与费用成本等问题,以及本书出版后到 1858 年他离华为止七年间的流通传播。

一、 合信的生平

1816 年 1 月 2 日,合信出生于英格兰中部北安普敦郡(North-amptonshire)的韦尔福德(Welford)乡区。他的父亲是不属于英国国教会的独立教派(Independents)牧师,因此合信从小就有虔诚的基督教信仰。1829 年合信自文法学校毕业,翌年(1830 年)进入伯明翰总医院(Birmingham General Hospital)担任实习生。5 年后,合信于1835 年就读伦敦大学学院(University College London)医科,他在学

期间的成绩优秀，先后有 10 门学科获得荣誉奖，得到医学士
(Bachelor of Medicine)学位。1838 年 4 月，合信取得伦敦皇家外科
医生协会(Royal College of Surgeons)的会员证书，成为可以开业行
医的合格医生。

1830 年代的英国社会弥漫着向海外异教徒传教的气氛，伦敦会来
华传教士麦都思于 1836 年回英国休假两年期间，极力主张伦敦会应
派遣传教医生到中国，又在巡回各地演讲时不断宣扬医药传教的理
念，伦敦会接受了麦都思的建议，并在医学刊物上持续刊登招募医生
的广告。合信受到这些影响而萌生往海外传教的念头，也写信向麦都
思等人请教，并且在取得医生资格的两个多月后，于 1838 年 7 月初向
伦敦会申请到中国担任传教医生，合信认为这是自己"身为基督徒的
责任"。[1]

伦敦会于 1838 年 8 月 13 日的理事会中决议接受合信的申请，任
命他为中国传教医生，驻地为广州。[2] 1839 年 7 月 28 日，他偕同新婚
妻子搭船启程，同年 12 月 18 日抵达澳门上岸，展开他在中国的医药
传教工作。

合信在中国的 19 年间，以工作与居住的地点可分为四个时期：

(1) 澳门时期(1839－1843)：合信初抵澳门时，中英两国关系正
值因鸦片问题而剑拔弩张的战争前夕，而外国人也早已自广州撤往澳
门，合信事实上不可能前往广州。在合信之前，伦敦会已派有一位来
华的传教医生雒颉，先在 1839 年 1 月抵达澳门，并接受在华医药传教
会委任，主持该会在澳门的医院，至同年 8 月间局势紧张，雒颉关闭医
院撤离澳门。同年底合信到达澳门，在 1840 年 8 月重新开办了雒颉

---

[1] LMS/CP, Benjamin Hobson, B. Hobson to Foreign Secretary of London Missionary
Society, Welford, 2 July 1838.

[2] LMS/BM, 13 August 1838.

留下的医院，并一直主持到战争结束后的 1843 年 3～4 月间才迁移到香港。

（2）香港时期（1843 - 1848）：鸦片战争后，伦敦会在成为英国殖民地的香港建立布道站，在华医药传教会也在当地新建一所医院，由于外国人一时无法进入反对外国人情绪高涨的广州，合信便留在香港负责在华医药传教会的医院。不料他的妻子于 1845 年间患病，他只好携家带眷回英，妻子却在即将抵英前病故。合信在英期间续娶，并为了在中国建立一所医学院而进行募款。1847 年合信再度举家来华，于同年 7 月抵达，仍在香港工作。

（3）广州时期（1848 - 1856）：1848 年 2 月间，合信终于进入了自己最初的预定驻地广州，于同年 6 月间在广州西关的金利埠租屋建立"惠爱医馆"。① 在以梁发为首的一些中国助手协助下，进行讲道与医药并行的传教工作。合信在广州工作了将近九年，直到第二次鸦片战争爆发，外国人撤离广州，他也不得不于 1856 年底放弃惠爱医馆，前往香港短期暂住后转往上海。

（4）上海时期（1857 - 1858）：1857 年 2 月 11 日合信抵达上海，直到同年底主持当地仁济医院的雒颉离华后，由合信接掌仁济。但是他的身体不能适应上海的气候环境，其他医生出具诊断书要他回英休养②，合信几经考虑终于决定回英，在 1858 年 12 月 18 日离开了生活和工作只有一年十个月的上海，也结束了在中国 19 年的医学传教活动。③

回到英国后，合信的生活并不顺遂，他本可领取伦敦会规定的半薪退休金，但他觉得公款应该用于直接传教比较有效，自己可以凭着

① LMS/CH/SC，5.1.A.，B. Hobson to J. J. Freeman, Canton, 22 June 22,1848.

② LMS/CH/CC，2.2.A.，B. Hobson to A. Tidman, 6 February 1858.

③ Ibid.，2.2.B.，B. Hobson to A. Tidman, Shanghai, 20 September 1858；ibid.，B. Hobson to A. Tidman, Hong Kong, 28 December 1858.

开业门诊自食其力，因而放弃退休金①；不料悬壶后却发现同业竞争激烈，即使他两次迁移诊所地点，并从外科改行内科，收入仍不如预期，以致经济拮据，又因中风而难以行医，其间伦敦会几次给予金钱补助②，合信还是于 1873 年 2 月 16 日病故，终年 57 岁。

二、 编印《全体新论》的背景与构想

合信来华后的医学活动，包含直接从事医疗治病、培养中国医学人才，以及编印医学图书等三项。其中又以编印图书传播医学知识的成就和影响最受后人关注，而《全体新论》是他的第一本医学著作，因此其背景动机与构想值得探究。

印刷出版一向是基督教用以辅助传教的重要工具，19 世纪初来华的传教士也非常重视印刷出版工作，最初主要进行圣经等传教书刊的传播，随后扩大到兼顾引介科学知识给中国人。不仅一般传教士重视印刷出版，传教医生也不例外，初期的传教医生如宁波的玛高温（Daniel J. MacGowan）与麦嘉缔（Divie B. McCartee）、广州的波乃耶（Dyer Ball）等人，都在合信之前已有相当活跃的印刷出版活动，他们也都编印出版过传教性与非传教性两类书刊，不过这几位没有出版过中文医学图书。

合信在澳门和香港时期并没有编印过中文出版物，而是分发别人编印出版的现成书刊。进入广州以后，他开始了印刷出版的活动，并于 1848 年 12 月报道自己第一次印刷的成果，那是由梁发撰写的祈祷文，以木刻印刷 1 000 份，费用才 75 分钱。③ 此后他的印刷出版活动越来越频繁，甚至还从 1850 年起雇用了一名专业的陈姓印工，每月的工

---

① LMS/HO/IL, B. Hobson to A. Tidman, Clifton, 28 June 1860.

② LMS/BM, 13 February 1865；30 July 1866；11 November 1867；24 February 1873.

③ LMS/CH/SC, 5.1.A., B. Hobson to A. Tidman, Canton, 24 December 1848.

资5元。①

印刷生产完成后接着是分发传播的工作,如何让中国人愿意接受并阅读免费的基督教书刊,却是19世纪中叶在华传教士共同面临的一个难题。合信自己和其他传教士在这方面累积了不少的经验与感受,例如他在1851年1月向伦敦会秘书梯德曼报道华人的态度时说:

> 我对昨天宾惠廉(William C. Burns)的一番话大有感触。他说他站在布道站门口送书给过路的人,并邀请他们入内。贫苦穷人会欣然接受,但衣着像样的中国士绅和商人,会先向内望一眼,知道是外国人在传教后,就拒绝入内,许多人还摇着头拒绝接下书册。②

合信认为,基督教成了一种标签,凡是与此相关的事,包括传教士编印的书在内,中国人都拒绝接受。

半年多以后的1851年8月,合信又写信给梯德曼。当时合信到广州即将三年半,估计至少已有7万人去过惠爱医馆,也分发了6万份传教书册,却没有什么效果,他说:

> 在医院中,病人当然会礼貌地接受这些书,有时候或许也仔细地阅读了;但是,我们有证据显示,在街道上和店铺中,这些书经常被人撕碎,或当作废纸,更经常遭人拒绝。③

在1851年的惠爱医馆年报中,合信又表达了同样的感受:

> 再三的证据告诉我们,在本地街道和店铺中发送的传教小册和书,受到人们的无礼对待,因为是讲外教的东西,它们通常受到轻视和责骂,或者人们只看了一眼封面后就置于一旁,如果分书

---

① LMS/CH/SC,5.1.C.,B. Hobson to A. Tidman, Canton, 18 July 1850.

② Ibid.,5.2.A.,B. Hobson to A. Tidman, Canton, 28 January 1851.

③ Ibid.,B. Hobson to A. Tidman, Canton, 20 August 1851.

的人是华人，还经常会受到辱骂。①

这些不堪的挫折并非只是合信一人在广州一地面临的窘境，各地传教士都有同样的遭遇，已经是英国殖民地的香港也有类似的现象，1852 年时香港的传教士理雅各（James Legge）写信给梯德曼说：

> 我可以保险地说，从来就没有中国人为了圣经付过一块钱。他们会花一点钱购买其中夹杂着基督教文献的书，以及像合信医生《全体新论》和《天文略论》之类的通俗与科学性的书，但是他们从来不想要也不会买圣经和纯粹基督教的书。我这么直白地说出这些真相（<u>the truth</u>），可能会让您及关切圣经在华流通情况的朋友们感到失望。②

这种现象能否改变呢？合信和有些传教士一样，认为应该讲究编印的策略，在宣传中国人陌生的基督教义时，也传播他们可能会感兴趣的基督教文明的产物，如文学、艺术、社会制度、科学、技术等，并以此连带引起他们对于基督教义的注意。

合信认为科学知识就是中国人可能会感兴趣的内容，他在 1849年编印《天文略论》一书时获得了实际的经验。《天文略论》编译自苏格兰牧师兼科学家狄克（Thomas Dick）的《太阳系》（*The Solar Sytem*）一书③，狄克原书由英国宗教小册会（Religious Tract Society）出版，内容结合神学与科学，将上帝创造天地的恩典寓于天文知识之中，而合信也在《天文略论》的序文中说："此书所讲虽略，而所据极真。乃经各国之天文士，用大千里镜窥测多年善观精算，分较合符，非由臆说。"再进一步告诉读者："诸天惟上帝主宰，于此试思上帝如何力量，

---

① WL/5852, no. 43, B. Hobson, *Brief Notice of the Hospital at Kum-le-fau in Canton, during the Year 1851.*

② LMS/CH/SC, 5.3.B., J. Legge to A. Tidman, Hong Kong, 28 October 1852. 理雅各特地在 the truth 底下划一道黑线以强调自己说的话。

③ Ibid., 5.1.C., B. Hobson to A. Tidman, Canton, 18 July 1850.

如何神通。"提醒读者必要敬奉上帝,倚赖耶稣等等。合信的《天文略论》出版后,在两年内共印刷 4 000 册,其中 1851 年印的 1 000 册还附有石印的 4 幅天文图。合信自己认为本书"还算畅销"(somewhat popular),有 7 所布道站设立的学校采用为教科书,还有华人来要书,说是要转送给政府官员。①

编印出版《天文略论》的经验,让合信对用科学内容的书改变中国人的印象有了信心,也准备再接再厉,编印更多这方面的书,他选择的第二种科学书是自己专长的医学。在 1848 至 1849 年的惠爱医馆年报中,合信提及:

> 在我们尝试引介更好的医学知识与实践系统时,除了让医学生在医院中目睹与治理疾病以外,最好是提供一些优良的基础读本,如解剖学、生理学、化学、药物学以及外科手术学,书中附有引人入胜的插图。②

其实,合信不但有编印医书以传播医学知识的念头,他也初步动手实践了。他在 1849 年 1 月底写给梯德曼的信中,提及自己和过去的学徒阿本(Apoon)的互动:"他每周三个晚上来找我,我继续教导他,他也协助我准备一种能够解说自然神学的生理学基础读本。③"但是,阿本协助准备的应该只是零星片段的材料,并没有具体的成果,所以一年两个月后,合信在 1850 年 3 月报道自己每天(礼拜日除外)上午教学生医学时,仍然表达了有意准备一些手册(manuals),以便向学生传达医学知识的愿望④;又经过了四个月,合信在 1850 年 7 月给梯德曼的信中再度写道:

---

① WL/5852, no. 43, B. Hobson, *Brief Notice of the Hospital at Kum-le-fau in Canton, during the Year 1851*.
② *Report of the Hospital at Kum-le-fow, at Canton*, for the Year *1848 and 1849*, p. 24.
③ LMS/CH/SC, 5.1.B., B. Hobson to A. Tidman, Canton, 27 January 1849. 关于阿本, 详见本书"学习西医的中国学徒"一文。
④ Ibid., 5.1.C., B. Hobson to A. Tidman, Canton, 28 March 1850.

　　入冬以后若时间允许，我期望准备一种生理学的入门书，附有许多插图，以阐明上帝造物主的力量、智慧、恩典与合一性；我觉得这样的书可能有利于"接近"特定阶层的人，他们是无法以平常的方式接近的。书中的插图将在此地准备和印刷。①

　　这段话并不长，但构想中的《全体新论》已经相当成熟，内容、插图、写法和预定的读者都有了。本书的内容将是生理学的入门读本，附有许多在广州印制的插图，基于自然神学的观点进行编写，结合医学与神学的内容于一书，以期接触"特定阶层"的读者。合信所谓的"以阐明上帝的力量、智慧与恩典"，是典型的自然神学的说法②，至于想借着本书接触特定阶层的人，合信虽然没有说明何谓特定阶层，但应该就是前文所述的那些衣着像样的中国士绅和商人等读书识字之辈，合信认为《全体新论》这样的书应该可以吸引他们，改变他们对基督教书刊的印象。《全体新论》的构想已定，接下来就是具体操作了。

三、《全体新论》的生产

（一）内容与编辑

　　《全体新论》的编印和合信的医学教育工作密切相关，甚至可说是他医学教育的成果之一。由于自身工作需要人帮忙，也为了将西方医学传播给中国人，合信从 1840 年初到澳门不久，便招收中国青少年作为学徒③，不仅让他们从工作中接受医学训练，同时特意为他们上课讲

<hr>

① LMS/CH/SC，5.1.B.，B. Hobson to A. Tidman，Canton，18 July 1850.

② 1830 年代英国非常著名的一套自然神学丛书《布里奇沃特文集》(*Bridgewater Treatises*)，为布里奇沃特伯爵(Francis Henry Egerton，1756 - 1829)遗嘱以丰厚的酬金邀请各学科专家撰写论著，旨在"体现上帝造物的力量、智慧与天恩"(on the power，wisdom，and goodness of God，as manifested in the Creation)。此种说法随即在自然神学界大为流行，合信也效仿此说。

③ 关于合信招收与教导学生的事，参见 *Chinese Repository*，vol. 11，no. 12 (December 1842)，pp. 659 - 672，B. Hobson，'Annual Report for 1841 - 42，of the Hospital at Macao，under the Patronage of the Medical Missionary Society.'尤其是 p. 660。

授医学知识,因此他也经常称呼这些学徒为学生。此后合信在香港、广州都相继有中国学徒,最后在上海时期也继续雇用并教导前任雒颉的学徒黄錞(春甫)。①

《全体新论》正是从合信为学徒授课的教材内容中整理付印的。1850 至 1851 年时他有 3 名学徒,合信在 1851 年 1 月底提及上课的情形:

> 几个月来,我们每星期上三堂课,每堂两个小时,已经上完了生理学与一般解剖的课程,目前我们正接着上药物学,随后将是临床医学与外科。我的中文老师也是其中一名学生,他以草书记下我授课的内容,课后再写成优美的中文,并送来让我改正,这样一部生理学的书基本已达到可以付印的程度了。②

合信的中文老师应该就是《全体新论》序文中提到的陈修堂,也就是前文所提阿本的兄弟。③ 本书除了合信署名的序文外,并没有如一般中文书的做法在正文每卷的卷头刻印作者姓名,而是再版时才补上,先署为"西国医士合信氏着",接着是"南海陈修堂同撰"。合信给予笔记内容并整理誊正的陈修堂"同撰"的名义,以及几年后合信在上海雇用管茂材(嗣复,字子异)协助《内科新说》等书的编译,一样是给予"同撰"之名,这种做法比后来翻译外文书大都署为外国人"口译"、华人"笔受"等方式,显得较为平等相待。其实合信在《全体新论》中文序中已表示,自己是与陈修堂"商确定论、删烦撮要"才能成书,在英文序中也表示,如果不是这位聪明的中国人,本书不可能写成优美流畅的中文。

---

① W. Lockhart, *The Medical Missionary in China* (London: Hurst and Blackett, 1861), p. 142。合信对黄錞很满意,称赞他是"可信赖、勤奋而很有帮助的医学助手",也是"非常踏实而优秀的青年"(LMS/CH/CC, 2. 2. B., B. Hobson to A. Tidman, Shanghai, 14 April 1858)。

② LMS/CH/SC, 5. 2. A., B. Hobson to A. Tidman, Canton, 28 January 1851.

③ Ibid., B. Hobson to A. Tidman, Canton, 20 August 1851.

　　《全体新论》内容分 39 章，他归纳成三大部分：第一，各器官及其功能描述；第二，讨论消化、循环与呼吸系统；第三，讨论生殖器官。合信表示本书内容都取自生理学与解剖学的现成著作，所以他在英文序中称本书是"概要"（Compendium）的性质，也认为自己的身份是编者（editor）。合信又说书中共 18 页、约 270 幅大小不一的插图，是描绘自奎恩（Jones Quain，1796－1865）、威尔逊（Erasmus Wilson，1809－1884）等 7 位当代专家的著作原图。①

　　合信首先列举的专家奎恩，正是他就读伦敦大学学院时的生理学与解剖学教授。目前在伦敦卫尔康图书馆所藏合信大学时期的文献中，至少有两件和奎恩有关，第一件是他在 1838 年 7 月 24 日亲笔为合信所写的推荐函，表示自己和合信密切熟识，称赞合信有强烈的求知欲和充分的专业知识，足以完成任务②；第二件是合信于 1837 至 1838 年修读生理学课程获得荣誉奖的证书，在证书上亲笔署名的任课教授即奎恩。③ 奎恩的著作之一是解剖学的教科书《描述与实用解剖学原理教本》（*Elements of Descriptive and Practical Anatomy for the Use of Students*），1828 年初版，1832、1834、1837 逐年分别再版，其中 1837 年第四版应该是合信上课时使用的教科书，也很有可能就是他在广州授课的教材与《全体新论》内容的重要来源。

　　合信既然定下以自然神学观点传播医学知识的写法，在《全体新论》中便尽量具体呈现，而本书最末一章"造化论"讨论人类的起源、发展和人种等，更是明显结合科学与神学的观点，甚至连这些观点也大有来头，合信表示是取自著名的自然神学家佩利（William Paley，

---

① LMS/CH/SC, 5. 3. C.，B. Hobson, *Brief Report of the Hospital at Kum-le-fow, Canton, during the Year 1852*.

② WL/5840, Diplomas and Testimonials, 1838－1860. 此函已无信封，信中也未说明推荐合信担任什么工作，但从此函的日期可知是向伦敦会推荐合信担任传教士；卫尔康图书馆此卷还有其他医学教授同一日期前后的推荐信，明指是传教士一职。

③ WL/5840, Diplomas and Testimonials, 1838－1860.

1743 – 1805) 的《自然神学》(*Natural Theology*), 以及 1830 年代英国著名的自然神学系列论著《布里奇沃特文集》等书。①

合信还意犹未尽, 等到《全体新论》印成后, 他在"造化论"之后附带一纸传教单页, 装订在书末。到了《全体新论》再版时, 传教单页不见了, 不过, 显而易见的是合信在《全体新论》以后出版的其他医书中, 再也只字不提这些传教的内容, 应该是他自己发觉还是"就医论医"比较单纯妥当, 因而放弃了自然神学立场的结果。

(二) 技术与费用

内容新颖是《全体新论》使中国读者大开眼界的主要原因, 而书以中国木刻与西方石印两种印刷技术兼具并施也很独特。本书的文字部分为木刻, 而部分插图与说明文字以及书中的英文序则出自石印, 两者再以线装合订而成。

木刻为传统中文图书的主要生产方式, 中国读者也习以为常; 石印则不然, 自从 1826 年由马礼逊传入中国后, 到合信印刷《全体新论》时已有 25 年, 应用者主要是少数传教士和中国助手, 以及需要使用货品表单的外国商人②; 其中, 合信对石印可说是情有独钟, 以此种技术先后印刷出版至少 7 种书册③, 而最吸引中国读者的就是《全体新论》的插图。

合信接触石印是在印刷《天文略论》期间, 他觉得中国木刻工匠无法精确无误地绘刻他们不熟悉的天体星球图, 于是他在 1849 年 8 月

---

① LMS/CH/SC, 5. 2. A., B. Hobson to A. Tidman, Canton, 20 August 1851.
② 关于石印传入中国及初期的应用, 参见苏精,《马礼逊与中文印刷出版》(台北: 学生书局, 2000) 171 – 189 页, "中文石印, 1825 – 1873"。
③ 这 7 种是《天文略论》、《全体新论》、《广东方言会话》(*Dialogues in the Canton Dialect*), 以及四种传教单张:"圣地不收贪骨论"、"圣主耶稣启示圣差保罗复活之理"、"诗篇"、"论仁爱之要"(参见 Alexander Wylie, *Memorials of Protestant Missionaries to the Chinese* (Shanghai: American Presbyterian Mission Press, 1867), p. 127)。

以 110 银元从香港购得一部二手的铁制石印机①，先雇请印度工匠印出《天文略论》中的插图，稍后合信自己阅读有关石印的文献并屡次尝试，也摸索出掌握石印的技巧，再教给华人印工。

《全体新论》中 18 页、270 余幅的插图，并非全部石印，而是其中 7 张大折页的图才是，合信自己也说只约四分之一数目的插图为手绘后石印，其他都是木刻印工在他的监督下细心刻成的作品②，但这些木刻插图的线条比较生硬，不如手绘石印者流畅。《全体新论》的石印插图大部分出于合信在广州的一位朋友拉特（Henry Rutter）之手③，少部分是合信自己的作品，至于中文说明文字则由中国助手所写。不论是石印或木刻的插图，都是合信雇用的陈姓印工一手操作石印机或从木刻板刷印，这位印工是基督徒，原在香港以木刻为业，1849 年前往广州谋生，受雇于合信以后就住在医馆中，并向合信学会了石印的技术。④

从 1850 年 7 月合信立意编印《全体新论》开始，经过编写教材口授、学生记录整理、师生商榷定稿、交付刻版印刷，再配补插图绘刻，历经一年三个月，终于在 1851 年 10 月底，《全体新论》出版面世，印量 1 400 册。⑤ 不久他又在惠爱医馆的 1851 年的年报中比较完整地记录下生产费用：册数修正为 1 200 册（800 册白棉纸、400 册竹纸），印刷费用包含刻板 24 元、抄工 6 元、印刷 75.5 元、石印纸张与工钱 70.5 元，以上合计 176 元。⑥

伦敦会向来不承担传教士个人出版物的印刷费用，合信以过去自

---

① LMS/CH/SC, 5.1.C., B. Hobson to A. Tidman, Canton, 28 March 1850.

② Ibid., 5.3.D., B. Hobson to A. Tidman, Canton, 10 March 1854.

③ Henry Rutter 为 Hughesdon & Co. 洋行的职员，鸦片战争后于 1843 年到香港加入该洋行，1846 年调往广州常驻。

④ LMS/CH/SC, 5.2.A., B. Hobson to A. Tidman, Canton, 28 January 1851.

⑤ Ibid., 27 October 1851.

⑥ WL/5852, no.43, B. Hobson, *Brief Notice of the Hospital at Kum-le-fau in Canton, during the Year 1851*.

行募得的款项支应大部分费用①,也接受各地传教士付款购书,当然也有中国人向他买书,但他没有留下书价每册多少的记录,只说将以成本价供应传教士和中国人②;若以 1 200 册的费用 176 元计,每册成本价应是 0.15 元。

四、《全体新论》的出版传播

(一) 初步的反应

《全体新论》是合信为了改变中国人轻视基督教书刊的态度而编印的,本书既然出版了,他当然非常在意中国人的反应如何。1851 年10 月底他在报道本书出版的消息时表示:

> 这是个实验,且看一本这种主题的书会引起什么反应。圣经和所有宗教小册都遭人轻蔑与忽视,理由是它们谈的都是不适合中国人的道理和教义,因此毫无用处。现在有了一本主题不同并且世人认为是实用而有趣的书,这能否受到不同的对待,将是有意思的事。③

1851 年底,也就是《全体新论》出版两个月后,合信报道已有初步的反应,说是本书已开始在中国人当中流传了,他们读得津津有味,最近的销路很好;很有意思的是合信进一步说,他还随书附赠圣经与传教小册。④ 在惠爱医馆 1851 年的年报中,合信也表示本书已被中国人

---

① 1846 至 1847 年合信回英期间,曾为了在香港筹建一所中国人就读的医学院,向英国大众进行募捐,但所得只有 300 英镑(约 1 300 元),不足以建校,合信将款存在银行中,作为他日后建校或相关用途,参见 *Report of the Hospital at Kum-le-fow, at Canton, for the Year 1848 and 1849*, p. 24.

② LMS/CH/SC, 5.2.A., B. Hobston to A. Tidman, Canton 26 December 1851.

③ Ibid., 27 October 1851.

④ Ibid., 26 December 1851. 合信对于随着非传教书附赠圣经和小册的做法很积极,也再三有所报道,见 LMS/CH/SC, 5.3.D., B. Hobson to A. Tidman, Canton, 20 January 1854;WL/5852, no. 44, *Report of the Missionary Hospital in the Western Suburbs of Canton, from Jan. 1ˢᵗ 1853 to June 30ᵗʰ 1854*, p. 8.

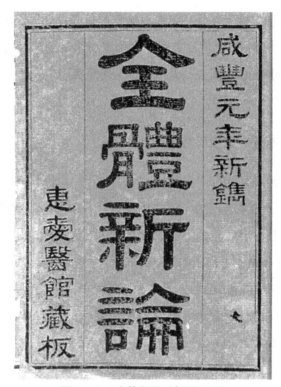

图 2‑1 《全体新论》封面（1851）

接受，有些中国学者和医生以赞赏的态度谈论《全体新论》。

出版 10 个月后，合信在 1852 年 8 月写信告诉梯德曼：

> 我正在准备《全体新论》第二版的图版。本书的销量与上海、宁波及各处传来对它的好评，都让我感到鼓舞。有些中国高级官员派人来买，最近有人告诉我总督送了一册给皇帝，但我无法证明这是真是假。①

出版后不到一年已在准备第二版，可见初版的 1 200 册已经存书不多，这显示《全体新论》确实受到中国人的欢迎，也说明合信以医书测试中国人反应的"实验"是成功的。对此显得相当满意的合信，又在

---

① LMS/CH/SC，5.2.C.，B. Hobson to A. Tidman，Canton，21 August 1852.

1852年的惠爱医馆年报中谈到《全体新论》,认为本书是当时能够鼓舞他的少数事情之一,因为本书受到中国读者不同寻常(unusual)的接受与认可,在广州、上海和其他地方都受到热烈追捧。①

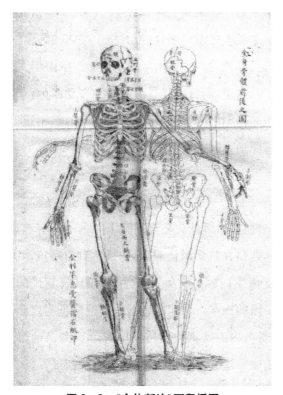

图2-2　《全体新论》石印插图

(二) 后续扩大传播

合信会准备《全体新论》再版的又一个原因,是他面临着中国人的翻刻本,而且在初版问世后的两年半内就出现三种翻刻本,都是广州当地知名的人所为。最先是曾经官至浙江盐运使的潘仕成,在《全体新论》问世后随即翻刻,合信在宣布书出版面世还不到三个月后的

---

① LMS/CH/SC,5.3.C.,B. Hobson, *Brief Report of the Hospital at Kum-le-fow*, *Canton*, *during the Year 1852*.

1852 年 1 月，潘仕成已经为收在其《海山仙馆丛书》中的翻刻本写成了序文，可见他选书眼光之锐利与刻印行动之迅速。接着是两广总督叶名琛的父亲叶遂翁，于 1853 年将插图翻刻成八副卷轴，供自己浏览并用以赠人。第三是广州城内一家大书店于 1854 年初的翻刻本，只是合信并未就这个版本多做说明，也没有指出书店的名称。①

《全体新论》如此受到中国人重视，合信当然很欣慰："本书可望因此而风行于十八省中，而且主要是由中国人自动而为。②"只是，让他觉得遗憾的是这些翻刻书的人都没有征得他的同意；不过他也表示自己没能力也无意愿追究这些侵犯版权的行为。③

合信对于潘仕成颇有意见，除了说他没有征求自己的同意外，也指责潘仕成为了让版式统一，将原书折叶的图缩小刻印，导致许多图样变丑并且出现错误，潘仕成甚至删除了原书中所有涉及耶稣和上帝的文字；不过，合信在批评潘仕成以后，还感到有些庆幸的是潘的刻本总算没有改变医学内容的文字，不至于有碍传播正确的医学知识，同时合信在指责潘的刻本骨骼和循环系统的插图低劣之余，也不吝啬于称赞眼、耳和部分内脏的刻画技巧很可观。④《海山仙馆丛书》一套售价 30 元，合信表示这套书相当畅销，潘仕成获利很可观。⑤

至于叶名琛父亲的翻刻本，很可能因为是用于赠人而非出售，同

---

① LMS/CH/SC，5.3.D.，B. Hobson to A. Tidman，Canton，10 March 1854.
② Ibid.，5.3.D.，B. Hobson to A. Tidman，Canton，10 March 1854.
③ Ibid.，5.3.C.，B. Hobson，*Brief Report of the Hospital at Kum-le-fow*，*Canton*，*during the Year 1852*.
④ Ibid.，5.2.C.，B. Hobson to A. Tidman，Canton，21 August 1852；ibid.，5.3.C.，B. Hobson，*Brief Report of the Hospital at Kum-le-fow*，*Canton*，*during the Year 1852*. 合信还批评潘仕成在翻刻本中将著者记为"西洋合信氏注"，合信认为中国人所称"西洋"通常指葡萄牙，他说自己可没兴趣被人视为葡萄牙人。事实潘仕成的翻刻本所记为"泰西合信氏注"，合信有所误解。
⑤ Ibid.，5.2.C.，B. Hobson to A. Tidman，Canton，21 August 1852；WL/5852，no. 44，*Report of the Missionary Hospital in the Western Suburbs of Canton*，*from Jan. 1ˢᵗ 1853 to June 30ᵗʰ 1854*，p. 9.

时刻印品质高的缘故,合信的态度大不相同。虽然他也说叶氏没有征得自己的同意,但表示插图的刻画精巧,只有专家才能分辨出翻刻本和原版的差别,合信推测叶氏必然是雇用了最上乘的刻工才能达到这样的水准;合信还特地购买一套叶氏刻本的八幅卷轴,又请人英译叶遂翁所题赞语并序,连挂轴一并寄给伦敦会珍藏纪念。[①] 合信还以"有趣"(interesting)来形容叶氏的翻刻之举[②],在后来的《西医略论》中,合信在序文和例言中两度夸赞叶氏及其翻刻本:"叶公……翻刻全书,广为传布,盖中土士大夫皆知为有用之书。粤东多有翻刻者,叶遂翁封君所刻最精。"

翻刻本接二连三出现,合信也忙着准备《全体新论》的再版,并于1853 年 8 月中旬印成 1 000 册[③],此外广州的英国传教士组成的宗教小册会当地委员会也加印了 200 册。[④] 再版和初版的主要差别在于插图,一是抽换了部分内容不同的图片,由合信挑选来自业师奎恩等人的著作;二是印刷技术除了极少数插图仍旧石印外,大多数改为木刻印刷,共 210 幅,他表示这些插图的木刻都经过自己的指点和检查,一位迪克森(Water G. Dickson)医生也帮忙,因此品质相当不错,肯定可以传达正确的知识。[⑤] 非常值得注意的是他在再版的例言中新增了两段文字:

　　　　凡欲翻刻是书者,一切形图款式,皆宜细心雕镂,因骨肉经

---

① LMS/CH/SC, 5.3.D., B. Hobson to A. Tidman, Canton, 10 March 1854.

② WL/5852, no. 44, *Report of the Missionary Hospital in the Western Suburbs of Canton*, *from Jan. 1ˢᵗ 1853 to June 30ᵗʰ 1854*, p. 9.

③ LMS/CH/SC, 5.3.D., B. Hobson to A. Tidman, Canton, 20 January 1854.合信的书信没有再版印成的明确时间,但他在 1853 年 8 月 19 日写信告诉梯德曼,表示寄出几册再版书给他的姐妹(ibid., 5.3.C., B. Hobson to A. Tidman, Canton, 19 August 1853)。

④ WL/5852, no. 44, *Report of the Missionary Hospital in the Western Suburbs of Canton*, *from Jan. 1ˢᵗ 1853 to June 30ᵗʰ 1854*, p. 8.

⑤ LMS/CH/SC, 5.3.C., B. Hobson, *Brief Report of the Hospital at Kum-le-fow*, *Canton*, *during the Year 1852*.

络，部位岐微，缩作小图，仅如尘末，若差之毫厘，即成画虎刻鹄之误，而后之览者，亦将有别风淮雨之讹矣。

　　近见有数坊本，形图错处颇多，失却本来面目，阅者需当辨之。

对于侵犯自己版权的翻刻者，他不但没有严词警告追究，反而谆谆劝导细心刻画，以免贻误了读者，同时又提醒读者小心辨别，再加上前文所述他夸赞叶遂翁翻刻本的文字，这样只求传播正确的医学知识，不计个人权益的态度，可说是相当宽宏大量的。

再版的费用，由韩雅各捐款 50 英镑，比初版所需费用还多出不少，因此合信几次在医馆年报和写给梯德曼的信中对韩雅各深表感谢，还有上海的雒颉也捐了 30 元；结果因为初版的木刻版片可于再版时重刷，不必新刻，所以再版只用了这两笔钱的一部分，其余准备留供合信已在准备或计划中的《内科新说》《西医略论》等之用。

《全体新论》再版以后，合信忙于《博物新编》的出版和《内科新说》的编写，较少再提及《全体新论》。但在 1855—1856 年的惠爱医馆年报中，合信谈到中国人对《博物新编》的需求程度不如《全体新论》，他说《全体新论》两版加上潘仕成和叶遂翁的翻刻本（潘的刻本也再版）合计，已有超过 10 000 册的《全体新论》在中国各处传播流通。① 在中国传统的图书出版市场，一本书每一版的平均印量只有 100 册左右②，而同是 1850 年代上海墨海书馆几种科学书的印量：《代微积拾级》320 册、《代数学》500 册，较多的《谈天》1 000 册③，也都没有再版，而合信

① WL/5852, no. 46, *Report of the Missionary Hospital in the Western Suburbs of Canton*, *for 1855 - 56*, p. 13.

② 钱存训，"印刷术在中国传统文化中的功能"，《汉学研究》第 8 卷第 2 期（1990.12），页 239 - 248。钱文指每版印量平均 100 册是"一般诗文集和学术著作而言"，翻刻或再刷另计，至于字典、读本、通俗读物及民间历日等，每版印量都远超过 100 册。

③ LMS/CH/CC, 2.2.C., William Muirhead to A. Tidman, Shanghai, 12 October 1859, enclosure: 'Chinese Printing done at the London Mission Printing Office during the past 12 months.'

的两版《全体新论》已有 2 400 册（含宗教小册会加印的 200 册），加上潘、叶的翻刻本后，超过了 10 000 册的流通量，而且这是从 1851 年 10 月初版问世以后，到合信做此表示的 1856 年 6 月的四年九个月间，已有如此可观的结果，《全体新论》肯定是风行一时的畅销书。

讨论《全体新论》的传播，除了合信的两版与潘、叶的翻刻本，不能忽略书中内容曾在《遐迩贯珍》月刊连载的事实。《遐迩贯珍》于 1853 年 8 月创刊至 1856 年 5 月停刊，由马礼逊教育会（Morrison Education Society）出版，伦敦会香港布道站的英华书院以活字排印，宗旨在向中国人传播中外新闻时事与各类知识，从香港发行到通商五口等地，每月的印量为 3 000 册。① 本刊的主编取得合信同意②，从 1855 年 1 月开始连载《全体新论》的内容与插图，到同一年的 11 月为止分九期刊载。《遐迩贯珍》的连载已经过合信的授权且内容插图也修订过③，虽然最后未全部刊完，但已刊者占《全体新论》内容的大部分，应当可以视同本书的新版，即 1855 年由《遐迩贯珍》连载的第三版④，而且其印量 3 000 册比合信自印两版合计的 2 400 册还多，应该有一定的传播效果才是。

《全体新论》第四个由合信刻印或授权的版本，是上海墨海书馆的刻印本。1857 年初合信从广州转到上海后，直到同年底接掌仁济医院以前，他有较多的工夫编写医书，同时他汲汲于在华传播医学知识的

---

① 关于《遐迩贯珍》及其介绍讨论，参见沈国威等，《遐迩贯珍》——附解题·索引　上海：上海辞书出版社，2005。《遐迩贯珍》每月印量 3 000 册，见于该刊 1854 年 12 月号，页 1，"遐迩贯珍小记"。

② 《遐迩贯珍》1855 年 1 月号，3 页。

③ 关于《遐迩贯珍》连载的《全体新论》修订，参见陈万成，"《全体新论》的撰译与早期版本"，《中国典籍与文化论丛》第 13 辑（南京：凤凰出版社，2011），页 200－221，特别是页 214。

④ 陈万成"《全体新论》的撰译与早期版本"一文认为，在 1853 与 1855 年之间，即《全体新论》再版以后与《遐迩贯珍》连载之前，《全体新论》应该还有个第三版翻刻本。陈氏的推论固然不无可能，但本文作者以为，同样可能的是《遐迩贯珍》连载依据的是合信提供的修订稿，而非陈氏推论既无人知见也没有公私收藏著录的"第三版"，后来合信又以同一修订稿在上海印刻墨海书馆的版本，如此即无陈氏推测的 1853 与 1855 年间翻刻本。

心愿与行动，获得上海外国人的赞助，虽然他在上海前后还不到两年，却已获得外国人捐款多达 1 500 两银，用以刻印他的全部五种医书，每种 1 000 册①，《全体新论》是其中之一。但是，本书第四版出版的时间却有些问题，封面上所署的"咸丰元年新镌"是模仿广州初版的结果，只将初版"惠爱医馆"的字样改成"江苏上海墨海书馆"，经查墨海书馆1851 年前后印刷出版清单及传教士书信，并没有涉及此书，而且墨海版的本书还收入了 1853 年叶遂翁翻刻本的赞语，因此不可能是 1851年所印。

查遍伦敦会上海布道站的档案，包含墨海书馆以及合信在上海期间的书信在内，都没有刻印《全体新论》的专门记载。但是他抵达上海后，在 1858 年 9 月 20 日写给梯德曼的信中表示，已将刻印完成的整套书寄回英国，只有最后一本《医学英华字释》（*Vocabulary of Terms Used in Anatomy, Medicine, Materia Medica, and Natural Philosophy*）还需一两个月才能完成②，如此一来《全体新论》最晚在他写这封信前已经印成了。王韬在 1858 年 10 月下旬的日记中，也几次记载熟人购买或赠送合信医书的事情。③

墨海书馆版的《全体新论》进一步为本书的传播锦上添花，而且在合信五种医书陆续出齐以后，彼此交相辉映，不论从图书市场的销售或医学知识传播的观点而言，都会产生更大的影响。这些被王韬的朋友称为"见所未见，闻所未闻，于灵素书外，别创一法"的医学新知④，对于中国读书识字的人必然有极大的吸引力，王韬记载协助合信译书的

---

① LMS/CH/CC, 2.2.B., B. Hobson to A. Tidman, Hong Kong, 28 December 1858；WL/5852, no. 51, *The Twelfth Annual Report of the Chinese Hospital at Shanghae, from January 1ˢᵗ to December 14ᵗʰ 1858*, p. 9. 每种印 1 000 册见于最后印的《内科新说》合信序文。

② Ibid., 2.2.B., B. Hobson to A. Tidman, Shanghai, 20 September 1858.

③ 方行、汤志钧整理，《王韬日记》（北京：中华书局，1987），22、34、57 页。

④《王韬日记》，34 页。

朋友管嗣复说："合信始着《全体新论》时，远近翕然称之，购者不惮重价。①"购买者除了乐于自用，也作为礼品送人，不但中国人如此，连外国人也是如此，传教士杨格非（Griffith John）于1858年10月间到江苏丹阳地方传教，以合信数种医书赠予地方官，结果对方大为满意，还回赠以茶叶、糕饼等物。② 王韬在1858年12月25日的日记中，也记载一位美国传教士购买数本合信医书寄往日本，王韬对此表示："此书流传甚广，真可谓不胫而走矣！③"

从决定编写《全体新论》到生产传播的过程中，合信的想法和做法有所改变，例如他在1854年以后不再提随书附赠圣经或小册的举动，又如他在后来出版的《西医略论》等书中不再夹杂自然神学的内容等。合信并没有解释这些修正改变的缘故，但很可能是他发觉附赠传教出版物的做法，并未有助于改变中国人对传教出版物与基督教的态度；至于他后来的医书中不再穿插自然神学的内容，很可能是源自潘仕成删除《全体新论》相关内容的启发。虽然宗教信仰与科学知识是不同的领域，但两者未必是冲突的，有宗教信仰的科学家比比皆是，但非要将两者混杂比附在一起传播，不一定能产生传播者预计的结果。

合信编印《全体新论》的初衷，是要以此传布医学知识，并借此改变中国人对基督教相关书刊的轻蔑态度，进而接受基督教信仰。《全体新论》问世以后，的确引起了中国人极大的兴趣与重视，但是历史的发展显示，多数中国人虽然接受了合信等传教士附带而来的科学知识，却没有接受传教士主要传播的基督教信仰。

---

① 《王韬日记》，111页。
② LMS/CH/CC, 2.2.B., Griffith John to A. Tidman, Shanghai, 6 November 1858.
③ 《王韬日记》，57页。

上海第一位中国人西医黄春甫

从 1830 年代开始,基督教的传教医生陆续来华,他们为了自身工作需要人帮忙,也为了将西方医学传播给中国人,都会雇用一至数名青少年担任学徒,让他们在工作中接受训练。此种学徒式的医学教育方式延续到 19 世纪末甚至 20 世纪初年,才由专门实施医学教育的医学院校逐渐取而代之。

由于语言的隔阂及西方医学在中国属于陌生事物等因素,学徒式医学教育并没有显著的成效,传教医生既难以兼顾繁忙的工作与传授完整的医学知识,而学徒也因个人或家庭因素而来去不定,以致成材的人并不多见,其中上海仁济医院的黄春甫是专心致志、长期在职并有所成就的一人。由于仁济医院是上海第一家西医医院,在近代上海的医学史上有特殊象征性的角色和地位,而黄春甫是出自这家医院的上海第一位华人西医,其持续在仁济工作长达 43 年之久(1854—1897),受到当时上海华人官民的普遍尊敬,有很高的社会地位,而且尽管他接受的学徒式西医训练有所局限,却经常获得西人公开的推重与认可。这些来自中西双方的尊重,都显示黄春甫是 19 世纪一位地位非常突出的中国人西医。

不过,在关于近代西医来华的论著中,虽然经常出现黄春甫的名字,但是内容都很简略,也未见有专门关于他的论著,这种情形和当年他受到的尊重程度显得很不相称①。本文从传教士的文献与当年的中英文报刊中搜集关于黄春甫的史料,探讨分析他的生平,包含早年的学习与准备、在仁济医院行医、参与慈善活动、社会地位与影响力,以及他的医学教育局限性与未实现的医学教育梦想,等等。

一、 学习与准备

黄錞,字春甫,祖籍江西,生长于松江,1833 年 6 月 29 日出生②,卒于 1911 年,享年 78 岁。③ 他的家世背景不详,只知道"少贫失学"④,他有位兄长黄吉甫,少年时不知何故前往英国,能通英语⑤,1855 年回到上海,翌年领洗成为基督徒,自 1856 年 7 月起受雇于伦敦传教会的上海布道站,先在城内的教堂讲道⑥,约两年后改在英租界内的仁济医院讲道,和黄春甫一起分工合作,黄吉甫卒于 1873 年⑦。

黄春甫 17 岁(1850 年)时到上海,成为伦敦会上海布道站男生寄宿学校的学生。鸦片战争后上海开埠,伦敦会最早在此开教,其传教士雒颉与麦都思于 1843 年底抵达上海,初期以讲道(天安堂)、医药(仁济医院)与印刷出版(墨海书馆)三项工作为主。随后几年间,其他

① 关于黄春甫的论著都很简略以及没有专文的现象,很可能和他同时代的人经常以不同的形式书写他的姓名有关系,中文有黄錞、黄春甫、黄春圃等名,英文更为复杂,其姓有 Wang、Wong 之别,名字则有 Chun-foo、Chun Foo、Ching-fu、Ching-foo、Chin-foo、Chin Foo、Chang Foo、Chen-foo、Tsun-foo、Chén-afoo、Chung-foo、Sing 等等,这些不同的姓和名搭配后形成许多不同组合,以致研究者难以知道指的都是同一人,例如王吉民与伍连德的英文本《中国医史》(*History of Chinese Medicine*)一书提及黄春甫时,先后使用了陈福、黄振甫、Chun-fu、Hwang Chen-foo、Wang Chung-fu 等五个差别很大的姓名。本文使用他比较普遍为人所知的黄春甫一名。
② 《申报》1893 年 9 月 30 日第 5 版刊登黄春甫的朋友祝他六十寿辰的启事"寿分助赈",提及他的生日,但没有说明是中历或西历。
③ 张在新,"名医黄春甫先生事略",《中西医学报》3:5(1912.12),1-2 页。
④ 张在新,"名医黄春甫先生事略",1 页。
⑤ 韩雅各(James Henderson),《上海医院述略第十四册》,2 页。
⑥ LMS/CH/CC, 2.1.B., Joseph Edkins to Arthur Tidman, Shanghai, 2 September 1856.
⑦ 潘慎如,"传道教友黄吉甫逝世传",《中国教会新报》6:251(1873 年 9 月 6 日),叶 3。

英美传教会也陆续在上海建站，并在讲道以外又开办了学校，这引起伦敦会传教士的注意与讨论，并在 1849 年初决议在布道站土地上开办男生寄宿学校，招收至少 20 名学生，由布道站负担学费与生活费，入学年龄为七至十二岁，试读三个月后决定去留，修业七年，课程包含三类：中国经典、西方知识及基督教义，全部课程都以中文上课。① 这所学校由传教士之一的慕维廉负责创办与管理。

　　上述原则性的决议在实施时遇到一些困难，例如传教士认为由于中国人父母的偏见，寄宿学校很难招收到足额的学生，慕维廉在 1849 年 11 月提及只有 3 名学生而已②，此后缓慢增加，直到开办的四年后（1853 年）才凑齐 20 名学生。③ 人数不足连带不得不放宽入学的年龄，而招收 12 岁以上的学生，黄春甫入学时已经 17 岁，远长于传教士预订的入学年龄。至于学生修业期限，也不见得就是原订的 7 年，黄春甫就读 5 年后进入仁济医院，另有五名学生修业不到 7 年也进入墨海书馆工作。④

　　尽管办学遭遇困难而改变一些原则，传教士倒是坚持了其中一项，就是所有的科目都以中文教学。中学聘请一名中国老师讲授儒家经典，而西学则由传教士负责教学，包含天文、地理、自然神学、万国史与数学等科，主要是慕维廉担任，伟烈亚力（Alexander Wylie）和艾约瑟（Joseph Edkins）也分担一部分教学。传教士们还尽量编写西学科目的中文教材，并交由墨海书馆出版以广流传，例如慕维廉的《格物穷理

① LMS/CH/CC, 1.2.B., William C. Milne to A. Tidman, Shanghai, 13 February 1849.

② Ibid., 1.2.C., W. Muirhead to A. Tidman, Shanghai, 16 November 1849.

③ Ibid., 1.4.A., W. H. Medhurst to A. Tidman, Shanghai, 19 April 1853. 慕维廉在 1850 年 11 月报道说有九名学生，1851 年 10 月增至十六名，1852 年 10 月有十八名（ibid., 1.3.A., W. Muirhead to Tidman, 10 November 1850；ibid., 1.3.C., W. Muirhead to the Directors, 15 October 1851；ibid., 1.3.E., W. Milne to Tidman, 12 October 1852）。

④ Ibid., 2.1.A., J. Edkins to Tidman, 3 October 1855.

问答》(1851)、《地理全志》(1853)、《大英国志》(1856)，以及伟烈亚力的
《数学启蒙》(1853)等书，本来都是为学生编写的教材。至于课程中的基
督教义是由慕维廉讲授，他在 1851 年 10 月间报道，有几名学生表达了
领洗的意愿①，并开始接受特别的神学指导；到 1853 年 10 月间，慕维廉
又报道有两名比较年长的学生已经领洗入教，其中之一是黄春甫。②

　　带着在寄宿学校获得的中学与西学知识，黄春甫于 1854 年进入
仁济医院学习西方医学。当时雒颉建立的仁济医院已是第十一个年
头，最初是 1844 年 2 月在上海东门外与麦都思的墨海书馆同租一处
民宅开张，同年 5 月底医院迁到南门外另立门户③，1845 年底雒颉与
麦都思在英租界分别购置比邻的两笔土地，陆续建立起仁济医院、墨
海书馆、天安堂、寄宿学校及传教士住宅等，世人合称为麦家圈。仁济
医院在 1846 年 7 月落成启用，医治的病患人数也逐年递增，从 1844
年到黄春甫入馆学医前一年(1853 年)为止的 10 年间，病例一共多达
105 318 名④，平均每年超过一万名，忙碌的雒颉需要训练一些学徒来
帮忙，事实他也一直有学徒，只是如他自己所说，担任学徒的年轻人都
不能久于其位⑤，最后雒颉终于在黄春甫身上看见了专心致志学医的
精神毅力。

　　黄春甫从 1854 年进入仁济医院，到 1857 年底雒颉离华返英为

① LMS/CH/CC，1.3.C.，W. Muirhead to the Directors，Shanghai，15 October 1851.
② Ibid.，1.4.B.，W. Muirhead to the Directors，Shanghai，20 October 1853. 慕维廉并未
　指出这两人的姓名，但是布道站 1855 年下半年的报告显示，受洗过的寄宿学校学生已有
　五人，包含医馆助手在内(Ibid.，2.1.A.，J. Edkins to Tidman，3 October 1855)；而这
　五人中的三人是在 1854 年 8 月 22 日和王韬一起受洗的，传教士也列出三人的英文姓名
　是 Ching-keun-pang、Kin-heën-fuh、Chang-she-ming，黄春甫肯定不在其中(Ibid.，1.4.
　C.，W. C. Medhurst to Tidman，11 October 1854)，由此可知他就是较早于 1853 年受
　洗的两名学生之一。
③ Ibid.，1.1.A.，William Lockhart to Tidman，6 June 1844.
④ 这个数目为笔者统计雒颉信件与仁济医院的各年度报告中的数字所得。
⑤ W. Lockhart，*The Medical Missionary in China*（London：Hurst and Blackett，1861），
　p. 141.

止，跟随雒颉三年多时间。雒颉在 1861 年出版的《传教医生在中国》书中提到，黄春甫在协助自己的那段期间学到了丰富的内外科经验。①雒颉离华后，黄春甫继续协助接掌仁济的合信，合信对他很满意，称赞他是"可信赖、勤奋而很有帮助的医学助手"，也是"非常踏实而优秀的青年"②。合信在 1858 年的仁济医院年报中表示：

> 黄春甫已经证明自己是坚定而有用的青年，他很熟练地进行仁济医院所有较小的外科手术，也能诊断一般内科病症和开药，我对他非常满意。③

合信离职返英后，仁济在名义上由英国圣公会的传教医生顾惠廉（William Henry Collins）代管，平常则由黄春甫照料，在一年四个月期间，他进行小手术和医治内科病症，比较严重的病例与手术则请顾惠廉指点④，直到 1860 年 4 月新任的传教医生韩雅各接掌仁济为止。

韩雅各接掌仁济医院的第一年中，仍然有他教导黄春甫医术的记载⑤，此后则未见韩雅各再谈论教导他的事。1862 年 1 月韩雅各返英结婚，到同年 9 月携眷回到上海的八个月期间，仁济不再由其他西人医生代管，而是交在黄春甫手中，这段时间黄春甫不仅完成仁济的乔迁工作，从麦家圈靠西边上的原址迁到靠东边山东路的新建馆舍，更重要的是他独自在这年的前七个月医治了多达 21 080 个病例⑥，平均每月 3 000 个有余，直到这年 8 月他因为自己罹患黄疸病才停诊。因

---

① W. Lockhart, *The Medical Missionary in China* (London: Hurst and Blackett, 1861), p. 141.
② LMS/CH/CC, 2.2.B., B. Hobson to A. Tidman, Shanghai, 14 April 1858. 合信在此封信中也称赞负责讲道的黄吉甫。
③ *The Twelfth Annual Report of the Chinese Hospital at Shanghae, from January 1st to December 14th 1858*, p. 10.
④ Lockhart, *The Medical Missionary in China*, pp. 142, 281.
⑤ *The Fourteenth Annual Report of the Chinese Hospital at Shanghae, from January 1st to December 31st 1860*, p. 4.
⑥ *The Sixteenth Annual Report of the Chinese Hospital at Shanghai, from January 1st to December 31st 1862*, p. 9.

此,1862 年可以视为黄春甫西医生涯的一个重要年份,也就是他经过八年左右的学徒阶段后,医术已经相当纯熟,可以承担诊断治疗的责任了。仁济医院的西医给予黄春甫的职称颇值得注意,雒颉称他是"学生"(pupil)[1],合信则是"助手"(assistant)[2],韩雅各除了用一般性的"助手"外,更常以特定的职衔称呼黄春甫,在 1860 年的仁济年报中,他是"药剂师与住院外科医生"(apothecary and house surgeon)[3],1863 年的年报则改称"住院外科医生与药剂师"[4],到 1864 年时又进一步只称"住院外科医生"[5],又在介绍他的最后加上一句:"他也是一位优秀的药剂师"。[6] 黄春甫这些职称的变化说明了他工作内容的改变与地位的提升,而 1865 年起继韩雅各之后主持仁济的不同西医也都称他是住院外科医生,不曾再提及药剂师之名。

在黄春甫 30 岁以前的学习与准备时期,还有两件事特别值得注意:他的结婚成家以及他和王韬的交情。

黄春甫于 1859 年 4 月 27 日举行西式婚礼,在场的王韬在 4 月 30 日的日记中追述由牧师裨治文主持婚礼的经过:

> 前日为春甫婚期。行夷礼。其法:牧师衣冠北向立,其前设一几,几上设婚书条约;新郎新妇南向立,牧师将条约所载一一举问,傧相为之代答,然后望空而拜。继乃夫妇交揖。礼成即退,殊为简略。[7]

---

[1] Lockhart, *The Medical Missionary in China*, p. 281.

[2] LMS/CH/CC, 2.2.B., B. Hobson to A. Tidman, Shanghai, 14 April 1858.

[3] *The Fourteenth Annual Report of the Chinese Hospital at Shanghae*, *from January 1st to December 31st 1860*, p. 4.

[4] *The Seventeenth Annual Report of the Chinese Hospital at Shanghai*, *from January 1st to December 31st 1863*, p. 5.

[5] *The Eithteenth Annual Report of the Chinese Hospital at Shanghai*, *from January 1st to December 31st 1864*, p. 22.

[6] Ibid.

[7] 方行、汤志钧整理,《王韬日记》(北京:中华书局,1987),111 页。

　　王韬日记公开出版后，这场婚礼也普遍被人认为是最早有记录的中国人西式婚礼。却没有人疑问：为何属于伦敦会的基督徒黄春甫结婚，不由同会的慕维廉或其他传教士主持，而由美国美部会传教士裨治文为之？这是很不可能的事。

　　美部会档案中裨治文妻子伊丽莎（Eliza G. Bridgman）的一封信解答了这个问题。伊丽莎在这场婚礼的次日写信给美部会的秘书，报道她的学校一名女生沈氏在前一天和伦敦会一名华人基督徒结婚的消息。① 伊丽莎信中没有写出新郎的姓名，但当然就是黄春甫了。伊丽莎接着叙述，沈氏是 1853 至 1854 年小刀会占领上海县城期间，由伊丽莎收容的中国贫苦女孩，在 1857 年受洗为基督徒，她非常聪慧敏捷，在五年内完成了其他学生要 9 年才能读完的学业，也开始担任教学和传教活动，成为伊丽莎的得力助手，还将在结婚满月后接办一位英国女传教士留下的学校，负责教导 12 名女生。②

　　王韬参加黄春甫的婚礼，显示两人的好交情。他们都是麦家圈伦敦会布道站的基督徒与职员，王韬是协助麦都思翻译圣经的中文老师，黄春甫则是仁济医院的助手，两人都住在麦家圈的宿舍中，不论生活、工作或信仰，彼此见面熟识的机会很多。王韬在 1858～1860 年的日记中，经常有他和黄春甫及其他友朋喝茶聚餐、散步聊天的记载③，王韬除了上述记载黄春甫的婚礼过程，也记下 1859 年 2 月 24 日两人讨论种牛痘的一些问题，黄春甫向王韬解释牛痘浆若存放超过十日即

① ABCFM/Unit 3/ABC 16. 3. 8，vol. 3，no. 202，Eliza G. Bridgman to Rufus Anderson，Shanghai，April 28，1859. 在伊丽莎信中，沈氏的名字是 Quagee，并未提及其姓氏，但根据《申报》1886 年 9 月 24 日第 4 版"助赈求痊转危为安"的消息内容，谓黄春甫之妻姓沈氏。

② Ibid.

③ 在方行、汤志钧整理的《王韬日记》（北京：中华书局，1987）中，1858 年至少有九天记载和黄春甫交往的活动，1859 年与 1860 年也各有七天。王韬虽是受洗过的基督徒，他的日记中却不乏青楼召妓与吸食鸦片的记载，但在这三年间，黄春甫兄弟和一位潘恂如牧师都没有出现在这些场合中。

失效的缘故等等。①

最值得注意的是 1862 年王韬上书献计于太平天国而遭到清廷追缉时，黄春甫参与解救的行动，不顾窝藏人犯可能带给自己危险的后果，先收留王韬在自己家中藏匿了五天，再转避于英国领事馆，最后由英国人掩护逃往香港。② 约半年后王韬已在港安顿下来，黄春甫又和慕维廉一起设法将王韬的妻女送往香港，让他们得以一家团聚，亡命天涯的王韬感念其情，在日记中写下"万里羁人感激涕零"的文字。③黄春甫在王韬滞港期间继续和他保持通信，王韬在日后出版的《弢园尺牍》中，收录了从香港写给黄春甫的两封信④，王韬终于回到上海后，又为黄春甫的"垂钓图"题诗，抒发两人三十年交情的感怀。⑤

二、 医馆的核心与典型

仁济医院每年的年报都会介绍该年的一些特殊病例，却几乎不曾提过黄春甫经手的个案，只有一次例外，是韩雅各在 1864 年的年报中追溯两年前发生的事：一名参加娄县泗泾镇对抗太平军之役的清军武官马天魁，被枪弹击碎胫骨，经中医治疗无效，慕名找上韩雅各，不巧正逢韩氏回英结婚，便由黄春甫医治，住院两个月后已能行走如常，另一处深可见骨的大腿枪伤也告痊愈，马天魁深感自己能继续"上达国恩，下扫逆氛，皆出自春甫所赐"，于是致送感谢的匾额，高挂在仁济医院的大厅；韩雅各认为从这件事可以见得黄春甫外科技术的高明，

---

① 《王韬日记》，页 80。但是，多年后王韬却将黄春甫为他解释的牛痘相关内容，误说成是雒颉所告（王韬，《瀛壖杂志》，卷 6，8 页）。

② 《王韬日记》，195 页。

③ 《王韬日记》，201 页。

④ 王韬，《弢园尺牍》（天南遯窟，1876），卷 10，20 页，"与黄春甫比部"；卷 11，1 页，"与黄春甫比部"。

⑤ 王韬，《蘅华馆诗录》（弢园，1880），附存，3-4 页，"题黄春甫主政垂钓图"。这首诗又刊登在《申报》1882 年 6 月 24 日第 3 版，"题黄君春甫垂钓图"。

以及中国同胞对他的深深谢意，韩雅各并特地在年报中仿制了匾额的内容文字和写法格式。[1]

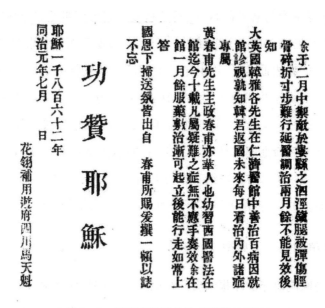

图 3-1　清军官致赠黄春甫谢匾（1862）

　　就在这 1864 年年报的另一处地方，韩雅各称赞黄春甫是一位"处理骨折、脱臼、枪伤和切割伤害的专家"。[2] 上海自开埠后快速发展，人口大量增加，又经历小刀会、太平军与清政府军的对仗，而仁济自成立后长期是上海城内与租界唯一医治华人的西医医院，免费收治的各种意外伤害急诊病例一向很多，就以 1864 年为例，仁济收治了 130 名因枪弹刀剑受伤的病人，另有许多因操作蒸汽设施而受伤的病患[3]，因此黄春甫经常有机会面对韩雅各说的各种意外伤害病例，也磨练成精湛的医术。此外，经常送到仁济的又一种急诊病例是吞食鸦片的自杀

① *The Eithteenth Annual Report of the Chinese Hospital at Shanghai*, *from January 1st to December 31st 1864*, p. 30.

② Ibid., p. 22.

③ Ibid., pp. 1-2.

者,在整个 19 世纪一直为数不少,例如 1864 年有 45 人①,而黄春甫退休的 1897 年有 134 人②,黄春甫抢救这类病人的经验非常丰富,大部分的自杀者也都获救,1890 年时主持仁济的西医韩德森公开表示,黄春甫在这方面的经验是无人可及的。③

上海地区每到夏季容易流行传染病,仁济医院对于防治疫病相当积极,并不坐等病患上门,而是主动宣传,提醒居民将病患送至仁济医院治疗,例如 1886 至 1890 年间,上海每年都发生霍乱疫情,黄春甫也经常投书《申报》,以下是其中一次投书的内容:

> 霍乱之症每起于夏秋之际,医治稍缓势必无救,甚可悯也。现悉本埠业已渐起是症,本馆向有灵妙药饵,历年以来试之甚效,危而转安者实属甚众,故用敢自信,如患此者,不论何时宜速送来医治,毋犹豫不决以致自误,况敝馆为救治起见,凡来就医者不取分文,实可共谅,并祈阅报诸君更相传布是幸。④

投书内容不仅提醒患者尽快就医,不费分文,也考虑到民众不可能人人都看报,因此希望民众互相转告传播这项消息,可说是相当细心周到。这些投书都由黄春甫或仁济医院具名,若是后者,报纸编辑也往往加注黄春甫之名。

黄春甫以医术救人,也以仁心待人,《申报》1889 年 2 月 20 日刊登一则消息,内容是山西人王某投黄浦江寻短,被法租界巡捕救起送到仁济医院,黄春甫予以治疗后,又听说王某欲往汉口而无川资,黄春甫不但给以船费,还亲自前往招商局代购船票,他的善举也促使法租界

---

① *The Eithteenth Annual Report of the Chinese Hospital at Shanghai*, *from January 1ˢᵗ to December 31ˢᵗ 1864*, p. 4.
② *North China Herald*, 19 February 1897, p. 295, 'The Chinese Hospital.'
③ Ibid., 21 March 1890, p. 343, 'Chinese Hospital, Shanghai.'
④ 《申报》1888 年 8 月 9 日第 3 版,"仁济医院来信"。类似的投书至少还刊登于《申报》1886 年 9 月 11 日、1887 年 7 月 8 日、1889 年 7 月 13 日、1890 年 7 月 24 日,以及 1890 年 8 月 5 日等。

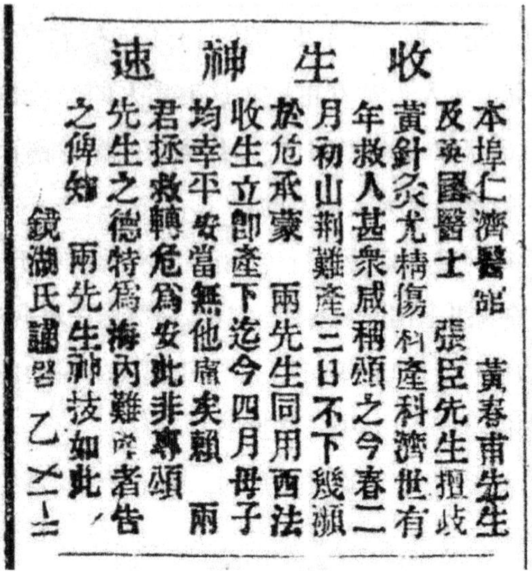

收 生 神 速

本埠仁濟醫館黃春甫先生
及英醫士張臣先生擅此
黃針灸尤精傷科產科濟世有
年救人甚衆咸稱頌之今春二
月初山荊難產三日不下幾瀕
於危承蒙兩先生同用西法
黃生立即產下迄今四月母子
均幸平安當無他虞矣賴兩
先生拯救轉危為安此非尊頌
君均幸之德特為海內難症者告
之俾知兩先生神技如此
銳湖氏謹啟乙又一二

图 3 - 2 《申报》感谢黄春甫启事(1882)

官员赠送 3 元生活费给王某,而《申报》即以"好行其德"为题刊登这项消息。①

黄春甫既是仁济医院的住院医生,又住在医院的宿舍中,因此他全天候都处在随时待命出动的情况下,又如 1887 年仁济医院召开年度捐款人大会时,慕维廉谈论黄春甫非常有效率的尽忠职守,每天不分早晨、下午或深夜都准备看诊急救。② 尽管如此忙碌,他的医疗活动空间还超出医院以外,在上海城内为本地及邻近地区的孩童种牛痘,长达数十年之久。

早自雒颉到上海以后,从 1845 年起便开始施种牛痘③,也教导黄春甫和愿意来学的中国医生种痘的技术。但是,由于本地居民不知或不愿接种西方来的牛痘,宁可继续使用中国传统的人痘接种,加以上

---

① 《申报》1889 年 2 月 20 日第 3 版,"好行其德"。
② *North China Herald*, 23 March 1887, p. 324, 'The Chinese Hospital.'
③ Lockhart, *The Medical Missionary in China*, pp. 237 - 238. *Chinese Repository*, 15：6 (June 1846), pp. 281 - 291, W. Lockhart, 'Report of the Medicald Missionary Society's Hospital at Shanghai, from 1st of May 1844 to 30th of June, 1845.'

海需要的牛痘疫苗仰赖香港或印度供应,来源与效果都不稳定,因此仁济医院初期施种牛痘的孩童人数相当有限,从 1845 到 1868 年的 23 年间,合计仅有 5 125 人而已①,平均一年只约 220 人。

从 1869 年起情况大为改观,黄春甫另辟蹊径,在上海道台应宝时及其之后历任道台支持下,种牛痘的人数快速递增。黄、应两人何时与如何结识尚待考证,但两人都是李鸿章、曾国藩、丁日昌等联名奏奖机器局与通商洋务的同一批有功人员(1868 年),其中应宝时以道台赏加布政使衔,而"仁济医院帮办施医"的黄春甫则获得五品衔蓝翎。② 应宝时曾以膝下无子为憾并就此请教黄春甫,黄于是建议应宝时多行善事如鼓励种牛痘等等以积德,或可得子为报;应宝时接纳这项建议,捐款在上海城内城隍庙旁花园内的铁锚业公所开设牛痘局,请黄春甫主持。③ 从 1868 年起,黄春甫每星期一、三、五、六到局为上海及邻近地区的孩童种牛痘④,他特地印发传单给上海居民,内容分三部分:①说明牛痘比中国传统人痘简易安全有效;②孩童种痘后的护理注意事项;③上海道台鼓励种痘的措施:"道宪爱民如子,体恤情殷,凡种痘日给钱一百文买物助浆,第八日复看,再给钱二百文为调养之费。⑤"黄

---

① *North China Herald*, 14 August 1869, p. 95, 'Report of the Chinese Hospital at Shanghai for the Year 1868;' ibid., 7 June 1873, pp. 501 – 502, 'The Chinese Hospital.'
② 《上海新报》新式第 169 期(1869 年 3 月 9 日),页 2;《中国教会新报》,第 1 卷第 26 期(1869 年 3 月 6 日),页 144 下,"奖赏功能人员"。
③ E. S. Elliston, *Ninety-five Years a Shanghai Hospital 1844 – 1938* (Shanghai, 1940), p. 28. 据张在新,"名医黄春甫先生事略",牛痘局又于三林塘、闵行镇另设有分局,但〈事略〉未说明何时分设及其运作情形。
④ 《上海新报》新式第 173 期(1869 年 3 月 18 日),页 2,"中外新闻";《中国教会新报》,第 1 卷第 41 期(1869 年 6 月 19 日),页 188 下- 189 上,"上海城隍庙花园内官设牛痘局单"。1893 年英租界卫生官韩雅谷向工部局的报告中表示,黄春甫在春季是每天到牛痘局,冬季为每星期两天,在夏季则完全停止种痘工作(*North China Herald*, 16 February 1893, p. 235A, 'Municipal Council.')。
⑤ 《中国教会新报》,第 1 卷第 41 期(1869 年 6 月 19 日),页 188 下- 189 上,"上海城隍庙花园内官设牛痘局单"。

春甫自己则是不取酬劳的义务性工作。①

　　牛痘局开办后，1870年接种的人数大幅度增加至1 861人②，几乎是1868年时750人的2.5倍，而1872年更达到2 558人之多，接下来每年持续成长，1876年为3 982人③，1879年时又增至5 129人④，此后在1886年达到7 230人⑤，1890年有7 389人⑥，1896年（黄春甫退休的前一年）也有7 163人⑦。就以上述的数字约略估计，从1869到1897退休的近30年间，黄春甫经手施种牛痘的孩童当在15万人上下，从保护上海地区孩童免于天花肆虐甚至丧命而言，这肯定是非常可观的数目与成就，他也因此连年受到中西人士的共同赞佩。其实在开办牛痘局以前，黄春甫已在仁济医院种牛痘超过10年，而从仁济退休以后，仍应上海道台之聘继续主持牛痘局的事务，又长达10年以上⑧，也就是说，他为上海的种痘防疫工作贡献了50年以上的心力！

　　在黄春甫长期服务仁济医院的期间，医院的主持医生和董事、捐助人等全部都是英国人为主的西方人，而且从1865年起，伦敦传教会失去仁济医院的经营权利，改由上海的一般西医主持，但不论传教医生或一般西医，对于黄春甫的工作都一致认可，他们或是在医院年报中，或是在捐助人年会中口头表达谢意，几乎年年如此。以下是其中比较突出的几例。

---

① *North China Herald*, 23 March 1887, p. 324, 'The Chinese Hospital.'
② Ibid., 22 March 1871, p. 201, 'The Chinese Hospital.'
③ Ibid., 12 May 1877, p. 470, 'The Chinese Hospital.'
④ *The Thirty-Third Annual Report of the Chinese Hospital at Shanghai*, *for the Year 1879*, p. 7.
⑤ *North China Herald*, 23 March 1887, p. 324, 'The Chinese Hospital.'
⑥ Ibid., 20 March 1891, p. 342, 'Shantung Road Hospital.'
⑦ Ibid., 17 April 1896, pp. 295 - 296, 'The Chinese Hospital.'
⑧ 《申报》1906年7月3日第17版，一则"沪道情殷保赤"的消息，为上海道台瑞澂致函黄春甫，希望他在牛痘局施种期间能"亲临诊视"云云。很可能当时黄春甫年事已高，因而未能每日到局。

　　在 1870 年的捐助人年会中，主持医院的庄斯顿（James Johnston）说明黄春甫极为显著而无私的贡献，他在牛痘局的工作没有酬劳，在医院的薪水是每月 20 元，服务已长达 18 年，也善尽住院医生的职责；庄斯顿说黄春甫虽然没有任何医学文凭或执照，却熟练掌握解剖学与手术知识；由于他的服务是如此珍贵，庄斯顿认为应该提高他的薪水，"即使从 20 元提高至 100 元也不足以反映他的服务"，庄斯顿又特地声明，黄春甫从未要求加薪。①

　　庄斯顿在主持仁济医院 19 年后离华返英，在离去前的 1884 年捐助人年会中，庄斯顿报告安排接班医生时谈到黄春甫，表示如果他不提黄春甫的服务就太不像话了（ungraceful），黄春甫已经服务 28 年之久，"我只能说，若没有他的帮助，我根本无法经营仁济医院。②"庄斯顿报告时黄春甫也在场。

　　1894 年时庄斯顿再度来华，回到仁济医院参观病房等设施，并参加了捐助人年会。当众人讨论到训练与任用华人助手的问题时，庄斯顿发言表示，相对于一般华人助手带来的诸多难题，黄春甫总是非常有效率，是仁济医院工作的"核心与典型"（life and soul），庄斯顿说自己主持仁济期间，每件事都仰赖黄春甫，而黄春甫也从来没让他失望过。③ 曾经长期主持仁济医院的西医，将属下的华人医生形容成医院的"核心与典型"，可说是极高的推崇了，这不是庄斯顿离职多年后再度相见时的客套话，而是出于真诚的感谢，因为对照这次的推崇和以往他对于黄春甫的历次赞赏，庄斯顿的态度是前后一致的。

---

① *North China Herald*，12 April 1870，p. 259，'The Chinese Hospital.'此则新闻报道中并没有显示黄春甫是否确定获得加薪。

② Ibid.，27 February 1884，p. 231，'The Chinese Hospital.'

③ Ibid.，9 March 1894，p. 363，'The Chinese Hospital at Shanghai.'

三、 热心慈善活动

以医术救治病人的同时，黄春甫也以善行关怀社会，尤其因为自己出身贫困，对于社会底层民众的感受很深，他一生勤俭自律，初入仁济医院时省吃俭用一年多，以期为母亲购置皮袄，而自己年少贫苦时穿的一件布衣，后来也一直珍藏不忘。[①] 黄春甫在仁济的月薪为 20 元，全年 240 元，明显高于一般为传教士工作的华人[②]，又长期住在医院供给的宿舍内，妻子沈氏任教于教会女校，应当也有收入，而且两人婚后近 20 年才生育一子，如此多年下来自然会有些积蓄，1878 年他写信给仍然滞居香港的王韬，表示自己已在生长之地的松江营建房宅，王韬回信对其"积储之富"表示欣羡不已。[③]

1878 年时黄春甫 45 岁，松江建屋可视为他在经济上达到自立无虞的地步，而且就从这时候起他有比较显著的以捐款关怀社会的行动，并持续到晚年[④]，他不但自己捐款，还屡次热心进行募款活动。

（1）山西赈灾：1877 至 1879 年山西发生严重旱灾，上海各界纷起赈济，黄春甫也领取了一本编号"天字十八号"的捐册，向 23 户商号与个人募得 684 元助赈。[⑤] 这次赈灾活动，他除了向一般居民募款，又为

---

① 张在新，"名医黄春甫先生事略"。

② 据 1875 年美国长老会上海布道站传教士范约翰填报他雇用的华人助手薪水表，薪水最高的三人每月各是 9 元（BFMPC/CH，vol. 12，no. 187，J. M. W. Farnham，'Schedule of Salaries of Teachers and Helpers，Shanghai Station，1875）。再据 1888 年同一布道站传教士 J. N. B. Smith 所填报上海站摘要报告表，4 名华人牧师的年薪分别是 114 元、120 元、126 元及 156 元（ibid.，vol. 47，no. -，J. N. B.，'Summary Report of Shanghai Mission Station，November 5，1888'），都远不及黄春甫的年薪 240 元。

③ 王韬，《弢园尺牍》卷 11，1 页，"与黄春甫比部"。

④ 黄春甫晚年的家境显得相当宽裕，有店面出租，有余钱借人，并开设三家典号（《申报》1892 年 11 月 13 日第 3 版，"房租辞辏"，1903 年 11 月 9 日第 9 版，"英美租界公廨晚堂案"、1911 年 3 月 4 日第 1 版，"黄春甫广告"），又于 1906 年在新闸路创办"三育学堂"，至 1910 年止共斥资 30 450 银元（《教育公报》第 2 卷第 3 期（1915 年 6 月），页 49－50，"咨江苏巡按使查故绅黄镥捐赀年月不符未便给奖文"）。

⑤ 《申报》1879 年 9 月 10 日第 4 版，"记上海新太古内协助晋赈收解公所经收 7 月 11 日起至 22 日止捐款"。

外人组织的赈济团体(China Famine Relief Fund)向上海高级官员劝募,获得 3 000 元的捐款。①

（2）山东赈灾：1880 年代黄河屡次决口,山东频生水灾,上海士绅发起成立山东赈捐公所,由盛宣怀经理其事,著名士绅徐润、沈善登、张叔和等人担任"经劝董事",黄春甫也名列其中。②

（3）顺天赈灾：1890 年夏季北京连下豪雨,永定河溃堤淹没数百村落成灾,翁同龢发起设立梁家园圆通观粥厂合赈局,向江南士绅募捐。1890 年 10 月,上海由施善昌、葛纯孝与黄春甫 3 人率先响应,并共同具名劝募,收受捐款处即是仁济医院。③ 据《申报》的评论表示,这件事是黄春甫奉到户部尚书翁同龢自北京来函而为。④ 至 1891 年 4 月赈济活动结束,施、葛、黄三人在《申报》刊登六次征信清单,合计收受捐款银 129 两、银元 2 752 元,及其他现款与白米等实物。⑤ 顺天赈灾是黄春甫直接参与主办的一次赈济行动,但由于还有其他数个团体也在进行同样的行动,分散了每个团体获得的捐款数量。

（4）山西赈灾：1892 至 1893 年间,山西再度发生旱灾,而 1893 年正逢黄春甫六十大寿,交往的亲友官绅纷纷送礼祝寿,他将贺礼全部移做赈款,代收寿礼的施善昌在《申报》分六批刊登启事征信。⑥

（5）红十字会捐款：1895 年上海万国红十字会为筹建医院发动募捐,黄春甫是出力最多的中国人,除了个人捐出 20 元,还为此向轮

---

① *North China Herald*, 4 April 1879, p. 330, 'The Chinese Hospital.'
② 《申报》1883 年 8 月 21 日第 3 版,"山东赈款解数"。
③ 《申报》1890 年 10 月 18 日第 4 版,"京都梁家园圆通观粥厂合赈局募捐启";1890 年 10 月 31 日第 1 版,"附送捐册"。
④ 《申报》1890 年 10 月 21 日第 1 版,"号寒辞"。但黄春甫和翁同龢的关系待考。
⑤ 《申报》1890 年 6 月 27 日第 9 版,"上海四马路麦家圈仁济医院施善昌、葛纯孝、黄春甫经手代收[…]第六次清单"。
⑥ 《申报》1893 年 5 月 31 日第 5 版,"寿分助赈";1893 年 6 月 9 日第 4 版,"黄君第二批寿仪移助";1893 年 6 月 16 日第 10 版,"甘露生春";1893 年 8 月 21 日第 4 版,"寿福同登";1893 年 8 月 24 日第 4 版,"寿福同登";1893 年 9 月 1 日第 4 版,"黄君寿分第六批移赈"。

船招商局等劝募得款 1 201 元。① 此后他又陆续为红十字会募款②，到 1908 年时，商约大臣吕海寰等奏保红十字会有功人员，中国与外人总董、董事等都获奖，黄春甫也以创始及办事人之一而获得中国红十字会一等金质勋章。③

四、 社会地位与影响力

伴随黄春甫的医疗工作与慈善活动而来的是其社会地位与影响力。黄春甫的一项重要职能，是代表仁济医院与中国地方当局交往联系的管道。他主持施种牛痘的工作是这种职能的一种表现，还有两种场合更足以显示他的代表性：作证与验尸。前文说过，仁济医院收治了许多意外受伤或死亡的个案，也就经常出现需要作证和验尸的场合，而主持仁济的西医都不可能会到上海县署或会审公廨作证，也不会出面接待前来医馆验尸的上海知县，而是由医馆中职位最高的华人黄春甫代表出面，于是在《申报》中屡次出现他具结作证说明伤势的消息④，也经常可见上海知县到医院验尸或者就讯问伤犯时和黄春甫谈话的报道。⑤

黄春甫代表仁济医院出席上述这些场合，固然是为了符合法律的规定，其实也提供了他与地方官员认识熟悉的机会，以及展现他在医学上的权威性，从而有利于他在上海华人社会中地位的提升，尤其是有关知县在医馆和他谈话的新闻报道内容，清楚地显示双方是主客相

① *North China Herald*, 25 February 1895, p. 241, 'Red Cross Hospital Fund.'
② 《申报》1904 年 12 月 3 日第 3 版，"红十字会棉衣捐款"；1904 年 12 月 8 日第 3 版，"万国红十字会来函"；1905 年 1 月 19 日第 10 版，"续录上海万国红十字会捐款"。
③ 《申报》1908 年 4 月 28 日第 10 版，"东督等奏保红十字会名单"。
④ 例如《申报》1887 年 6 月 7 日第 3 版"会讯命案"；1893 年 4 月 1 日第 4 版，"放鸢肇祸续述"等则。
⑤ 前者如《申报》1890 年 10 月 16 日第 3 版，"验尸两志"；1892 年 11 月 3 日第 3 版，"捕头闯祸"；以及 1886 年 6 月 27 日第 2 版，"伤枭逃遁"等则。

待的立场,而非中国传统官尊民卑的从属关系,这当然是因为黄春甫代表的仁济医院是位于租界内的英国机构的缘故。1887年,英租界会审公廨的中国正会审官蔡汇沧因在押人犯过多,环境不良,容易致病,于是计划新建押所,并与黄春甫约定,人犯患病即送仁济医院,随到随医;《申报》评论此事,认为蔡汇沧此举是"仁人之用心",又说黄春甫"乐为之,无倦意","是则两贤相济,其用意之仁厚,为何如乎![①"黄春甫代表仁济与中国官员商议合作事宜,被舆论认为是"两贤相济"的一桩美事,这充分显示他为医院与他个人带来的良好效应。

《申报》的主笔对黄春甫一向颇为赞扬,也屡次引用他的医术实例或西学见解来印证与支持主笔自己的观点,这些引用的文章延续了二十余年。例如1873年在一篇题为"论西国医药"的评论中,主笔叙述黄春甫与中医包苕洲同时应邀诊治同一名内科病人,结果黄春甫代表的西医迅速见效,胜过中医,主笔据此驳斥"西医长于外科而短于内科"的误解。② 再如1886年一篇题为"论中西医学之所以不同"的评论,作者以自己使用黄春甫的外国药粉治病"越夕而愈",作为西医效果更快的证据。③ 又如1887年一篇题为"目谋新语"的文章,作者引用黄春甫为其讲解眼球构造与视力变化的原理,以驳斥中医所谓眼睛于五脏属肾,肾气不足以致近视的说法。④ 还有1895年一篇题为"论西药将盛行于中国"的评论,主笔回顾同治初年所见黄春甫所用各种药品"简便而有法度,心窃讳之",认为这是西医药必能盛行于中国的明证之一。⑤《申报》上至少刊登七篇这类的主笔评论文章⑥,全部都在第

①《申报》1887年9月13日第1版,"论新署拟添押所"。
②《申报》1873年12月16日第1版,"论西国医药"。
③《申报》1886年11月20日第1版,"论中西医学之所以不同"。
④《申报》1887年5月27日第1版,"目谋新语"。
⑤《申报》1895年10月2日第1版,"论西药将盛行于中国"。
⑥ 除上述四篇外,还有1887年3月4日第1版,"原湿",1887年4月28日第1版,"论医院宜筹经久扩充之法",以及1891年4月30日第1版,"温泉考"。

一版最醒目的位置，这些评论以及许多内容有他名字的仁济医院与种牛痘的消息，还有再三出现他行善赈济的报道等等，黄春甫应该算得上是《申报》创刊后 30 年间经常上报的上海人物之一。

上海格致书院是引介科学新知与思想来华的重要机构，该院董事会一向由上海的中外官商名流组成，1876 年底举行董事会时，由英国驻沪领事麦华陀（W. H. Medhurst，Jr.）担任主席，出席者有税务官吉罗福（George B. Glover）、傅兰雅（书院秘书）、唐廷枢（轮船招商局总办）与徐寿（科学家）等，会中讨论增聘三至四名中西董事以递补出缺名额，并请唐廷枢提名"有影响力的中国人"担任新董事，唐氏当场就提名两人：他自己的兄弟唐茂枝与黄春甫。① 黄春甫也从此担任格致书院的董事。

前述 1879 年黄春甫为山西旱灾向上海高级官员募捐一事，是慕维廉在同一年的仁济医院捐款人年会中当众宣示的。慕维廉进一步说，黄春甫在医院和牛痘局的工作，普遍获得上海居民与中国官员的称道与信赖，因此他能够发挥影响力，顺利地向官员募到可观的山西赈款。②

和上海本地官商的酬酢往来，也可以显示黄春甫当时的社会地位。一是 1893 年他六十寿辰时，具名发起祝寿的五人，除前文提到的施善昌以外，有曾任英、法租界会审公廨的会审官葛绳孝、上海电报局总办经元善与提调杨廷杲、《申报》经理席裕祺等③，而致送寿礼者包含英租界会审公廨的会审官蔡汇沧、经营遍及多种行业的商界闻人徐润等等。④ 二是关于 1883 年英租界会审公廨的会审官陈福勋的辞职，这

---

① *North China Herald*，28 December 1876，p. 628，'The Chinese Polytechnic Institution.'
② Ibid.，4 April 1879，p. 330，'The Chinese Hospital.'
③《申报》1893 年 5 月 31 日第 5 版，"寿分助赈"。
④《申报》1893 年 9 月 1 日第 4 版，"黄君寿分第六批移赈"。

项官职由上海道台派员充任,级别相当于同知或知府,负责审理涉外司法案件,与本地绅商士民的法律权利关系十分密切,因此在上海官场有特殊重要的地位与角色,各界绅商对其到职离任照例有设宴迎送并致赠牌匾等仪式性的活动,陈福勋辞职后即由徐润、唐廷桂等 34 人具名发起这项活动,黄春甫也名列其中。[①] 其实,仁济医院的病人绝大多数是贫苦的底层民众,上海的士绅除非个别请黄春甫到府出诊,不可能直接前往仁济医院接受他的医疗之惠,但是他们必然都知道也敬佩仁济与黄春甫长期免费施医种痘的善行,所以会为他祝寿或是邀他参与酬酢等活动。

最足以表现黄春甫社会地位的一次事件,发生在他去世前一年的 1910 年。他的车夫未曾违章却遭到巡警殴打与拘押,他写信向上海道台蔡乃煌抗议,蔡氏的批示谓:

> 黄绅为本道衙门延主牛痘局事,力尽义务,垂数十载,年高德劭,妇孺皆知。沈香阁巡局,近在咫尺,竟茫无见闻,其平日玩泄不职,概可想见。[②]

上海道台集军事、民政、外交、洋务于一身,事繁任重,牛痘局不会是优先关注的重要部门,蔡乃煌却知道黄春甫已为此力尽义务数十年,而且高度推崇他年高德劭、妇孺皆知,同时又严厉斥责巡警当局玩忽职守,道台甚至还了解沈香阁巡局和黄春甫住所近在咫尺这样的细节,这份批示的内容与用字遣词,非常生动地显示了黄春甫受到尊重的程度。

五、 医学教育的局限与梦想

虽然黄春甫相当受到上海中西人士的尊重,却不能讳言他学习西

---

① 《申报》1883 年 11 月 21 日第 2 版,"绅商颂德"。
② 《申报》1910 年 1 月 21 日第 18 版,"巡警扰累行旅"。

医的过程有些问题，从而导致他在医学成就上的局限。早在 1860 年时，韩雅各在主持仁济医院第一年的年度报告中，除了盛赞黄春甫各方面的表现非常令人满意，对他有如下的评价：

> 若非黄春甫缺乏解剖实务，他会是一名好外科医生，由于中国人愚昧的偏见，他从未见识过尸体的内部，虽然我曾经就着解剖图片教他，但那是不够的；他可以在我的指导下熟练地进行小手术，却恐惧自行操刀，即使已特别指点他在何处及如何下刀也没有用。①

韩雅各明确指出黄春甫的严重缺陷，在于他没有基础性的解剖人体经验，这是源于中国人的传统观念而害怕操刀。

解剖是中西医学有别的关键，自 1851 年合信出版《全体新论》一书，解剖学的知识逐渐在华传播②，一些有识之士也重视此道，但是真要他们操刀进行解剖却是另一回事，黄春甫就是如此，韩雅各在仁济医院 1860 年年报中说，黄春甫对于《全体新论》在内的合信各种医书都已揣摩纯熟，体会良多，却仍无意甚至恐惧解剖。黄春甫这种态度无疑正是当时中国人普遍的态度，合信在 1858 年的仁济医院年报中指出，中国的法律与公众意见是彻底禁止解剖的。③ 晚至 1890 年时出使英法意比四国大臣薛福成仍认为："中国之良医，亦能推动人窍穴脉络而百无一失，然不必亲验诸死人，亦未尝为此惨酷之事也。忍哉西

① *The Fourteenth Annual Report of the Chinese Hospital at Shanghae, from January 1ˢᵗ to December 31ˢᵗ 1860*, pp. 4 - 5. 这年的仁济医院年报除了照例为英文本，又为了分送给华人而特别编印中文本《上海医院述略第十四册》，其中关于黄春甫的内容，大致是撷要意译自英文本，却省略了此处引用的英文本批评黄春甫缺乏解剖实务的部分："若非……那是不够的。"又将英文本接着批评黄春甫："他可以在我的指导下熟练地进行小手术，却恐惧自行操刀，即使已特别指点他在何处及如何下刀也没有用。"的一段文字，改写成赞美他："余医症时，彼亦能自出新裁从事刀割。"

② 关于 19 世纪解剖学在中国的传播，参见高晞，《德贞传：一个英国传教士与晚清医学近代化》(上海：复旦大学出版社，2009)，297 - 379 页，"《全体通考》：身体知识的现代解读"。

③ *The Twelfth Annual Report of the Chinese Hospital at Shanghae, from January 1ˢᵗ to December 31ˢᵗ 1858*, p. 7.

人也!①"甚至更晚的 1904 年张之洞等人奏定学堂章程中的"大学堂章程",在医科大学的科目中不设解剖学,其理由是:"中国风俗礼教不同,不能相强,但以模型解剖之可也。"②薛福成和张之洞都不是守旧顽固之辈,但是他们直到 19、20 世纪之交仍然不能接受解剖人体,如此,在 1850、60 年代的黄春甫欠缺解剖经验是可以理解的,他身处西医在华的过渡初期,即使经雒颉和引介解剖学来华的合信两人教导,也难以背离法律和传统风俗礼教的强大制约。③ 只是,此种欠缺的事实造成黄春甫医学上的成就有所局限,以致遇到严重的病例时,还得有赖主持仁济医院的西医出面治疗。④

黄春甫习医的第二个问题是其英文水平。到 19 世纪中叶为止,西医在华传播的困难之一,是教学双方如何使用彼此了解而且一致的用语,韩雅各在 1864 年的仁济医院年报中表示,中国的西医教育必须和印度一样以英文为媒介,当时仁济医院中的华人助手如果接受英语教育,必能成为杰出的内外科医生,但是韩雅各说自己没有时间教他们英文,特别是"其中一人在医院已超过十年,又有大量实务经验,却缺乏科学知识,一个人没有这些就不可能成为可靠或成功的医生。"⑤韩雅各指的是黄春甫不懂英文,以致无法学习科学的医学知识,其成就也会有限。

有些类似韩雅各的说法也出自最感谢黄春甫的庄斯顿之口。在

---

① 薛福成,《出使英法义比四国日记·出使日记续刻》(长沙:岳麓书社,1985),页 957,光绪 20 年 4 月 12 日。

②《奏定学堂章程》(台北:台联国风出版社,1970 影印本),页 178。

③ 直到进入民国后的 1913 年,内务部制订公布"解剖规则"五条,人体解剖才告合法。

④ 例如 1893 年 3 月 31 日《申报》第 4 版刊登一则放纸鸢导致的凶杀案件,被害人送仁济医院后,黄春甫见其伤势严重,肚肠流出,即请西医治疗,先将肠洗净,置回腹中,并缝线敷药等等。

⑤ *The Eithteenth Annual Report of the Chinese Hospital at Shanghai*, *from January 1ˢᵗ to December 31ˢᵗ 1864*, pp. 39 - 40.

1874年的捐助人年会中，庄斯顿谈论教育华人助手的困难，认为助手连寻常病症都不能诊断正确，只有黄春甫是例外，但也不是万无一失的，而这还是他长期向多位西医努力学习才有的结果；因此庄斯顿认为一个不易克服的困难就是英文，所以只有送华人到欧洲受教育才可望培育出优秀的中国医生。[1]

其实，黄春甫少年时初到上海本是为了学习英文[2]，他有可能误以为传教士办的学校应该会教英文，结果进了伦敦会的寄宿学校，却根本没有英文课。传教士不教英文的本意，是担心学生读了英文很容易受到其他收入较好行业的吸引，这有失寄宿学校培养基督徒与传教助手的目的，结果对于进入仁济医院的黄春甫而言，英文不好却意外地成为他学医的不利因素。[3]

黄春甫最先师从的雒颉与合信都是来华已久的传教医生，有相当程度的中文能力，合信更致力于医学名词中文化，师徒双方以中文沟通应当不难。韩雅各却是新来的，自己才学中文，而庄斯顿虽在上海多年，却以西人为开业对象，直到接掌仁济医院两年后才开始学中文[4]，因此这两人都主张在中国必须以英文才能教和学医学，他们也都在称赞推崇黄春甫的工作能力与服务态度的同时，又批评其英文的水平影响了他在医学上的成就。

黄春甫长期在英国人经营的仁济医院服务，日常与西人医生共事往来，又处在便于阅读西学刊物的上海，他不可能不知道自己在解剖和英文两方面的局限，也应当有不少检讨省思的机会，结果酝酿出自

---

① *North China Herald*, 18 April 1874, p. 34, 'The Chinese Hospital.'

② 张在新，"名医黄春甫先生事略"，1页。

③ 在中文本的1860年仁济医院年报《上海医院述略第十四册》中，提到黄吉甫能通英语，而黄春甫"不顾楚咻，亦知音义。"(2页)这很可能是中文本的译者自行添加的文字，因为英文本并没有这样的内容，即使黄春甫不至于完全不识英文，但程度也不会好，否则韩雅各和庄斯顿不会都批评他的英文能力。

④ LMS/CH/CC, 3.3.B, James Johnston to J. Mullens, Shanghai, 1 April 1868.

己对于中国西医教育的一套理念，准备公之于世并设法推动。

1887 年 3、4 月间，黄春甫设宴款待宾客，众人论及仁济医院的经营，他也即席发表由仁济医院推行西医教育的计划，在座的《申报》主笔听后撰成"论医院宜筹经久扩充之法"评论一文①，虽然未必能完整表达黄春甫的理念，但多少可以看出他大概的构想。此计划的目的主要着眼于使仁济的华人医生后继有人，同时也培育中国所需的西医人才，其实施内容则包含教育学习与考试任用两部分：在教育学习方面，每年由仁济医院招收学生 10 人，学习期限 7 年，聘请外人西医高手一名驻馆专责教学，不管看诊；学生每日学习西医以外，又有中医一名授课，学生就其兴趣与资质，"可西则西，可中则中，合同而化"。在考试任用方面，西医学习期满由官府考试，合格者也由官府发放执照，可咨送各兵船担任"官医"。中医学习期满，考试合格者也由官府发照后自行执业。黄春甫又表示，此事中国人若不及早筹划，必有外人代为举办，"以中国人所应办、所可办、所能办之事，而让之外国人，讵不大可惜乎？"②

由于追记黄春甫这项计划的《申报》主笔在文中说，黄春甫表示其计划"蓄之已久"，因此内容应该不只上述而已，但主笔自己"无问其详，愿闻其略"③，而且是事后追记成文，因此内容颇为粗略，例如文中并没有涉及解剖和英文两者，以致无从知道黄春甫在其教育计划中，是如何看待及解决自己以往经历的这两个难题。

黄春甫这项计划准备由仁济医院实施，所以他就请身为医院董事的慕维廉在 1888 年的捐助人年会中提出。其实从 1870 年以来，捐助人年会已经屡次讨论过类似的教育计划，却总是因为经费和学生的英

---

① 《申报》，1887 年 4 月 28 日第 1 版，"论医院宜筹经久扩充之法"。
② 同上注。
③ Ibid.

文条件等问题而无结果①。这次是由中国人提出，事前黄春甫还向招商局的三名执事募得 600 银两作为建造教室的费用，慕维廉也曾表明自己设在医院隔壁的学堂有许多读英文的中国学生可供挑选②，却仍然没有获得通过，而关于此事的新闻报道也未说明是何原因③。1890年，慕维廉再次提议，还是没有下文。④ 到了 1894 年，黄春甫进行最后一次努力，他在医院年会前特地先告诉庄斯顿，自己已逾花甲之年，因此医院需要后继有人，他可以获得来自中国商人资助四至五名学生的费用，甚至已有一位华商承诺负担一年所需 600 至 700 银两的大部分经费，所以经费不是问题。⑤ 庄斯顿在这年的捐助人年会中转达了黄春甫的意思，并建议选派代表成立委员会进行此事，而年会也的确成立了包含慕维廉在内的三人委员会，准备协助主持医馆的梅乐士（W. J. Milles）选拔学生等事⑥，结果又无下文。

　　黄春甫尽了最大努力希望促成的医学教育计划受阻，他非常失望。但是，在经费和学生都有相当把握的情况下，梅乐士仍无意接受黄春甫再三的建议，确实令人费解。就在同一年（1894 年）的年会中，梅乐士指出除了黄春甫以外，仁济医院还有另外两名华人助手，分别在馆十四、十五及四五年，梅乐士肯定地说："两人尚不能成为黄春甫

① *North China Herald*，12 April 1870，p. 259，'The Chinese Hospital；' 18 April 1874，p. 33 – 34，'The Chinese Hospital；' 12 May 1877，p. 470，'The Chinese Hospital；' 28 April 1882，p. 460，'The Chinese Hospital；' 23 March 1887，p. 24，'The Chinese Hospital.'

② Ibid.，23 March 1887，p. 324 'The Chinese Hospital.' 慕维廉不教学生英文的旧法，自 1860 年代起已经改变，他不但教学生读英文，还特地就此刊登广告以招徕学生，参见《上海新报》1864 年 6 月 2 日，第 356 号，"大英学堂"广告。

③ Ibid.，16 March 1888，p. 308，'The Shantung Road Hospital for Chinese.'

④ Ibid.，21 March 1890，p. 343，Chinese Hospital, Shanghai.'

⑤ Ibid.，9 March 1894，p. 363，'The Chinese Hospital at Shanghai.'

⑥ Ibid.，9 March 1894，p. 363，'The Chinese Hospital at Shanghai.' 慕维廉在年会后不久即返回英国，1895 年再来华。

的继任者。①"但是,两年后(1896年)黄春甫公开表达辞意,梅乐士即在年会中提议任命其中一人继任黄春甫并获得通过②;又经过一年(1897年),梅乐士宣布黄春甫辞职的消息,也宣布了第二位华人助手的任命,表示此人在华北有些工作经验,在仁济医院则有两年,"将足以执行黄春甫的工作"。③ 到此事情豁然开朗,原来是梅乐士自己无意于耗时费事的中国学生医学教育,宁可就地取材。其实也不能都责怪梅乐士,仁济医院毕竟是医院而非医学院,当时也只有梅乐士一名西人医生,病人数量又多,1897年单是门诊病人已接近76 000人之多④,虽然梅乐士只看其中的重症病人,但也不可能还要他兼任教学工作,若如黄春甫的计划是另聘一人专任教学,涉及的管理与协调问题可能很复杂,更何况黄春甫还想加上中医教学!

中医教学是黄春甫医学教育计划中非常引人瞩目的部分,聘有中医授课,学生依兴趣与资质可西可中,以期中西医合同而化;而学习中医的学生考试合格后,由官府发照执业。前者是要从医学教育上做到中西的会通,后者则是中医前所未有的教育与考照配套制度,尽管他计划中谈论的这些都只是原则性的构想,并没有具体的实施办法,但是黄春甫早在1887年时已有这些观念,可说相当得风气之先,即使最终没有机会实现,因此后人在他过世后称他:"常慨中国医学失坠,间有习西医者,又偏废中医义理,拟设一医学堂,冶中西之术于一炉,蓄此志二十余年,阻不得行,引为大憾。"⑤

其实,他有中西合一之志不只二十余年,而是早年就已对中医产生兴趣并有所涉猎,在1863年的仁济医院年报中,韩雅各对黄春甫的

---

① North China Herald, 9 March 1894, p. 363, 'The Chinese Hospital at Shanghai.'
② Ibid., 17 April 1896, p. 607, 'The Chinese Hospital at Shanghai.'
③ Ibid., 19 February 1897, p. 295, 'The Chinese Hospital.'
④ Ibid., 19 February 1897, p. 295, 'The Chinese Hospital.'
⑤ 张在新,"名医黄春甫先生事略",页2。

评价中已经提到，他具备一些中医的知识。^① 这应该就是他的教育计划内中西会通的构想渊源。再到 19、20 世纪之交，西医在华声势日上，国人对于中医也有存废或变通等各种主张，其中倡议中西医学合一的李平书先后发起成立"医务总会"、"医学研究所"等团体，黄春甫也加入并且都担任会董或协理职务^②，当时主张中西医学合一者几乎都是中医，他若不是唯一也必然是极少数西医出身者。即使黄春甫加入这些团体时已经年逾七旬，参与活动的程度也有待考证，但至少他的加入和担任的职务已经显示，在他的医学生涯中，是一直抱持着尝试中西会通合一的理念。

黄春甫是西医来华的过渡性人物。作为上海的第一位华人西医，学徒式的医学教育和中国传统反对解剖的观念，造成他的西医技术尚不全面，英文水平欠佳也让他难以进修医学新知，但是黄春甫却以长期而热忱的工作态度，奉献于医治病人和种痘防疫，赢得上海华人与西人的共同尊重，再加上他积极参与社会慈善活动，在上海具有很高的社会地位。

黄春甫的医学活动历经整个 19 世纪的下半叶，在这段时间内，西医在华有了长足的发展，从令人惊奇与疑虑兼而有之的外来新鲜事，变成许多人接受的事物，其发展甚至威胁到了中医的存在；而中国西医人才的培育，原本医院学徒式的训练也被专门的学校教育取代。在这样演变的潮流当中，黄春甫却一心想要推动由西医医院兼办中西合一的医学教育，这过于理想化的尝试，最终也没能成功。

---

① *The Seventeenth Annual Report of the Chinese Hospital at Shanghai from January 1st to December 31st 1863*，p. 5.

② 《申报》1906 年 8 月 9 日第 10 版，"医会成立"；《申报》1907 年 10 月 2 日第 20 版，"上海医学研究所重订简章"。

笪达文与仁济医院

英国人笪达文（Cecil John Davenport，1863－1926）从1905年起担任上海仁济医院的院长（Medical Superintendent），直到1926年过世为止，在职22年之久，是仁济自1844年创立至1950年为止任期最长的院长；而且，笪达文接任院长一职很有象征性，这是仁济由上海的外国人社区医生（community doctor）主持了将近40年（1866—1904）之后，从笪达文开始又回到创立初期由传教医生（medical missionary）主持管理的"传统"，并因为成果卓著，在他过世后继续由传教医生经营，直到1942年第二次世界大战期间被日本人接管为止。

在主持仁济医院期间，笪达文发挥传教士牺牲奉献的精神，以温和稳健但坚定的领导风格，摒除医院先前的暮气，建立病人付费制度，增加医护人员并设立护士学校，改善空间和扩充规模，多方争取捐款来源等，以提升医疗服务的水平，使得作为上海第一家西医医院的仁济医院，在20世纪初期上海医疗事业整体突飞猛进之际，得以维持历史性的领先地位，称职地扮演上海首屈一指大医院的角色。

笪达文是20世纪初期中国医学史上重要却为研究者所忽略的人物，本文主要依据他所属的伦敦传教会现存档案，并参考当年仁济医院年报和上海中外报纸等文献的内容，探讨笪达文其人、仁济医院在

19、20 世纪之交的变化，以及笪达文院长任内的各项重要建设，以呈现 20 世纪初期仁济医院的样貌。

一、 笪达文早年的经历

1863 年 5 月 26 日，笪达文出生在澳洲南部的阿德莱德（Adelaide）。他的父亲在 1843 年时从英国牛津移民澳洲，有七名子女，笪达文排行最小。他从艾尔弗雷德王子学院（Prince Alfred College）毕业后，只身前往英国伦敦的圣巴塞洛缪医院（St. Bartholomew's Hospital）学医，这是一家著名而古老的大医院，创立于 12 世纪，笪达文在 1887 年 5 月获得外科医生资格，随后留院担任住院医生。

笪达文是虔诚的基督徒，学医期间已许愿担任传教士，成为医生后不忘初衷，于 1888 年 10 月写信向伦敦传教会报名担任传教医生，伦敦会于同年 12 月接受他的报名，并派他到中国重庆从事医药传教的工作。[1] 他先从伦敦回到澳洲家乡省亲，再从澳洲搭船来华，于 1889 年底抵达上海，转往汉口停留大半年后，在 1890 年 11 月初抵达目的地重庆。[2]

笪达文是伦敦会重庆布道站第一位传教医生，他抵达后租屋做为诊所，开始为华人医疗，并在 1891 年底前往上海结婚，再携同妻子回到重庆。1892 年，笪达文进一步在木牌坊街购买房地建立重庆仁济医院[3]，并一度在布道站欠缺讲道的传教士期间，独自肩负布道站的全部工作。在重庆工作四年后，他于 1895 年初回到澳洲休假

---

① LMS/CP, no. 890, Cecil John Davenport to R. Wardlaw Thompson, 11 Christchurch Road, Hampstead, 4 October 1888；LMS/CM/CE, 11 December 1888.

② LMS/CH/CC/7.1.D., C. J. Davenport to R. W. Thompson, Chung King, 13 November 1890.

③ Ibid., 7.3.D., Davenport to Thompson, Chung King, 7 October 1892.《申报》1893 年 7 月 6 日第 2 版"蜀东余墨"。

一年。

在澳洲期间,笪达文接到伦敦会秘书信函,表示该会在武昌仁济医院的医生过世,希望他前往接管。1896 年 11 月,笪达文休假期满抵达武昌,他感受到武昌的"西化"程度较高,不少中国官员和民众都认同并赞助他的医疗工作,因此他在当地的工作比在重庆时要顺利[①],而他在武昌实施的一些新措施,例如对病人收费和男女病人分别就医等办法,后来他到上海后也依样实行。

1900 年夏,笪达文染患伤寒,由家人陪同在牯岭养病,因发生义和团运动,仓促由牯岭径往上海避难,再搭船返回英国。笪达文在英期间到伦敦热带医学研究所(London School of Tropical Medicine)进修,于 1902 年初再度来华,仍在武昌行医。1904 年底抵达上海接掌仁济医院。巧合的是笪达文在华行医的三家医院,名称都是仁济。

二、 接掌仁济的原因与经过

仁济医院是由伦敦会的传教医生雒颉创立于 1844 年,伦敦会却在 1860 年代时失去仁济医院的经营权,直到 20 世纪初由上海英国商人的提议并赞助薪水,经伦敦会和当时拥有仁济产权的保产委员会之下的医院董事会协商,最终接受了董事会的严格条件后,才得以派出笪达文在 1905 年主持仁济。伦敦会之所以历经波折才重获经营的权利,是仁济医院有别于一般传教医院的管理制度和伦敦会传教士无能失职的结果。

雒颉租屋创立仁济两年后,于 1846 年购地兴建医院自有房舍。为了节省伦敦会的开支,雒颉向上海的英国商人劝募兴建经费,落成后的医院也成为捐款人组成的保产委员会所有,但交给伦敦会的传教

---

① LMS/CH/CC, Reports, 2. 5, C. J. Davenport's Report for 1897 & 1898.

医生主持经营。^① 1857 年雒颉离开上海后仍然如此，到 1865 和 1866年时情况发生很大改变，先是伦敦会对主持仁济的该会医生韩雅各产生误会，认定他兼差为西人看病的行为不当，又进一步误认他将辞去传教医生的职务，于是要求他退还该会先前为他付出的 450 英镑赴中国的船费等支出。^② 但是伦敦会此项要求的信件到达上海时，韩雅各不幸已死于赴日本休假的旅途中，他的两名遗嘱执行人对于伦敦会的要求相当气愤，回信表示韩雅各在上海为中国人看病五年，他的辛劳付出人尽皆知，伦敦会有何道德诉求或法律权利要求其还 450 英镑？两名遗嘱执行人进一步批评，伦敦会在给韩雅各的信中，称仁济医院为"传教医院"（Mission Hospital）甚至是"伦敦会医院"（London Mission Hospital）的说法实为无稽之谈，因为该院的建筑与土地都是上海本地英国人拥有与管理的，他们更直率地说："如果医院的保产委员会决定要终止和伦敦会的所有关系，本地的西医将会有人乐意来主持。"^③

　　韩雅各死后，当时伦敦会上海布道站唯一的传教士慕维廉，也是仁济医院保产委员会的一员，他没能积极维护伦敦会经营仁济的权利，而是天真地认为如果伦敦会派来传教医生，最好是派往苏州，胜于到洋化气氛浓厚的上海，在苏州可以更自由地发挥医学专业和实现借医传教的目标。^④ 1866 年 7 月，慕维廉表示仁济医院已经由上海的社区西医庄斯顿主持经营了，而伦敦会布道站和医院的关系"如前"（same as before），而且伦敦会可以省下经营医院的费用，因此慕维廉

① *Statement Regarding the Building of the Chinese Hospital at Shanghae* (Shanghai: 1848)，p. 2. LMS/CH/CC, 1. 1. C. , W. H. Medhurst & W. Lockhart to the Directors, Shanghai, 14 October 1846.

② LMS/BM, 30 May 18675.

③ LMS/CH/CC, 3. 2. B. , James Johnston & R. Maclean to A. Tidman, Shanghai, 2 September 1865.

④ Ibid. , 3. 2. C. , W. Muirhead to A. Tidman, Shanghai, 22 May 1866.

觉得"没有遗憾"(no occasion for regret)①。他所谓关系"如前",指的
是布道站的人仍然可以进到医院中对病人传教,至于医院由谁经营他
就不在意了,此后直到 1900 年慕维廉过世前,他不但没有感到遗憾,
还几乎每年都在仁济医院的捐款人大会中,致辞感谢社区医生为仁济
医院的辛劳付出和成就,他浑然不觉因为自己的无能失职导致伦敦会
失去了一个重要的传教站点,也让远在英国的伦敦会秘书百思不得其
解并一再质疑②,究竟是什么原因使得慕维廉和伦敦会放弃了在上海
的医疗传教事业?

　　从 1866 年到 1904 年,专为华人服务的仁济医院由社区西医经营
长达 38 年,庄斯顿主持到 1883 年,再由一家联合诊所的多名西医接
替长期轮流主持。这些西医虽然自愿在为外国人看病之余义务照料
仁济医院,但他们毕竟不能专注于仁济医院,又是每人轮流一段时间
前来兼顾,而且他们都不说中文,得通过翻译和病人及医院人员沟通,
他们也只是选择性地医治重症病人,至于一般医疗和医院行政都留给
中国医生和其他助手处理③,社区医生的种种表现都和传教医生全心
全力的奉献有别,长期下来便导致仁济医院暮气沉沉,笪达文描述自
己刚上任时见到仁济的情景,无法和上海其他西医医院竞争,情况很
不理想,呈现"一种极为随意和散漫状态的风格"。④

---

① LMS/CH/CC, 3.2. B., W. Muirhead to Joseph Mullens, Shanghai, 20 July 1866.
② LMS/CH/GE/OL, box 27, R. W. Thompson to H. Ll. W. Bevan, London, 17 July
　1903; ibid., Thompson to W. H. Poate, 17 July 1903.
③ 从 1891 年起在仁济负责女性病患护理工作的女传教士哈蕾(Ethel M. Halley)曾报道,
　自己为病人进行"许多"较小的手术如脓疮、疖肿、指头疮等等(LMS/CH/CC, Reports,
　2.4, E. M. Halley's report for 1897),但她并非医生,也不是专业护士,只是受过短期护
　理训练而已。
④ LMS/CH/CC, Reports, 6.2, C. J. Davenport, 'Decimal Report of Shanghai Medical
　Work.'1901 年哈蕾小姐描述的一件个案,可以代表当时仁济医护人员的态度,一名 10
　岁女童因肺炎及营养不良入院,中国女护士嫌烦而要求赶快送走已濒死亡边缘的女童,
　医生则表示再尽力也不会有什么效果。经哈蕾细心照料几天后,女童病情好转,让医生
　大为惊讶(ibid., 3.3., E. M. Halley's Report for 1901)。

有些上海的英国人感受到仁济医院需要一些改变，当长期领导伦敦会上海布道站的慕维廉在 1900 年 10 月过世后，同会传教士包克私（Ernest Box）获选递补为仁济医院保产委员，他在 1902 年初写信给伦敦会的秘书说："在仁济医院的支持者当中，有越来越多的人觉得，一名传教医生应该会比现在的社区西医做得更好才是。"①

其中有这种想法的人是隆茂洋行的总经理波特（William H. Poate）。② 他在 1903 年出手捐赠银子一万两，供伦敦会派遣一名传教医生主持仁济医院，为期五年。③ 于是伦敦会上海布道站代表和仁济医院保产委员会之下的董事会展开协商，伦敦会希望所派的传教医生能全权管理仁济医院，不受医院董事会的指挥监督，同时伦敦会只负担传教医生的薪水，至于仁济医院的经营费用则由董事会负责。④ 但仁济董事会另有想法，他们虽然同意由伦敦会的医生担任仁济医院的院长，但条件非常严苛：该名医生必须接受董事会的唯一指挥与监督（exclusive direction and control），同时董事会还要为仁济任命一名兼有董事身份的顾问医生（Consulting Surgeon），也就是说伦敦会所派遣的院长，只能听命于仁济的董事会而非伦敦会，并且还有一位监督与制衡院长的顾问医生。⑤

伦敦会当然不能接受将一名传教医生连同其薪水平白送人的不合理条件，于是由上海布道站要求仁济董事会修改条件，将担任院长的传教医生接受董事会唯一指挥监督的范围限于医院事务，以维持院

---

① LMS/CH/CC, 13. 1. A, Ernest Box to George Cousins, Shanghai, 5 February 1902.

② 波特和伦敦会有一层特别的关系，他在 1891 年和伦敦会上海站的女传教士结婚，其妻婚后辞去传教士职务。

③ LMS/CH/CC, 14. 3, E. Box to G. Cousins, Shanghai, 22 May 1903.

④ LMS/CH/GE/OL, box 27, R. W. Thompson to H. Ll. W. Bevan, London, 17 July 1903.

⑤ LMS/CH/CC, 14. 4, Copy of letter received from the Secretary of the Hospital Committee, dated Shanghai, no day, December 1903.

长个人的传教士身份，便于主持或参与医院以外的传教活动①；仁济董事会也接受了这项修订意见。此外，董事会还有其他严格的条件，例如院长任何时候要离开仁济外出必须先得到董事会同意，以及院长虽然有权指挥院内中国人医生和助手，但未得董事会事先同意不得予以解雇等等。不过伦敦会上海布道站认为，仁济董事会愿意修订放宽对院长的控制权已相当难得，事实还有两名董事反对让步，试图阻止董事会通过修订后的合约，上海布道站为避免节外生枝，强烈（strongly）建议伦敦会接受修订后的合约②，伦敦会也终于在 1904 年 6 月 14 日的理事会议中批准。③

在双方协商谈判期间，伦敦会征求笪达文关于接下仁济工作的意见。他一开始并无意接受，因为他在武昌的工作相当顺利从而不想调换地点，稍后他考虑到上海的气候水土可能比较适合妻子，才改变心意接受了这项任务。④ 1904 年 12 月 20 日，笪达文和家人抵达上海，在 1905 年 1 月 1 日就任仁济医院的院长，这时伦敦会才算是失而复得重新获有仁济医院的经营权利。

三、 笪达文的性格与作风

在大都市上海担任规模可观的仁济医院院长，对外要能满足社会环境对医院的需求，积极争取中西各界的资源，还得面对其他医院的竞争；对内则要领导中外医护人员做好医疗服务，同时自己也要有精湛丰富的医术等。院长角色和工作的复杂艰巨，不是只需专注诊治病人或主持小型医院的大多数传教医生可以相提并论的；尤其仁济医院

---

① LMS/CH/CC, 15.1, H. Ll. W. Bevan to R. W. Thompson, Shanghai, 28 April 1904.
② Ibid.
③ LMS/BM, 14 June 1904, 'Shanghai D.C.'
④ LMS/CH/CC, 15.1, C. J. Davenport to R. W. Thompson, Wuchang, 10 February 1904.

不同于一般传教医院的性质，在所有权与经营权分立而且前者凌驾后者之上的形势中，如何在成员以商人为主的医院董事会下顺利承担院长一职，还要有助于自己所属的伦敦会传教工作，这实在不是一件容易的事。有如1913年笪达文所说，自己同时为两个团体工作，必须兼顾双方的利益，这是一个困难而敏感的职位。[1]

所幸笪达文的个性温和稳健，没有强势的领导作风，也不追求锋芒毕露，他待人总是设身处地与人为善，对事则务实而立场坚定，因此普遍受人欢迎与尊重，非常有利于推动院务工作，连先前设下严密防范院长规定的医院董事会，都转而支持甚至依赖他。

董事会是仁济医院的决策部门，成员人数不定，保产委员、院长、顾问医生、司库、秘书等为当然董事，另外由每年的捐款人大会推举数名董事组成。笪达文形容董事会是个强势、积极而有实权的团体，成员在意的是仁济医院的最佳利益[2]；他又描述董事会的一些成员是有拼劲和勇往直前的生意人，他们的要求就是仁济医院应以生意手法好好经营，而不在乎什么传教方法或目的。[3] 1905年笪达文上任这年，董事会有12名成员，多达8人是上述他形容的英国商人，其他4人是担任保产委员的伦敦会传教士包克私、秘书百立欧（Neil Macleod）、顾问医生梅乐士以及笪达文自己。百立欧和梅乐士都是上海的社区医生，也都担任过仁济院长，梅乐士更是笪达文的前任，他们对于失去仁济的舞台多少是介意的，梅乐士坚持使用院长宿舍到最后一天[4]；而百立欧则一直到笪达文接任院长六年后的1911年时，还试图取回仁济的经营权，并扬言中国人会比较偏向社区医生而

① LMS/CH/CC, 24. 1, C. J. Davenport to F. Lenwood, Shanghai, 30 January 1913.

② Ibid., C. J. Davenport to F. Lenwood, Shanghai, 18 March 1913.

③ Ibid., 26. 2, C. J. Davenport to F. H. Hawkins, Shanghai, no day May 1915.

④ Ibid., 16. 1, C. J. Davenport to George Cousins, Shanghai, 23 January 1905.

非传教医生。①

　　这种情形对笪达文自然不太有利，不过他温和内敛，又能经由包克私了解董事会的情势，而且促成伦敦会重回仁济的波特也在 1905 年当选保产委员兼董事会的总董，成为笪达文经常咨询请教的对象，这些因素让笪达文很快就赢得董事会的支持。他上任三个月后，波特在写给伦敦会秘书的信中说："笪达文医生似乎正以正确而适当的方式推动医院的工作，反对的声音也因此消失了。"②笪达文任职整整一年后，波特又因为很满意他推动院务工作的方式，特别捐助 500 两银给伦敦会上海布道站。③ 波特并没有明指笪达文的方式究竟如何，不过，1908 年初笪达文曾向伦敦会报告："董事会一直以最好而体谅的方式待我，没有摩擦，也不带情绪，几乎可以说没有拒绝过我的要求。"④在同一年后，上海布道站的传教士毕敦（W. N. Bitton）也写道："很少有人能像笪达文一样，做得如此成功而鲜与人有摩擦。⑤"可见笪达文和董事会之间的良好互动关系是他成功的重要因素，他在自己就任一年后给伦敦会的年报中说：

　　　　在医疗工作方面，我很高兴一切进行得平稳顺利，我原先担心的许多问题并未出现，原来的医护人员、董事会成员以及中国医护人员都非常亲切有帮助。虽然介入一个老旧的机构并改变它的运作是一件困难而敏感的任务，但是我要感恩地说，我在仁济医院已经做了一些改变，我相信没有做坏，未来也会做得更多更好。⑥

----

① LMS/CH/CC, 22.2, C. J. Davenport to G. Currie Martin, Shanghai, 18 May 1911.

② Ibid., 16.1, W. H. Poate to G. Cousins, Shanghai, 31 March 1905.

③ Ibid., 17.1, E. Box to G. Cousins, Shanghai, 4 January 1906.

④ Ibid., 19.1, C. J. Davenport to G. Cousins, Shanghai, 18 January 1908.

⑤ Ibid., W. N. Bitton to G. Cousins, Shanghai, 1 March 1908.

⑥ LMS/CH/CC, Reports, C. J. Davenport's Report for 1905.

同时，笪达文在另外写给伦敦会秘书的信中也表示：

> 院务工作进行得非常顺利，我不怀疑将会继续进行下去，五年期满后我相信不会回到以前的老样子。我敢说只要我仍然在职，将会是促使波特先生继续慷慨捐助和董事会与伦敦会续约的有利因素。[①]

这些说法不是凭空自夸，而是努力工作后的自信，事实也证明这种自信是对的，五年期满后医院董事会果然主动和伦敦会续约，此后也都是如此，直到笪达文于 1926 年过世为止。

笪达文不仅和董事会和谐互动，他和属下医护人员也有良好的关系，他相当关心下属的工作与生活状况，而且总是不分中外医护人员一并尊重，他经常在书信、公开的年报或会议中赞扬并感谢中国医生和护士的表现。[②] 仁济医院原有一位资深的潘姓中国住院医生，颇得笪达文的赞赏，却在他接任院长一年多以后病故，笪达文相当难过，在这年的医院年报中以不少篇幅报道此事，并摘译了一家中文报纸纪念潘医生的文章内容，认为他的病故是仁济医院的重大损失，也是这年仁济医院的两件大事之一。[③] 递补潘医生遗缺的是毕业于北洋医学院的张汝舟，笪达文曾比较潘、张两人，认为前者保守，是典型传统的中国人，但富有组织的能力，后者则进步开明，更适合情势迅速变化的当代中国。[④] 笪达文对张汝舟医疗工作的热忱与能力屡次表示满意，到

---

① LMS/CH/CC, 16. 4, C. J. Davenport to G. Cousins, Shanghai, 28 December 1905.

② 例如在 1919 年的医院年报中，笪达文就表示，仁济医院的成功，多归功于四位中国籍住院医生与全体中国工作人员的坚守，笪达文对他们的能力与奉献表示感谢（*The Seventy-Third Annual Report of the Chinese Hospital Shantung Road*, *Shanghai*, *for the Year 1919*, p. 9）。又如在 1920 年的捐款人年会中，主席赞扬笪达文的贡献时，他随即表示都是中外医护人员的功劳，"特别是负担最重的中国医护人员"（*The Seventy-Fifth Annual Report of the Chinese Hospital Shantung Road*, *Shanghai for the Year 1921*, p. 7）。

③ LMS/CH/CC, Reports, C. J. Davenport's Report for 1906. *The Sixtieth Annual Report of the Chinese Hospital Shantung Road*, *Shanghai*, *for the Year 1906*, pp. 5, 7 - 8. 另一件大事为兴建女医院大楼。

④ LMS/CH/CC, 5. 1, C. J. Davenport's report for 1906.

1912 年时笪达文表示已将大部分内外科医务交给张汝舟①，又一年后笪达文休假返英，据新到仁济不久的英国住院医生卜来士（Arthur C. Price）表示，笪达文将院务工作交由张汝舟负责②，可见对他是相当信任的。

　　对于院内中国医护人员的贡献或另有高就，笪达文不忘表达谢意或祝福。例如一位梁庚长医生，1905 年进入仁济医院担任学徒，逐渐晋升为药剂师、内外科助手、住院医生与病理专家。1915 年由东北三省防疫处总办伍连德聘往设在哈尔滨的附属医院任职，薪水远高于仁济医院，定案以后随即有卜来士要离职从军参加第一次世界大战的事，梁医生考虑到仁济医院将因此严重缺乏人手，于是主动向笪达文表示愿意放弃哈尔滨的职务，继续留在仁济服务；笪达文即在给伦敦会的书信和 1915 年的医院年报中分别报道此事，就梁医生对仁济的忠诚和自我牺牲精神表达最诚挚的感谢。③ 到 1920 年时，梁医生决定辞职自行开业，笪达文又在这年的医院年报中披露此事，叙述梁医生在院内的经历及曾经为仁济放弃高薪的往事，笪达文认为仁济虽然因梁医生的离去而蒙受损失，却也显示仁济达成了为社会培育医学人才的更宽广崇高的目标。④

　　以上几位都是在中国接受西医教育出身的医生，而留学英国习医的牛惠霖则不同，他具有英国医生的资格，自 1918 年起担任仁济的住

---

① LMS/CH/CC, 18. 2, C. J. Davenport to G. Cousins, Shanghai, 29 May 1907; ibid., Reports, 5. 3, Davenport's Report for 1907; ibid., 6. 2, Davenport, 'Decimal Report of Shanghai Medical Work;' ibid., 6. 3, Davenport's Men's Hospital Report for 1912.

② Ibid., Reports, 7. 2, Arthur C. price's Men's Hospital Report for 1913.

③ Ibid., 26. 3, C. J. Davenport to F. H. Hawkins, Shanghai, 17 August 1915. *The Sixty-Ninth Annual Report of the Chinese Hospital Shantung Road, Shanghai, for the Year 1915*, p. 6.

④ LMS/CH/CC, Reports, 8. 5, C. J. Davenport's Report for the year 1920. *The Seventy-Fourth Annual Report of the Chinese Hospital Shantung Road, Shanghai, for the Year 1920*, pp. 11 – 12.

院医生，笪达文屡次称赞他对于仁济的帮助极大，不料牛惠霖却遭到院内英国护士的抵制，原来这些深怀优越感的英国护士不愿屈居牛惠霖之下，也不愿接受他的指示进行护理工作，甚至企图阻碍他参加一向只有外国医护人员出席的医院每月会议，但笪达文坚持牛惠霖既然具有英国医生资格，和其他英国医生的地位和权利也应相等，不能只因为是中国人而受到歧视。[①]

笪达文对中国医护人员的关心与尊重获得了回报，1923 年 5 月 26 日他 60 岁生日当天，仁济医院全体中国人为他举办祝寿茶会，由中国医生主持、演讲及致赠生日礼物，并合拍照片，参与的中国人从工役到医生共五六十人[②]，上海的中英文报纸都刊登了这次祝寿茶会的活动。笪达文自己谦称不敢当，但他也说茶会的气氛就像一个大家庭的团聚一般。[③]

笪达文当然也关注英国医护人员。例如有位住院医生杜维（John E. Dovey）到职不久，工作相当专注，但逢妻子新生一子，杜维觉得自己难以在努力工作和照顾家庭之外，还能学好中文。为体谅杜维的窘境并减轻他的压力，笪达文主动增加自己的门诊量，从每周一天改为两天，让杜维能多出一天学习中文的时间。[④] 又如，上海的物价较高，生活费用昂贵，仁济医院的英国医护人员都有传教士身份，领取的也是和传教士相同的薪水，生活并不宽裕。1919 年笪达文向医院董事会争取每月补助水电媒气等费用，董事会也同意每月补助单身人员 25

---

① LMS/CH/CC, 30. 2, C. J. Davenport to F. H. Hawkins, Shanghai, 28 August 1919.
② 笪达文在一份报告中表示，1916 年时仁济医院有中国职工 53 人，其中 22 人为医生、助理或护士（ibid., Reports, 8. 1, C. J. Davenport's Report for 1916）。
③ Ibid., 34. 2, O. G. R. Beynon to F. H. Hawkins, Shanghai, 29 May 1923; ibid., C. J. Davenport to F. H. Hawkins, Shanghai, 30 May 1923.《申报》1923 年 5 月 26 日，第 15 版，"仁济医院为笪院长祝嘏"。*North China Herald*, 2 June 1923, p. 600, 'Presentation to Dr. C. J. Davenport.'
④ LMS/CH/CC, 38. 2, C. J. Davenport to F. H. Hawkins, Shanghai, 30 October 1925.

元、携眷的 50 元。① 此举引起伦敦会上海布道站的其他非医生的传教
士要求伦敦会比照办理,而伦敦会深恐此例一开将增加该会大笔经费
支出,因此一再要求仁济医护人员退还董事会的补助款以示公平。②
笪达文据理力争,认为医护人员的工作性质不同于其他传教士,例如
办学的教育传教士有寒暑假可以休息,医护传教士不但没有寒暑假,
还得 24 小时轮值当班,发生意外事故急救病患时更是不眠不休,因此
工作只会比其他传教士辛苦,既然不同工就应该不同酬,这才是真正
的公平合理,连董事会都同意这项补助是对医护人员辛劳的合理
回报。③

笪达文为医护人员争取待遇时主张不同工不同酬,他自己虽然是
院长,职责繁重,却也是传教士的身份,因此领取的同样是传教士薪
水,一点也不高于属下的医护人员,甚至只是非传教士身份的住院医
生牛惠霖薪水的一半而已④,笪达文却始终甘于此种牺牲奉献的待遇。
不仅如此,伦敦会上海布道站的站务会议是合议制,笪达文、他的属下
及每位传教士的地位都平等,有事需要投票决定时,他和其他人的票
也平等。笪达文能在这种情形下获得仁济医院医护人员的敬重,并接
受他的领导,是相当不容易的。

笪达文温和而自信、善与人处但坚持原则的人格特质,充分体现
在上述他与医院董事会的和谐关系,以及他与下属医护人员的互相尊
重之中,这些人格特质和良性互动关系,是探讨他院长任内仁济医院
各项事业发展时不能忽略的重要因素。

---

① LMS/CH/CC, 30.1, C. J. Davenport to F. H. Hawkins, Shanghai, 26 March 1919;
ibid., 30.2, Davenport to Hawkins, Shanghai, 2 April 1919.
② LMS/CH/GE/CM, 17 & 18 November 1924;16 & 17 November 1925;13 March 1926.
③ LMS/CH/CC, 30.4, C. J. Davenport to F. H. Hawkins, Shanghai, 18 October 1919;
ibid., 39.1, Davenport to Hawkins, Shanghai, 19 January 1926; ibid., 39.2,
Davenport to Hawkins, Shanghai, 24 June 1926.
④ Ibid., Report, 8.3, C. J. Davenport's Report for 1918.

四、笪达文任内的重要建设

进入 20 世纪后，上海城市继续快速发展，人口大量增加，而新式交通工具和各种机械设施导致的意外事故也大增，因而需要更多的医院。笪达文在 1910 年指出，他刚到上海时只有四家医院，1910 年已经增加到 15 家以上，法国、德国、日本以及中国人都兴建了新式的医院，原有的医院也在扩建改善。笪达文觉得仁济必须迎头赶上，他说："留在原地就是退步"。[①] 因为仁济医院专门服务中国人，所以笪达文特别注意上海新兴的中国医生与中国医院，他发觉最近从外国留学回华的中国医生很受同胞病人欢迎，而且他们主持的医院或诊所的规模都很可观，设备也相当新颖齐全。[②]

面对这些医院群起竞争的新情势，笪达文在担任院长的 22 年期间，致力于多样重要的建设，包含：①建立病人付费制度；②增加医护人员与开办护校；③多方争取捐款来源；④改善医院空间与环境等。这些建设让原已显得老旧欠缺竞争力的仁济医院得以与时俱进，在 20 世纪初期上海医疗事业蓬勃发展的新局面中，维持仁济的历史性声誉。后来终于获得富有的英国人雷氏德（Henry Lester）巨额遗赠，建成新颖的现代化医院，为中国人提供更好的医疗服务。笪达文任内的重要建设并非全是他一人费心尽力即可达成，但是身为院长主持大计，从筹划执行到联系协调，他的任务最为艰巨。

（一）建立病人付费制度

在华传教医生一向免费义诊，从最早于 1834 年来华的伯驾开始

① LMS/CH/CC, 6.2, C. J. Davenport's Decimal Report of Shanghai Medical Work. *Report of the Shantung Road Chinese Hospital Shanghai*, *1909*, pp. 3 - 4.

② Ibid., 6.1, C. J. Davenport's Report for 1909；ibid., 8.5, Davenport's Report's Report for 1920；ibid., 9.1, Davenport's Report for 1921；ibid., 9.3, Davenport's Report for 1923；ibid., 39.2, Davenport to F. H. Hawkins, Shanghai, 24 June 1926.

就是如此。雒颉也不例外,1844 年他在上海县城小南门外租屋开设医院时,还未定名"仁济",而是仿照中国人免费义诊的做法称为"施医馆",他印发的传单开宗明义是:"本馆施医赐药,毫不索谢。"①在雒颉之后数十年间经营仁济医院的传教医生和社区医生,以及在华的所有传教医生,都是同样的做法。

19 世纪末年情况有所转变,各地传教医院开始向病人收取低廉或只是象征性的费用。笪达文在重庆期间是免费义诊,在 1896 年调到武昌以后,从第二年起开始收费,例如门诊病人收 20 文钱,不久又涨到 40 文钱,到病人家中出诊则收 3 元等等,但凡是穷苦病人仍然免费。笪达文表示没有病人抱怨付费,甚至求诊人数还增加了,他认为这是中国人已经感受到西方医药与传教医生的价值,既然获得利益就应付费,同时有些不需要上医院却贪图免费而来的人会因为收费而却步,因此减少医疗资源的浪费,使得真正需要的贫穷病人受惠更多。②

到上海以后,笪达文也立即着手推动仁济医院实施收费制度,并在他第一次参加的 1905 年的捐款人大会中提出讨论。不过,由于仁济医院免费施医的传统已长达 60 年,总是有人觉得收费不符合前人开办医院的慈善宗旨,因此收费的提案虽然获得超过四分之三的同意票数,并授权董事会决定收费标准③,但是历年捐款人大会罕见有议案经讨论后不是全体一致同意通过的,可见从免费改为收费确是非

---

① 此张传单附在雒颉刻印的《新种痘奇法》书末,刻印年份不详,但传单最后署"馆设上海小南门外"等字样,而雒颉从 1844 年 5 月底在小南门外租屋,至 1846 年 7 月迁至北门外租界内新建房舍,故《新种痘奇法》一书及所附传单是刻印于 1844 年 5 月至 1846 年 7 月之间。

② LMS/CH/CC, Reports, 2.4, C. J. Davenport's Report for 1897; ibid., 2.5, Davenport's Report for 1897 and 1898.

③ *North China Herald*, 21 April 1905, p. 125, 'The Chinese Hospital—Shantung Road;' ibid., 28 April 1905, p. 206, 'The Shantung Road Hospital—Annual Meeting.'

常重大的改变，很难一下就说服所有的人，《北华捷报》报道仁济医院这项新制度时也评论说，仁济医院从此将是"半慈善半自费"（semi-charitable and semi-self-supporting）的性质了。①

董事会决定的收费标准，凡穷苦病人以及雇主是仁济医院捐款者的病人不收费，其他的病人一般门诊每次 10 文钱、正常时间外的门诊每次 1 元、一般住院病房每天 100 文钱、个人病房每天 1 元等。② 这些金额比起先前笪达文在武昌的收费标准有高有低，但以病人数量最多的一般门诊而言，仁济医院只收象征性的 10 文钱，远低于武昌的 40 文钱，既然收费后武昌的病人数量不减反增，那么仁济更应该如此才是，但结果并非如此。从 1905 年 6 月开始收费后，这年仁济医院的病人数量减少了，门诊从 1904 年的 96 747 人显著降低至 1905 年的 80 573 人，住院也从 1 372 人降为 1 221 人；而全年都收费的 1906 年病人数量再度降低，门诊只有 72 450 人，住院也降为 871 人；此后数年的门诊人数都在六七万人之间，1909 年门诊降至最低的 61 552 人，1912 年才又回升到 95 776 人。③

对于收费导致病人明显减少的现象，笪达文认为这并不是坏事，一方面以往大量的病人实在难以好好看诊，收费可以阻却许多其实不需到医院来的人，并使真正的病人获得更好的医疗服务，而且每名病人所付不多，但合起来却是可观的收入，可以一定程度地支援医院的

---

① *North China Herald*, 21 April 1905, p. 125, 'The Chinese Hospital—Shantung Road.'

② *China Medical Missionary Journal*, 20：5（September 1906），pp. 231 - 232，'Fifty-Ninth Annual Report of the Chinese Hospital（Shantung Road），Shanghai, 1905. 这些收费标准后来有所修订。

③ *China Medical Missionary Journal*, 20：5（September 1906），pp. 231. *The Sixtieth Annual Report of the Chinese Hospital Shantung Road, Shanghai, for the Year 1906*, p. 8. *Report of the Shantung Road Chinese Hospital Shanghai, 1909*, p. 10. *The Sixty-Sixth Annual Report of the Chinese Hospital Shantung Road, Shanghai, for the Year 1912*, p. 10；

"自养"(self-support)。①笪达文这种看法并非病人减少后的自我安慰,他的确非常重视以收费来支持医院的经营,"自养"一词也经常出现在他的书信和年报中。仁济医院一向依赖捐款维持,但来源和多少并不稳定,容易受到人事变动和经济景气等因素的影响,几乎每年捐款人大会的讨论都要涉及收支平衡的难题,因此由病人合理付费不失为可靠稳定的财政来源,有利于医院的经营和预定工作计划。仁济医院完整收费的第一年(1906 年),病人付费 3 359.21 两银,占这年医院总收入 11 795.32 两的 28.5%,已经接近三成;到 1915 年时,病人付费 12 210.51 两,占医院总收入 28 493.59 两的 42.85%,已超过了四成;再到 1925 年时,病人付费 41 138.02 两,也占了医院总收入95 431.65 两的 43.1%②,这些资料都显示,病人付费制度对于笪达文期望仁济医院在经费和经营上能够"自养"的重要性。

除了门诊付费,病人住院也要付费,并分为一般病房(general ward)与个人病房(private ward)两种,前者和穷苦免费者同病房但需付费,后者则另有单独的空间。个人病房在笪达文建构的付费制度中是非常重要的一环,他会在仁济医院开设此种收费较高也较舒适的病房,一方面是掌握了许多病人对于隐私、自在和舒适的需求,另方面则是了解此种病房对于医院的经费很有帮助。在武昌时,他已利用医院楼上的病房接待愿意多付费的中国病人③;到上海后,仁济医院在 1907 年新建启用的女医院也有个人病房,并经常住满病人,笪达文在同一年宣称:生活较好的中国人是开放的,已经愿意接受西医

---

① LMS/CH/CC, Reports, 5. 1, C. J. Davenport's Report for 1905; ibid. , Davenport's Report for 1906. *The Sixtieth Annual Report of the Chinese Hospital Shantung Road*, *Shanghai*, *for the Year 1906*, pp. 6,8.

② *The Sixtieth Annual Report of the Chinese Hospital Shantung Road*, *Shanghai*, *for the Year 1906*, p. 23; ibid. , 1915, p. 16; ibid. , 1925, p. 21.

③ LMS/CH/CC, Reports, 2. 5, C. J. Davenport's Report for 1897 and 1898.

治疗与外科手术了，他们希望能住进个人病房，以期得到更好的医院治疗。① 由于女医院个人病房的成功，笪达文接着积极筹设男性的个人病房，在1910年将自己的院长宿舍改建成15张病床的个人病房，此后笪达文、其他住院医生和报纸在报道中，屡次提到这些病房非常适合病人的需要，也经常住满了病人②，1911年的医院年报描述落成不久的男性个人病房正合中国人的心意，他们非常喜爱这些病房的安静、舒适、整洁和不受打扰性，有些病人甚至因此而捐钱给医院以表感谢。③ 男性个人病房第一年（1911年）接待119名病人，第二年随即达到253名，扩大了1倍还多，病床也增加为21张。④ 这些都证明病人确实有此需求而医院也能增加收入的双重好处。

或许有人会质疑，笪达文建立向病人收费制度，又开设收费较高的个人病房吸引经济能力较好的病人，这种举动是否只顾营利并服务富人而忘了穷人，也背离了仁济医院的慈善宗旨呢？仔细研读笪达文的书信报告后，可以知道并非如此：

（1）他是基于医院经营的立场，避免专门依靠捐款而导致收入不稳定，也难以制订工作计划，为期增加经费收入而以病人付费作为稳定的财政来源，进一步还希望最终能达到"自养"的理想目标。

（2）他没有忘记穷苦的病人，而是要以来自富人的收入用于医治穷人，有如他在1910年谈论个人病房时说道："这些新式病房将证明

---

① LMS/CH/CC, 5.3, C. J. Davenport's Report for 1907. *The Sixty-First Annual Report of the Chinese Hospital Shantung Road, Shanghai, for the Year 1907*, p. 6.

② Ibid., 6.2, C. J. Davenport's Report for Men's Hospital, 1910; ibid., 6.3, Davenport's Report for Men's Hospital, 1911; ibid., 7.2, Arthur C. Price's Men's Hospital Report for 1913. *The Seventieth Annual Report of the Chinese Hospital Shantung Road, Shanghai, for the Year 1916*, p. 7. *North China Herald*, 8 April 1911, p. 97, 'The Chinese Hospital. The Lalcaca Memorial;' ibid., 9 March 1912, p. 641, 'Shantung Road Hospital—Annual Meeting.'

③ *The Sixty-Fifth Anual Report of the Chinese Hospital Shantung Road, Shanghai for the Year 1911*, p. 7.

④ Ibid., *1912*, p. 7.

会大有用处,也让富人分担穷人的需要(help the rich to provide for the poor)。"①以 1916 年为例,仁济医院的住院人数 2 209 人,其中住个人病房者 260 人,是到这年为止住个人病房人数最多的一年,但也只是全部 2 209 人的 11.8%而已,可是这些病人付费 6 888.35 元,却占了所有病人各项付费合计 25 330.22 元的 27.2%。②

(3) 他希望借个人病房创造有利于传教的环境,吸引条件较好的中国人到仁济医院看病,让这些病人和基督教有机会接触。以往的基督教传教士大都只能吸引低下阶层的中国人,19 世纪后期传教士借着学校、医院和出版物逐渐影响到中上阶层,笪达文在武昌时已和地方官员绅商多有往来,他到上海后继续借医传教,个人病房是很有吸引力的设施。其实,这些个人病房并不豪华奢侈,1911 年仁济医院召开捐款人年度大会时,邀请与会者参观个人病房,《北华捷报》的记者参观后报道:"这些病房虽小而简朴(small and plain),却是舒适和方便的典型。"③

因此,笪达文觉得个人病房的实用性(utility)和适当性(suitability)是无可置疑的,他说个人病房不只是对有能力负担费用的病人有好处,对支援医院整体经营而言,也非常有利。④

(二) 增加医护人员与开办护校

在 19 世纪,仁济医院就是由一名传教医生或一名社区医生负责,以下有数名中国医生或学徒协助,动手术有需要再临时请上海的其他传教或社区医生帮忙,这也是当时许多传教或慈善医院的通例。

1905 年笪达文接任院长后,由于工作日趋繁重,独自一人很难做好庞大的医疗工作,而且医学分科日渐专业化,需要多人分工合作,因

① LMS/CH/CC, Reports, 6. 2, C. J. Davenport's Report for Men's Hospital, 1910.
② *The Seventieth Anual Report of the Chinese Hospital Shantung Road, Shanghai for the Year 1916*, pp. 7,20.
③ *North China Herald*, 24 February 1911, p. 428, 'Shantung Road Hospital—Annual General Meeting.'
④ LMS/CH/CC, Reports, 6. 3, C. J. Davenport's Men's Hospital Report for 1912.

此他视情况需要陆续向董事会和伦敦会争取增加医护人员，包括增加男女住院医生、延揽本地兼职医生、增加护士与开办护士学校等。这些新增的医护人员显著提升了医疗服务的效率与品质，也是仁济医院从传统的传教或慈善医院蜕变成现代化大型医院的重要基础。

1. 增加住院医生

仁济医院从住院医生开始增加人手，先增加的是女医生。1906年仁济医院兴建一幢女医院期间，笪达文提议新增一名女医生应付未来的需要，但董事会没有接受。[①] 对于依赖捐款维持的仁济医院而言，增加专职的住院医生不是简单的事，因为这会增加许多经费。女医院落成启用将近一年后，笪达文再度建议，这次他的要求是新增女医生或男医院的护理长，结果董事会选择了护理长，并愿意负担薪水。[②] 伦敦会其实另有盘算，希望将在厦门的女医生泰以理（Ethel N. Tribe）调

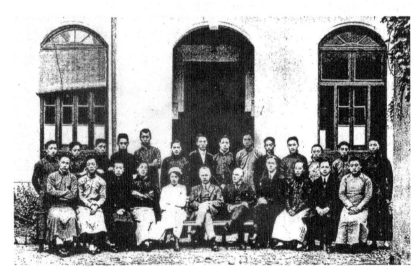

图4-1　笪达文与仁济医院男医院医护人员(1916)

---

① LMS/CH/CC，17. 2，C. J. Davenport to G. Cousins，Shanghai，10 May 1906.
② Ibid.，18. 4，C. J. Davenport to G. Cousins，Shanghai，27 November 1907；ibid.，10. 1，Davenport to Cousins，Shanghai，18 January 1908.

往上海，因为泰以理是不领薪水的自费传教医生，伦敦会认为她调往上海将皆大欢喜，伦敦会不必负担她的薪水却可以扩大在仁济的影响力，医院董事会同样不必付她薪水却多了一名女医生。董事会果然接受了泰以理，她也在 1909 年 5 月到职。①

经费问题同样是增加男医生过程中的关键因素。1911 年初作为男性个人病房使用的"利记医生纪念医院"落成启用，笪达文因此要求增加一名男医生为自己分劳，董事会和伦敦会都同意了，但双方都不愿负担薪水，幸好上海一名关切仁济医院的人匿名承诺支付 5 年的薪水，于是董事会的秘书和笪达文分别写信请伦敦会派人②，才有卜来士于 1913 年 3 月 24 日到职。③

在笪达文担任院长期间，仁济医院的英国住院医生人数并不多，先后合计只有六人，但他们是医疗服务的主要力量，除了固定排班看诊外，还不分日夜随时应付急诊，工作量与压力都很大；而且他们放弃英国较好的医生待遇，自愿来华并领取低很多的传教士薪水，这种奉献的精神非常难得，何况他们来华后要先学习一年的汉语才能行医，自己或家人也必须适应上海的气候水土和中西杂凑的社会生活，还要适应和英国不同的中国病人与较差的医疗设备等等。这些困难交织成复杂的压力，形成对住院医生个人的严格考验，往往也造成仁济医院管理上的问题，例如泰以理服务三年后，自认难以承受繁重的工作而在 1912 年 5 月离职④，伦敦会和医院董事会都无意承担后继女医生

---

① LMS/CH/OL, no. 2565, G. Cousins to W. Nelson Bitton, London, 4 June 1908; LMS/CH/CC, 19.2, Bitton to Cousins, Shanghai, 29 June 1908; ibid., 19.4, Minutes of Shanghai D.C. meeting held 4 September & 14 October 1908; ibid., 20.2, E. Box to Cousins, Shanghai, 19 May 1909.

② LMS/CH/CC, 22.2, C. J. Davenport to C. Martin, Shanghai, 18 May 1911; ibid., Edwin J. Malpas to C. Martin, Shanghai, 20 May 1911.

③ Ibid., 24.1, A. C. Price to F. Lenwood, Shanghai, 25 May 1913.

④ Ibid., 23.1, E. N. Tribe to C. Martin, Shanghai, 17 February 1912.

的薪水，笪达文只能请上海的社区医生兼职照料女医院，直到1919年4月董事会同意负担专职女医生的薪水，伦敦会又费了一年工夫才觅得人选托尔斯（Agnes E. Towers），她在1921年12月抵达上海，转往苏州学习一年汉语后，从1922年12月初起接下女医院工作①，也就是说泰以理离职十年半以后，仁济医院才又有了专职的女住院医生，幸好托尔斯持续服务到1938年才回英国，是6名住院医生中在职最久的一位。

男医生也各有问题，例如卜来士是笪达文、医院董事会和伦敦会三方都预定培养的未来院长人选，他来华两年半以后，在1915年10月请缨担任军医参加第一次世界大战，到1919年12月重回仁济医院，笪达文很快就发觉卜来士的外科手术水平大为退步，尴尬的是竟然还不如卜来士自己的中国助手。②笪达文认为技术上的生疏过一段时间就可以恢复，令人烦恼的是卜来士的心理问题，他不但屡次抱怨难以承受繁重的医疗工作，而且不能和同事和谐相处，他经常情绪失控并以粗暴的言语伤害中外同事，即使伦敦会秘书写信告诫，卜来士也表示忏悔，他曾特地前往北京协和医院接受心理治疗，却很快又故态复萌。笪达文经常在写给伦敦会秘书的信中讨论卜来士引起的困扰，认为他就是医院中唯一的麻烦问题；直到1924年11月卜来士终于辞职离开了仁济医院。③

在住院医生中，中国人牛惠霖是唯一非伦敦会派来的传教医生，

---

① LMS/CH/CC, 30. 2, C. J. Davenport to F. H. Hawkins, Shanghai, 2 April 1919；ibid.，31. 1, Davenport to Hawkins, Shanghai, 12 March 1920；ibid.，33. 2, Davenport to Hawkins, Shanghai, 29 December 1922；ibid.，Reports, 9. 2, Agnes E. Towers，Report for 1922.

② Ibid.，31. 1, C. J. Davenport to F. H. Hawkins, Shanghai，12 March 1920.

③ Ibid.，32. 1, C. J. Davenport to F. H. Hawkins, Shanghai, 5 February 1921；ibid.，34. 1, A. C. Price to Hawkins, Shanghai, 16 January 1923；ibid.，Davenport to Hawkins, Shanghai, 22 March 1923；ibid.，34. 2, Davenport to Hawkins, Shanghai, 20 April 20 1923；ibid.，Davenport to Hawkins, Shanghai, 30 May 1923；ibid.，34. 4, Davenport to Hawkins, Shanghai, 27 October 1923；ibid.，36. 2, J. H. Teesdale to Hawkins, Shanghai, 25 November 1924.

而是由笪达文推荐经医院董事会批准的，因此牛惠霖的薪水是笪达文的两倍，他和董事会签约两年，在 1818 年 3 月到职，笪达文屡次赞扬他对仁济医院的帮助极大。[①] 不过，牛惠霖也经常在外看病并到病人家里出诊，笪达文说这耗费了牛惠霖大量的时间和体力，一个人是无法两头兼顾的。[②] 两年服务期满后，牛惠霖自行开业，在仁济医院则先改任兼职医生，再提升为顾问医生。

在牛惠霖以外，仁济医院还有一些中国本地的住院医生，男女都有，笪达文虽然对他们的工作再三公开或在书信中表达感谢之意，不过中国医生在医院中的地位和待遇都不如英国医生和牛惠霖，不能参加外国医护人员的会议，也不列名在医院年报的医护名录中。[③] 卜来士于 1921 年 8 月写给伦敦会秘书的信中就说，在仁济医院鲜有中国医生可以不在外国医生监督之下独立工作。[④]

除了上述的泰以理、托尔斯、卜来士和牛惠霖四人，1925 年间仁济医院又陆续新增三名专职的住院医生，但他们服务的时间都不长。[⑤]

2. 延揽兼职医生

仁济医院的英国住院医生人手不够，笪达文的对策是延揽兼职医生来弥补。但是，他对于兼职医生的印象前后却有大幅度的改变。他延揽的兼职医生几乎都是上海本地的社区医生，却因过去主持仁济的社区医生总想收回仁济，所以笪达文最初对于聘请兼职医生有些疑

---

① LMS/CH/CC, 26.4, C. J. Davenport to F. H. Hawkins, Shanghai, 7 October 1915; ibid., 26.4, W. H. Rees to Hawkins, Shanghai, 6 November 1915; ibid., 29.1, Davenport to Hawkins, Shanghai, 27 March 1918; ibid., 29.2, Davenport to Hawkins, Shanghai, 25 June 1918; ibid., 29.4, Davenport to Hawkins, Shanghai, 1 October and 2 December 1918.

② Ibid., 30.1, C. J. Davenport to F. H. Hawkins, Shanghai, 17 February 1919.

③ 已知唯一的例外是 1906 年的仁济医院年报中，列有潘医生的名字。

④ LMS/CH/CC, 32.3, A. C. Price to F. H. Hawkins, Shanghai, 6 August 1921.

⑤ 这三名住院医生是黎德尔（Robert V. Liddell）、杜维（John E. Dovey）及加尔布雷斯（Dorothy Galbraith）。黎德乐来华半年后在 1925 年 7 月离职，杜维服务两年后于 1927 年 3 月辞职，加尔布雷斯则来华三年半后于 1929 年 2 月辞职。

虑。1912 年主持仁济女医院的泰以理辞职，当时仁济才新增了作为男性个人病房的利记医生纪念医院，笪达文认为自己会为此增加约 30% 的工作量，并且无法再承受泰以理辞职后留下的女医院重担，而伦敦会也因薪水问题无意加派专职医生递补，因此笪达文不得不另谋解决之道，请一位上海的社区男医生宝得力（H. Couper Patrick）来兼职，从 1912 年 4 月 1 日起主持女医院，每月酬劳 100 两银还得由伦敦会支付。①

虽然解决了女医院的医生问题，笪达文自己却很不满意，他写信告诉伦敦会秘书，这是不幸的事，看起来就像是自己努力将一件事做得相当出色之后，却轻易地让别人来坐享其成。② 不过，笪达文很快就发觉宝得力的工作非常令人满意③，因此请他继续兼职下去，直到 1919 年停聘，但 1920 年又让宝得力恢复兼职，因为卜来士一再抱怨工作量太大，实在无法承受，笪达文于是再请宝得力协助，每星期到仁济三天，每月酬劳也增加为 150 两银，这相当于专职住院医生的月薪了。④

从宝得力开始，笪达文改变了对兼职医生的态度，仁济医院的兼职医生也逐渐增多，还开设眼科、耳鼻喉科等专科门诊，这对于医院和病人当然都有益处。不过，仁济医院的兼职医生进一步制度化，是 1918 年底公共租界工部局的建议促成的，当时董事会报请工部局大力补助经费，工部局的答复中包含兼职医生的问题，表示基于仁济医院对上海的贡献，工部局同意提高原来每年捐给仁济医院的 5 000 两银，但医院应参照英国大医院的做法，让上海的社区医生扩大参与仁济的

① LMS/CH/CC, 23. 2, E. N. Tribe to C. Martin, Shanghai, 30 March 1912；ibid.,
Shanghai District Committee, Minutes of Meeting hold 14 June 1912.

② Ibid., 23. 1, C. J. Davenport to C. Martin, Shanghai, 27 March 1912.

③ Ibid., 23. 2, C. J. Davenport to F. H. Hawkins, Shanghai, 25 May 1912.

④ Ibid., 31. 2, C. J. Davenport to F. H. Hawkins, Shanghai, 27 April 1920. 直到在 1938 年的仁济医院年报中，宝得力仍然名列兼职医生。

医疗工作。① 医院董事会接受了工部局的条件,笪达文也认为这是正确的做法,只要伦敦会派有一定数量的专职传教医生,就能掌握仁济经营管理的方向,同时有助于传教工作。②

从 1920 年 4 月底起,仁济医院实施新定的兼职医生制度③,这年仁济医生的结构,专职医生只有笪达文和卜来士两人,以及几名中国医生,兼职医生则有牛惠霖和外国医生等 6 人,而这年仁济医院的门诊病人 94 978 人、住院 2 794 人、病床 175 张,兼职医生不仅担任门诊工作,同时也负责部分住院的病人,每名兼职医生掌握十几至二十几张病床,事实上他们不可能常在仁济医院,他们不在的时间就由中国医生照料住院病人。这项新制度扩大兼职医生的参与度,减轻专职医生的负担,同时加重了中国医生的责任。

兼职医生对仁济医院有益,但也有些问题。笪达文和下属传教医护人员都分别指出批评过:兼职医生有自己的事业,到仁济帮忙的时间有限,而且他们只关注涉及自己的部分事务,其他则不在意,他们不说中文,需要通过翻译和病人沟通,也不见得很了解中国人,他们对医院里的传教工作不全然赞同等。④ 尽管有这些批评,笪达文在 1823 年时谈论兼职医生制度时,有以下实事求是的四点看法:①兼职医生确实有助于仁济医院的工作;②有些工作兼职医生做得比专职医生更好;③仁济医院接受上海外人社区的支持,也应接受社区医生前来仁济吸取经验;④仁济不但获得兼职医生的协助与赞同,还透过他们获

---

① LMS/CH/CC, 29. 4, C. J. Davenport to F. H. Hawkins, Shanghai, 2 December 1918. 结果下年度(1919 年)工部局的捐款除原来的 5 000 两银外,新增特别补助金 5 000 两银。

② Ibid., 30. 4, C. J. Davenport to F. H. Hawkins, Shanghai, 6 December 1919; ibid., Reports, 8. 4, Davenport's Report for 1919.

③ LMS/CH/CC, Reports, 8. 5, A. C. Price's Report for 1920.

④ LMS/CH/CC, 31. 1, P. R. Acis Sharpe to F. H. Hawkins, Shanghai, 4 January 1919; ibid., 32. 2, C. J. Davenport to Hawkins, Shanghai, 7 April 1921; ibid., 32. 3, A. C. Price to Hawkins, Shanghai, 6 August 1921; ibid., 34. 2, Davenport to Hawkins, Shanghai, 20 April 1923.

得外界更多的协助与赞同。笪达文的结论是应该要引进更多社区医生到仁济医院来共襄盛举。可以说，仁济医院的兼职医生制度是相当成功的。

3. 增加护士与开办护校

1905 年笪达文上任时，仁济医院并没有合格的护士，只有一名受过训练但不具备护士资格的女传教士哈蕾照料女病人，还有几名女孩跟着她实习护士实务。至于男病人则由一些男性"看护工"（nurse-coolie）照料，笪达文发觉这些看护工沾染太深的坏习性，完全没有改变的希望，不利于病人，因此在 1907 年辞退了大部分的看护工。[①]

和住院医生一样，要为仁济医院从头建立合格的护士队伍并不简单，先要得到董事会的同意来支付护士的薪水和旅费，其次伦敦会要派得出愿意来华的合格护士，到职以后得先学习汉语，并适应水土和接受生活的考验等，因此笪达文只能依据医院发展的需要渐进地增加护士的人数。他先在 1907 年 11 月向董事会要求新增一名女医生或一名男医院的护士长，董事会选择了护士长[②]，于是仁济医院史上第一位合格护士柯雅丽（Alice Clark）在 1910 年 1 月抵达上海，担任男医院的护士长，一年后哈蕾离职，柯雅丽转任女医院护士长。她的能力很强，有非常突出的表现，在女医院的工作以外，又建立了培养中国护士的护士学校，并从 1912 年起担任"中华护士会"（Nurses' Association of China）的秘书长。柯雅丽在职 10 年多以后，为争取自己的权益与笪达文产生分歧，从 1920 年 5 月起自请离开医院，转任伦敦会上海站的传教工作。[③]

---

① LMS/CH/CC, Reports, 5. 3, C. J. Davenport's Report for 1907.
② LMS/CH/CC, 18. 4, C. J. Davenport to G. Cousins, Shanghai, 27 November 1907; ibid., 19. 1, Davenport to Cousins, Shanghai, 18 January 1908.
③ Ibid., 30. 2, C. J. Davenport to F. H. Hawkins, Shanghai, 28 August 1919. *The Seventy-Fourth Annual Report of the Chinese Hospital Shantung Road*, *Shanghai for the Year 1920*, p. 11.

第二位合格护士柯莉敦（Alice Clifton）于 1911 年 12 月到职，担任男医院护士长。不料柯莉敦身心柔弱，难以胜任仁济医院的繁重工作，几经生病和休养后，于 1915 年 5 月返回英国。在后续的护士来华以前，笪达文幸运地找到一位随夫在上海的合格护士史密斯（Jane A. C. Smith）来代理男医院护士长，她非常能干，一再获得笪达文的赞赏，她持续代理了 8 年之久，直到 1923 年 4 月才离职。

从 1817 年起，合格的护士陆续从英国来华，人数仍然很少，但总算比较稳定了。同一年笪达文谈论人力需求时，认为仁济医院最少应有英国护士 6 名，包括男女医院各一名护士长，与 4 名分配在男女病房、手术室及夜间值班的护士，实际上当时只有 3 名。[①] 到 1920 年 9 月笪达文再度论及仁济医院的护士人力时，仍表示理想的状况应有 6 人，最少也应该有 4 人，而当时只有 3 人。[②] 1921 年 7 月终于有 4 名护士了，包含已任命尚未到职的一名[③]，"勉强"达到了最低的要求。

由于人手一直很有限，而病人的数量持续增加，因此护士的工作极为忙碌。1916 年 10 月时，柯雅丽以女医院为例显示过去七年间累积的工作负担：1910 年住院病人经常在 12 名左右，1916 年已增加到 35 名；1910 年时门诊病人每天平均 20 名，1916 年时则是 50 名；1910 年意外事故的急诊伤患有 224 名，而 1916 年到 10 月为止已经超过了 400 名。[④] 一位在 1917 年 3 月到职的护士夏普（P. R. Acis Sharpe），她在信中描述的女医院情形：

> 每天有 4 位（有时候 5 位）医生到班，这让我的工作变得非常复杂，在柯雅丽的时期就只有宝得力医生一位，明天我得准备好让 4 名医生为 6 名病人进行手术；后天我的几名学生护士要参加

① LMS/CH/CC，28. 2，C. J. Davenport to F. H. Hawkins，Shanghai，11 May 1917.
② Ibid.，31. 3，C. J. Davenport to F. H. Hawkins，Shanghai，22 September 1920.
③ Ibid.，32. 3，C. J. Davenport to F. H. Hawkins，Shanghai，27 July 1921.
④ Ibid.，27. 4，A. Clark to the Hospital Committee，Shanghai，no day October 1916.

考试，我训练这些学生护士做到尽量不依赖我而病人也能满意的程度，但这不是容易的事。[1]

这些忙碌的英国护士当然需要人帮忙，而且从哈蕾在职的时候已经如此，她在 1891 年加入仁济医院工作后，1894 年收了第一位中国见习护士，几个月后那位见习护士觉得工作太辛苦而离开了。[2] 此后哈蕾陆续又带了一些见习护士，教她们各种护理实务，笪达文曾在 1907 年时称赞哈蕾的 5 名见习护士表现良好，足以承担一些日常工作。[3] 柯雅丽到职后同样带了一些见习护士。

从 1914 年起，仁济医院的中国护士教育有了新面貌。前一年（1913 年），中华护士会为提升护士的资格与水准，公布全国一致的护士证书会考规则，其中规定考生必须在中华护士会认可的护士学校毕业，修完规定的理论与实务课程，持有护校发给的毕业证书者才能应考，考试及格者获得护士证书。[4] 仁济医院因应这项规则，在 1914 年向中华护士会注册以女医院作为护校，开设规定的理论科目以教育学生，不同于从前只重实务的做法；1919 年时再增加注册男医院为护校，仁济医院也从此具备完整的护士教育设施。[5]

护校初期由柯雅丽负责，1920 年起改由夏普继任。最初几年的学生人数不详，1920 年时学生 20 人，男女各半[6]；1921 年学生 25 人（男 15 人、女 10 人），分成高、中、初级三班[7]；1923 年学生 27 人（男 16 人、

① LMS/CH/CC, 29.1, P. R. A. Sharpe to F. H. Hawkins, Shanghai, 15 April 1918.
② LMS/CH/CC, Reports, 2.2, E. M. Halley's Report for 1894.
③ Ibid., 5.3, C. J. Davenport's Report for 1907.
④ *China Medical Journal*, vol. 27, no. 6（November 1913）, pp. 411 - 412, 'Nurses' Association of China—Regulations Governing Candidates for the Association Diploma for Nurses.'
⑤ LMS/CH/CC, Reports, 8.4, A. Clark's Report for 1919. *Shanghai Times*, 13 March 1920, p. 3, 'Meeting of the Shantung Road Hospital.'
⑥ LMS/CH/CC, Reports, 8.5, P. R. A. Sharpe's Report for 1920.
⑦ Ibid., 9.1, P. R. A. Sharpe's Report for 1921.

女 11 人)①；到 1925 年学生 26 人（男 15 人、女 11 人）。② 学生读四至五年毕业，实务课程分别在男女医院进行，由英国和中国资深护士教导，理论课程则男女生集中一起学习，柯雅丽、夏普及上过课的卜来士等人都表示，男女生一起上课的效果很好。理论课程共有九至十门科目，每天都要上课，由医院的中外医生和资深护士以中文进行授课，初期柯雅丽曾表示由于中文的医护课本都是文言文，她必须请来一位中国女士每星期两天协助讲解，而医院的外国药剂师也担任调剂配药科目的教学。③ 住院医生卜来士负责教细菌学，他说学生们都很感兴趣，但期末考试的成绩并不理想，因为这科的教学内容本来就比较高深，对学生而言也是全新的知识。④ 在中国教师方面，3 名中国医生教解剖学与生理学，女医院的卓姓女护士教护理学，男医院的吴姓男护士长教药物学和营养学等。⑤

学生毕业后参加护士证书会考，通过者留在仁济医院工作，或者前往其他医院任职。1919 年毕业的 5 名男生全部由仁济医院留用，笪达文觉得很满意，因为护士学校可以持续不断地培育仁济医院需要的中国护士⑥；而卜来士在 1920 年也表示，明显感受到医院的中国护士水平有大幅度的提升。⑦ 在 1925 年底参加中华护士会证书会考的 6 名仁济护校女学生中，5 名获得优秀（平均 80 分以上）通过，只有一

① LMS/CH/CC, Reports, 9.3, C. J. Davenport's Report for 1923. *The Seventy-Seventh Annual Report of the Chinese Hospital Shantung Road*, *Shanghai for the Year 1923*, p. 13.

② LMS/CH/CC, Reports, 9.5, P. R. A. Sharpe's Report for 1925. *The Seventy-Ninth Annual Report of the Chinese Hospital Shantung Road*, *Shanghai for the Year 1925*, p. 15.

③ LMS/CH/CC, Reports, 8.1, A. Clark's Report for 1916.

④ Ibid., 8.5, A. C. Price's Report for 1920.

⑤ Ibid., 8.4, A. Clark's Report for 1919; ibid., 9.1, P. R. A. Sharpe's Report for 1921.

⑥ Ibid., 8.4, C. J. Davenport's Report for 1919.

⑦ Ibid., 8.5, A. C. Price's Report for 1920.

名因几分之差而未通过；同时应考的 3 名男生全部通过，其中一人获得优秀[1]；仁济医院特地为这 8 名通过的男女生举行颁发证书茶会，由笪达文主持，医院董事会总董也出席祝贺，笪达文的妻子婚前原是伦敦圣巴塞洛缪医院的护士，她也到场致辞并颁发证书。[2]

（三）多方争取捐款来源

仁济医院是依赖捐款维持的慈善医院，大部分的捐款来自上海的外国机构团体与个人，大致可分为两类：一类是单纯慈善性不求回报的捐款（donation）；另一类是让自己雇用的华人在仁济医院免费看病的捐款（subscription）。在笪达文任内，较引人瞩目的单纯慈善性捐款，例如上海跑马会（Shanghai Race Club）从 1916 年捐款 100 两银，此后逐年攀升，1923 年时捐赠 7 700 元，到 1925 年时达到 11 100 元[3]，只是这类的捐款金额多少或有无都比较难以确定，仁济医院也只能被动地接受。医院董事会和笪达文更关注于争取以下的经费来源。

1. 租界工部局捐款

对仁济医院而言，工部局的捐款是每年金额最大的单笔收入，因此是非常重要的经费来源，以笪达文过世前一年（1925 年）为例，公共租界工部局捐款 20 000 两银、法租界公董局则是 1 000 两，合计 21 000 两，占了这年仁济医院总收入（95 431.65 两）的 22%。[4] 对于医院董事会和笪达文而言，工部局捐款能达到这个数目并不容易，经过多年积

---

① *The Seventy-Ninth Annual Report of the Chinese Hospital Shantung Road*，*Shanghai for the Year 1925*，p. 19.

② *North China Herald*，15 May 1926，p. 302，'Chinese Nurses Graduate.' *The China Press*，14 May 1926，p. 4，'Eight at Shantung Hospital Get Certificates as Nurses.'

③ *The Seventieth Annual Report of the Chinese Hospital Shantung Road*，*Shanghai for the Year 1916*，p. 23. *The Seventy-Ninth Annual Report of the Chinese Hospital Shantung Road*，*Shanghai for the Year 1925*，p. 21. *North China Daily News*，9 February 1923，p. 9，'The Shantung Road Hospital.'

④ *The Seventy-Ninth Annual Report of the Chinese Hospital Shantung Road*，*Shanghai for the Year 1925*，p. 21.

极争取才有这样的成果。

从 1870 年起，工部局给予仁济医院捐款，每年 200 两银①；1873 年医院在山东路重建完成后，金额提高为每年 600 两②；持续将近三十年后于 1901 年再提高至 1 000 两③，这也是笪达文上任时的金额，一年后（1906 年）再增加到 2 000 两。④ 继续获得捐助不会有问题，但是在医院的工作和费用连年增多的情况下，董事会和笪达文总希望工部局能相对增加捐款，于是在召开仁济医院捐款人年度大会时，曾经三度特别请工部局的总董担任会议主席⑤，期望能因此拉近和工部局的关系，结果捐款从 2 000 两、3 000 两递增到 1915 年起的 5 000 两，而 1919 年还在 5 000 两捐款以外又获得 5 000 两的特别补助金。⑥

不料，1920 年的捐款又回到原来的 5 000 两，特别补助金也随之取消，笪达文难以接受，就在医院年报中列举仁济对于工部局和上海租界的服务与贡献：①仁济医院事实上承担工部局医院的角色，在 1920 年内免费医治了 1 648 名工部局所属各单位的华人职工；②仁济医院承担租界警察医院的工作，免费为各种刑案验伤，并出具书面证明或在法庭上作证，每年达数百件之多；③仁济医院承担上海各种意外事故伤患的救助工作，例如，1920 年处理各类自杀案件达 592 件，交通事故伤患也从 1916 年的 498 人增加至 1920 年的 1 093 人；④仁济

① *Municipal Council of Shanghai Report for the Year Ending 31ˢᵗ March 1871* (Shanghai: Printed at the *North-China Herald* Office), p. 73.

② Ibid., *Municipal Council of Shanghai Report for the Year Ending 31ˢᵗ March 1874* (Shanghai: Printed at the *North-China Herald* Office), p. 118.

③ *North China Herald*, 6 March 1901, p. 436, 'The Chinese Hospital Annual Meeting of Subscribers.'

④ LMS/CH/CC, 16. 4, C. J. Davenport to G. Cousins, Shanghai, 28 December 1905. *North China Herald*, 11 May 1906, p. 304, 'The Chinese Hospital. Annual Meeting of Subscribers.'

⑤ 1909 年大会邀请总董兰杜（David Landale）主持，1915 年和 1918 年大会两度邀请总董庇亚士（Edward C. Pearce）主持。

⑥ LMS/CH/CC, 29. 4, C. J. Davenport to F. H. Hawkins, Shanghai, 2 December 1918. *Shanghai Times*, 15 March 1919, p. 3, 'Shantung Road Hospital—Annual Meeting.'

医院确保了租界的公共卫生与健康，并从事种牛痘与防治传染病等。因此笪达文理直气壮地强调，仁济医院这些工作绝对值得工部局给予更多的捐款。^① 只是他的说法没能改变工部局的决定。

《工部局公报》(*Municipal Gazette*)刊出拒绝给予仁济医院特别补助金的消息后，一位《字林西报》的记者对此觉得好奇，特地走访仁济实地考察，并撰写了一篇长约 1 500 字的评论文章，认为仁济真是被人忽略了，人们只要对仁济多一点认识，就会了解自己对这家成果显著的医院是有责任伸出援手的。^②

1920 年之后的几年，仁济医院获得的工部局捐款都维持在 5 000 两银。1925 年时情况不同了，医院董事会总董提斯德(John H. Teesdale)当选为工部局董事，随即将仁济医院的捐款一举提升到 20 000 两银之多。^③ 笪达文报道这件好消息，并说："现在我们有了更稳固合理的基础。"^④不仅如此，《工部局公报》接着刊登的局务会议记录声称："仁济医院可视为在相当程度上具有上海市立医院(Municipal Hospital)的地位，基本上和其他类似医院不同。"^⑤这是租界官方第一次对仁济医院独特性角色与功能予以认可，让笪达文感到相当欣慰。其实，工部局大幅提高捐款是应该的，有如上文笪达文所述，1920 年仁济医院免费医治了 1 648 名工部局所属的华人职工，这个数目在第二年(1921 年)增加至 3 131 名，几乎翻了一倍，此后到 1925 年为止，每年到仁济免费看病的工部局职工人数都高居第一，而

---

① *The Seventy-Fourth Annual Report of the Chinese Hospital Shantung Road*, *Shanghai for the Year 1920*, pp. 9-11.

② *North China Daily News*, 9 September 1921, p. 7, 'Shantung Road Hospital: Noble Work in Ignoble Surroundings.'此文又刊登在 1921 年 9 月 10 日的《北华捷报》，第 797 页。

③ LMS/CH/CC, 37. 1, J. H. Teesdale to F. J. Hawkins, Shanghai, 21 March 1925; ibid., 37. 2, C. J. Davenport to Hawkins, Shanghai, 5 May 1925.

④ Ibid., 37. 2, C. J. Davenport to F. H. Hawkins, Shanghai, 5 May 1925.

⑤ *The Shanghai Municipal Gazette*, vol. 18, no. 973 (14 May 1925), p. 197.

且远多于其他大企业职工到仁济看病的人数。①

2. 雇主捐款使职工免费看病

外人捐款给仁济医院而让自己的华人职工免费看病的办法行之已久,但仁济原来就是义诊,所以这个办法的作用并不大。到了笪达文接任并开始对病人收费以后,情况和以前有了明显的差别,因为华人有固定的工作收入,所以不能再享有免费医疗,必须持有雇主给予的证明才有这种优待,而看完病后仁济医院会发给诊断书由病人带回,让雇主能确实了解其病情。如此病人得以免费看病,雇主也能了解其病情,而仁济医院还有捐款收入,可以说对三方面都有好处。

在此种办法下,仁济医院有如捐款机构或个人的特约医院一般,前述的工部局就是此种情形,有些雇用华人较多的企业也很支持此种办法,因为它们不需设置专门的医护部门和人员,只要付出一些捐款给仁济医院,便能解决职工的医疗问题。1910 年各外人机构与个人所属的华人职工通过此法在仁济看病者总共 1 560 人次②;到 1925 年时,利用这种办法看病最多的前两家企业职工数分别都超过这个数目:第一是上海电气电车公司(Shanghai Electric Construction Co.),这年捐款 1 500 两银,其职工到仁济免费看病者 1 678 人次;第二是上海电话公司(Shanghai Mutual Telephone Co.),捐款 750 两银,到仁济免费看病的职工 1 579 人次,就连第三家企业英美烟公司(British and American Tobacco Co.),捐款 1 000 元,到仁济免费看病的职工也有 1 450 人次。③

---

① *The Seventy-Ninth Annual Report of the Chinese Hospital Shantung Road*, *Shanghai for the Year 1925*, p. 8.

② LMS/CH/CC, Reports, 6. 2, C. J. Davenport's report for Men's Hospital, Shanghai, 1910.

③ *The Seventy-Ninth Annual Report of the Chinese Hospital Shantung Road*, *Shanghai for the Year 1925*, p. 8.

这种由雇主捐款而职工免费看病的办法，在笪达文任内将仁济以往被动仰赖外人的捐款施舍，一定程度地变成上海外人为感谢仁济医院的服务而付费，展现了仁济主动积极的新形象，有如笪达文在1916年4月写给伦敦会秘书的信中说，自己收到许多商界人士来信感谢仁济医院的服务，他觉得这显示仁济在上海获得更大也更稳固的支持，当然也带来更大的责任与机会。[1] 在1918年的医院年报中，笪达文表示有越来越多的外人机构和个人认为，这种类似特约医院的办法对他们属下华人的健康很有帮助，过去五年中依此种办法到仁济免费看病者，从一年合计2 000人次大量增加到9 000人次，有的大企业支持此种办法而主动增加对仁济的捐款金额，许多小型商号和个人捐款者也乐意在雇人之前，先将人送到仁济医院进行健康检查，笪达文认为这样可以增加仁济的收入，也提升了仁济的良好形象，对上海整体的公共卫生也有好处。[2]

3. 设立免费病床基金

笪达文为嘉惠穷苦病人，从1907年起呼吁公众认捐免费病床，每床每年费用为5英镑或50元，此后也陆续有人认捐。[3] 到1918年时，笪达文为扩大这项捐款的效用而发起设立免费病床基金，办法是捐款人每捐1 500元作为永久基金，其产生的利息足以支持一张病床全年的费用，医院则在入口大厅和床头挂上捐款者的姓名作为纪念。这个基金成立一年后，中国人的捐款已经足以负担6张免费病

---

① LMS/CH/CC, 27.2, C. J. Davenport to F. H. Hawkins, Shanghai, 14 April 1916.

② 引自 *Shanghai Times*, 15 March 1919, p. 3, 'Shantung Road Hospital—Annual Meeting.'

③ *The Sixty-First Annual Report of the Chinese Hospital Shantung Road*, Shanghai for the Year 1907, p. 10. *The Sixty-Sixth Annual Report of the Chinese Hospital Shantung Road*, Shanghai for the Year 1912, p. 9. *The Seventy-First Annual Report of the Chinese Hospital Shantung Road*, Shanghai for the Year 1917, p. 16.. *Report of the Shantung Road Chinese Hospital Shanghai*, 1909, p. 5.

床,外国人则是7张。① 又一年后(1920年),病床基金累积到足以支持18张病床,同一年仁济收治了609个免费的住院病人,合计住院14 704天,以每天每人费用0.5元计算,仁济医院共支出约7 000元,其中一部分由病床基金的孳息承担②。据卜来士的报道,这项基金的病床大多数用于安置生病或受伤住院的黄包车夫。③

到1925年结束时,免费病床基金已累积到25 963.34两银,一年产生利息1 446元。④ 非常有意义的是笪达文在1926年过世后,他的亲友故旧包含仁济医院的现任与离职的中外医护人员在内,共同捐款2 600多元给病床基金,以纪念这位基金创始人。⑤ 此后这项基金也一直存在,据笪达文过世10年后的1936年医院年报记载,病床基金已经增加到54 326.77元,一年利息有3 054.02元。⑥

4. 来自华人的捐款

仁济医院专门医治中国人,但外人捐款者一直不明白何以中国人很少捐款给仁济医院。在每年的捐款人大会中,几乎都会讨论到这个问题。1898年为此成立了名誉董事会,邀请六位中国绅商名流担任名

① LMS/CH/CC, Reports, 8.4, C. J. Davenport's Report for 1919. *The Seventy-Second Annual Report of the Chinese Hospital Shantung Road*, *Shanghai for the Year 1918*, p.17. *The Seventy-Third Annual Report of the Chinese Hospital Shantung Road*, *Shanghai for the Year 1919*, p.11.

② LMS/CH/CC, Reports, 8.5, C. J. Davenport's Report for 1920.

③ Ibid., 8.5, A. C. Price's Report for 1920.

④ *The Seventy-Ninth Annual Report of the Chinese Hospital Shantung Road*, *Shanghai for the Year 1925*, p.25.

⑤ *The China Press*, 8 September 1926, p.2, 'Donations Given Honoring Memory of Dr. Davenport.'此后同一报纸接连刊登这项捐款的后续消息,长达两个多月,直到1926年11月28日为止,共有2 629元及58.6两银(*ibid.*, 28 November 1926, p.21, 'News Brevities.')。据仁济医院1926年的年报所载,纪念笪达文的这项捐款,中国人捐了1 500元,外国人则捐1 014元和133.88两银,中外合计为1 960.90两银(*The Eightieth Annual Report of the Chinese Hospital Shantung Road*, *Shanghai for the Year 1926*, p.31)。

⑥ *The Lester Chinese Hospital Shanghai Annual Report for the Year 1936*, appendix: 'Accounts.'

誉董事，希望他们捐款并带动其他人捐款，此举果然有效，中国人的捐款额从前一年（1897年）的255两银猛然跃升至1898年的3 776.98两，远多于同年的外国人捐款2 574.36两①，可是好景只有一年，1899年中国人捐款额又下降至752.99两。②

此后名誉董事会仍继续存在，但中国人的捐款再也难得踊跃了，外国捐款人继续不解和批评中国人不愿慷慨解囊，1905年富商徐润的妻子遗赠10 000两银建造女医院，但这种大笔捐款只是偶尔一见。1910年时，仁济医院设定中国人的捐款以每年10 000两银为目标，结果无法达成，连年收到的金额都很有限，例如，1912年仅仅收到十分之一（约1 000两）而已，让笪达文只能说"是一次完全失败"③。在1915年的捐款人大会中，担任主席的上海最高法院法官索马里兹（Havilland de Sausmarez）慨叹，中国人是很感谢仁济医院的服务，但他们1914年的捐款金额只有外国人的四分之一而已。④ 在1918年的捐款人大会中，担任主席的工部局总董庇亚士说，前一年仁济医院的支出费用是35 391.03两银，而来自中国人的捐款仅有8 350两，庇亚士认为这种现象是上海"中国富人的耻辱"（a disgrace to rich Chinese）。⑤ 再往后到1921年时，《北华捷报》的主编在检视了仁济医院年报的捐款名单后评论道，上海的两万名外国居民捐款15 651.1两

---

① *North China Herald*，27 February 1899，p. 342，'The Shantung Road Hospital.'中国人捐款除3 776.98两的一般捐款外，又捐了建筑专款2 742.40两，两者合计为6 519.38两银。

② Ibid.，21 February 1900，p. 316，'The Chinese Hospital Annual Meeting.'

③ Ibid.，29 March 1913，p. 931，'Shantung Road Hospital. Annual Report.' LMS/CH/CC, Reports, 6.3, C. J. Davenport's Reports of Men's Hospital for 1911 and 1912. *The Sixty-Sixth Annual Report of the Chinese Hospital Shantung Road*，Shanghai for the Year 1912，p. 10.

④ *North China Herald*，27 February 1915，p. 608，'Shantung Road Hospital. The Annual Meeting.'

⑤ Ibid.，9 March 1918，p. 594，'The Shantung Road Hospital.'

银,而中国居民有 70 万,是外人的 35 倍,却只捐了 5 850.95 两。①

外国人对于中国人支持仁济医院的期盼非常殷切,其实在笪达文的任内,1906 与 1916 这两年中国人捐款金额是超过外人的。1906 这年中国人的一般捐款虽然只有 199.38 两银,但另外又捐了 2 741 两给医院的建筑基金,两者合计 2 940.38 两,超过了外国人所捐的2 873.07 两。② 1916 年,中国人捐款更为踊跃,合计达到 9 764 两银,超越了外国人所捐的8 913.36 两③。这种难得一见的现象是出自以下两个原因:

(1) 在 1916 年的捐款人大会上,担任主席的庇亚士表示,当前正值第一次世界大战,上海的外国人不可能再有更多余力支援仁济医院,希望中国人能承担更大的责任;庇亚士随即交给笪达文一个装有1 800 两银及 25 元的信封,说明是自己为仁济向中国朋友劝募的所得,庇亚士说上海的中国人大都知道仁济医院,只要有人肯进行劝募,相信就可以获得和他同样的善款④。庇亚士的呼吁和示范性的行动让仁济医院的几位中国名誉董事颇有感触,他们约定分头展开劝募行动,并请《字林西报》配合分批刊登捐款名单,果然中国人的捐款源源而来⑤。

(2) 在 1916 年 6 月 24 日的下午,仁济医院举办对外开放参观的活动,几位积极劝募的中国名誉董事也特地出面接待,全部院区包含病房在内都对外开放,而最吸引参观者的是实验室各种仪器和人体器

---

① North China Herald, 5 March 1921, p. 575, 'The Shantung Road Hospital.'

② *The Sixtieth Annual Report of the Chinese Hospital Shantung Road*, *Shanghai for the Year 1906*, pp. 21,22,30.

③ *The Seventieth Annual Report of the Chinese Hospital Shantung Road*, *Shanghai for the Year 1916*, p. 20.

④ *North China Daily News*, 5 March 1916, p. 5, 'The Shantung Road Hospital: Annual General Meeting.'

⑤ *North China Herald*, 30 June 1916, p. 736, 'China and Foreign Medicine.'

官标本。《申报》《北华捷报》与《字林西报》都报道了活动的情形①，《字林西报》还说，仁济主动邀请 500 名中国人参加这项活动，约有 300 人莅临，而上一次仁济医院在 1911 年举办同样的参观活动时，只有寥寥 30 人左右应邀出席。结果在 1916 年的参观活动之后，《字林西报》又刊登了几批中国人的捐款名单。

（四）改善医院空间与环境

早在 1845 年时雒颉购买土地 11 亩，其中的 6 亩 1 分兴建仁济医院，位于麦家圈的最西侧。到 1861 年时仁济董事会出售房地，改购入麦家圈东侧面临山东路的伦敦会土地 2 亩 1 分多，建造能容纳 30 张病床的新医院。1873 年时又承租毗邻的伦敦会土地重建医院，病床增加至 70 张。② 上海从太平天国之后的发展快速，人口大量增加，仁济医院在 19 世纪末年已经面临空间不足与环境不良的问题，上述山东路新院舍落成后的 1875 年，门诊病人 56 624 人次、住院病人 542 人；到 1899 年时，门诊病人增加了 3 万多人，达到 86 908 人次，住院病人也翻了 1 倍以上，达到 1 162 人；再过五年到笪达文接任的前一年（1904 年），门诊病人更多达 96 747 人次、住院病人也有 1 372 人③，以致医院空间不足与环境不良的问题极为严重，如何改善解决成为笪达文上任后的一大挑战。

从笪达文留下的书信档案可知，他在担任院长的前十年中，主要

---

① 《申报》1916 年 6 月 26 日第 10 版，"仁济医院成绩展览会纪事"。*North China Herald*，30 June 1916, p. 736, 'China and Foreign Medicine: The New Wards at the Shantung Road Hospital.' *North China Daily News*, 26 June 1916, p. 10, 'China & Foreign Medicine: What Shantung Road Hospital Does for Her. A Visit to the New Ward.'

② 蔡育天编，《上海道契》（上海：上海古籍出版社，2005），卷 1，英册第 22 号、第 62 分地；卷 3，英册第 875 号、第 882 分地；卷 16，第 4544 号。LMS / CH / CC, 34.1, C. J. Davenport to F. H. Hawkins, Shanghai, 22 March 1923, enclosure: 'History of the Shantung Road Hospital.' E. S. Elliston, *Ninety-Five Years A Shanghai Hospital* (Shanghai, 1941), pp. 11 - 12.

③ Elliston, *Ninety-Five Years A Shanghai Hospital*, p. 34, 'Services Rendered.'

是以改善既有的空间环境为主，并完成新建女医院、利记医生纪念病房及增建旧医院三楼等三项具体建设。同时，笪达文也了解若要彻底解决空间环境的问题，势必要先有足够的土地才行，因此他倡议陆续购买伦敦会尚存的麦家圈土地，等到这些土地全部到手以后，他在院长任期的后十年中，便筹划全盘重建医院，并获得雷氏德遗赠的重建经费。

1. 新建女医院

直到 19 世纪末年为止，虽然仁济医院的男女病患各有病房，但不是分开独立的建筑，1894 年起以每年 200 元向伦敦会租用毗邻的一栋闲置老旧平房，单独成立设有 12 张病床的女病房，由女传教士哈蕾管理。由于房屋过于老旧，医院董事会有意重建，却因缺乏经费而未积极进行，1905 年笪达文上任后，在 4 月举行的捐款人大会中主张重建[1]，同年 8 月上海富商徐润的妻子过世，经仁济医院中国名誉董事之一的陈辉廷介绍，遗赠 10 000 两银作为女医院建筑费。自 1906 年2 月动工拆除旧屋，至 1907 年 1 月 24 日新建女医院落成启用，共费14 027 两银[2]，清朝大臣、红十字会会长吕海寰也参加启用典礼，上海的中外报纸如《申报》《通问报》《北华捷报》《字林西报》等都报道了女医院启用的消息[3]。

新建的女医院为一幢四层红砖楼房，病床数量增为 25 张，而且空

---

[1] *North China Herald*，28 April 1905，p. 206，'The Shantung Road Hospital. Annual Meeting.'

[2] 徐润，《徐愚斋自叙年谱》（台北：文海出版社，1978 影印本），234 页。*North China Herald*，25 January 1907，pp. 204 - 205，'The Shantung Road Hospital—Opening of the Women's Hospital.'

[3] 《申报》1907 年 1 月 24 日第 17 版，"女医院落成"；1907 年 1 月 25 日，"仁济女医院落成志盛。《通问报》1907 年 1 月，第 3 页，"仁济女医院落成详述"。*North China Herald*，25 January 1907，pp. 204 - 205，'The Shantung Road Hospital—Opening of the Women's Hospital.' *North China Daily News*，25 January 1907，p. 7，'The Shantung Road Hospital—Opening of the Women's Hospital.'

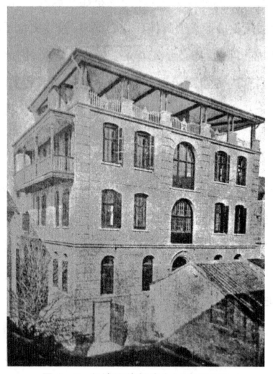

图4-2　仁济医院新建女医院(1907)

间宽敞、设备新颖，一楼有门诊、药房、急诊室，二楼有外科病房、手术室、个人病房与妇产科病房、护士宿舍，三楼有内科病房，四楼作为花园。启用后由哈蕾带领五名中国女护士照料，第一年(1907年)接待了177名住院病人，至于门诊病人则有12 385人次。[①] 在兴建女医院的同时，笪达文又筹划增聘前文所述的专任女住院医生，直到1909年5月才有泰以理到职。1911年时，又在女医院四楼的花园增建含七张病床的儿童病房、两间个人病房以及两间护士宿舍，儿童病房的三面

----

① *The Sixtieth Annual Report of the Chinese Hospital Shantung Road*，*Shanghai for the Year* 1906，p. 5. LMS/CH/CC, Reports, 5.3, C. J. Davenport's Report for 1907. 哈蕾报告的病人数目略有出入，住院178人、门诊12 373人(LMS/CH/CC, Reports, Halley's Report for 1907)。

墙壁都装有玻璃的大窗户,通风良好且光线明亮。[①]

2. 新增利记医生纪念医院

女医院启用一个星期后,笪达文在向伦敦会报告这项消息的信中表示,接着要关注的是男医院,他的构想是自己让出院长宿舍搬到董事会新近向伦敦会购得的房屋中,院长宿舍改建成男性个人病房,但经费是个难题。到 1909 年时,远在伦敦的一件政治谋杀事件却促成其事,这年 7 月 1 日,一名英国印度殖民政府高级官员参加公开聚会时被人枪杀,站在旁边的印度医生利记(Cawas C. Lalcaca)出手阻止而一并被害。这位利记医生从 1880 年代起就在上海开业,医治的对象包含许多中国病人在内,他又热心公益事业,是仁济医院的捐款人,也经常出席每年捐款人大会,还协助医院向中国人劝募。利记医生在伦敦被害的消息传到上海后,他的友人成立一个委员会接受捐款,准备建立纪念他的事物,经笪达文和医院董事会出面争取,委员会决定将全部捐款 5 907.08 两银用于仁济医院[②],于是笪达文改建院长宿舍为男性个人病房的构想得以实现。两层楼的利记医生纪念医院在 1911 年 2 月启用,内设 15 张病床。

3. 增建旧医院三楼

仁济医院于 1873 年建造的二层楼房,到 19、20 世纪之交已经非常拥挤,董事会也有意改善,但是一则经费有问题,再则究竟是加盖一层还是增建翼楼有些举棋不定,结果工期拖延下来。[③] 笪达文在接连

---

① *The Sixty-Fifth Annual Report of the Chinese Hospital Shantung Road*, Shanghai for the Year 1911, p. 11.

② LMS/CH/CC, Reports, 6. 1, Davenport's report for 1909. *North China Herald*, 8 February 1907, p. 320, 'The Chinese Hospital;' ibid., 15 April 1910, p. 155, 'The Lalcaca Memorial Fund;' ibid., 8 April 1911, p. 97, 'The Chinese Hospital—The Lalcaca Memorial.'

③ *North China Herald*, 27 February 1899, p. 342, 'The Shantung Road Hospital;' ibid., 21 February 1900, p. 316, 'The Chinese Hospital Annual Meeting.'

完成女医院和利记医生纪念医院后，深感这两者只是稍微缓和拥挤不堪的病床紧张情况，空间仍然严重不足，有时必须临时在病房中增加病床，因此他在 1912 年提出加盖旧院舍三楼的计划，以期增加 40 张病床，董事会也了解这项计划的必要性而予以同意。[①] 增建经费估计约 10 000 两银，笪达文在 1913 年 4 月报道，财政来源已经有了着落，工程将在 1913 年 7 月开动。[②] 动工前笪达文已获准休假回英，而工程也在 1914 年中完成，因为第一次世界大战爆发，笪达文直到 1915 年 1 月初才抵达上海，增建的三楼也在同年 2 月启用。[③]

到 1915 年初，笪达文接任院长届满十年，仁济医院在这十年中陆续新建了女医院、利记医生纪念病房，又增建旧院舍三楼，合计增加病床 68 张，相当于他上任时已有的 70 张病床。单以这些空间环境的建设与改善成果而论，已经可以印证前文所述，早在笪达文上任前，有些上海外国人对仁济医院的期许：一名传教医生应该会比社区医生做得更好才是。

4. 收购伦敦会土地

1905 年笪达文上任时，仁济医院拥有两块毗邻共 4.952 亩的土地，都是从伦敦会买入的麦家圈土地；而伦敦会上海布道站在麦家圈原有将近 25 亩的大片土地，从 1861 年起陆续出售给仁济医院和其他买主，到 1905 年时只剩下约五分之一左右，布道站还想继续分割出售，以便将传教的重心从市区的麦家圈转移到郊区的虹口。

作为上海站的传教士，笪达文非常反对布道站转移到虹口，他主

---

① LMS/CH/CC, 23.3, C. J. Davenport to F. Lenwood, Shanghai, 23 November 1912; ibid., Reports, 6.3, Davenport's Men's Hospital Report for 1912.

② *North China Herald*, 22 February 1913, p. 545, 'Shantung Road Hospital—Annual Meeting.' LMS/CH/CC, 24.1, C. J. Davenport to F. Lenwood, Shanghai, 5 April 1913; ibid., Reports, 7.2, Arthur C. Price's Men's Hospital Report for 1913.

③ LMS/CH/CC, 26.1, C. J. Davenport to F. H. Hawkins, Shanghai, 13 January 1915; ibid., Reports, 7.3, Price's Report of the Men's Hospital for 1914.

张布道站仍应留在麦家圈,因为"此地多的是人,多的是大量待做的工作,从各方面考虑,我们身处在人群当中会有很大的好处。"①尽管如此,由于布道站是合议制,而大多数传教士都觉得出售麦家圈值钱的地可以换得更多虹口低廉的空间,比较有利于布道站长期的发展,事实上也已经有人和布道站在洽商买卖的事宜。既然笪达文无法改变其他传教士的主意,他自己便转而从仁济医院的发展着想,认为医院应该买下伦敦会的土地,以期双方都能同蒙其利,于是向董事会积极建议,先在 1907 年以 55 000 两银购入一部分,因为金额巨大,无法一次付清而分期付款,还为此在面向山东路的地上兴建五户店铺租给华人,以租金收入每年 2 400 元作为分期付款给伦敦会的利息。② 后来又在 1919 年以 37 778 两银购入伦敦会最后一笔麦家圈土地,仍然是分期付款,到 1922 年才完全付清。③

从 1919 年起,仁济医院拥有四块共 8.74 亩的麦家圈土地,而且形成完整的一片地区,等到 1926 年雷氏德捐赠巨款重建仁济医院时,这些土地提供了良好的建筑基地,并沿用到目前,事实上笪达文早在 1907 年谈论仁济医院购买伦敦会土地时就表示,这不仅是这年医院最重要的一件事,而且他相信时间将会证明,这是对上海华人的福祉长

① LMS/CH/CC, 17.1, C. J. Davenport to G. Cousins, Shanghai, 22 February 1906.

② Ibid., 17.2, C. J. Davenport to G. Cousins, Shanghai, 10 May 1906; ibid., Shanghai D. C., LMS—Minutes of Committee meeting held on 8 June 1906; ibid., 18.1, Davenport to Cousins, Shanghai, 31 January 1907; ibid., 18.2, R. W. Thompson to Cousins, Shanghai, 26 April 1907; ibid., H. Ll. W. Bevan to Cousins, 27 April 1907; ibid., Davenport to Cousins, Shanghai, 29 May 1907. *The Sixty-First Annual Report of the Chinese Hospital Shantung Road, Shanghai for the Year 1907*, p. 16. *North China Herald*, 14 February 1908, p. 353, 'The Chinese Hospital.'

③ Ibid., 30.2, C. J. Davenport to F. H. Hawkins, Shanghai, 30 May 1919; ibid., 34.1, Davenport to Hawkins, Shanghai, 22 March 1923, enclosure: History of the Shantung Road Hospital. *Shanghai Times*, 15 March 1919, p. 3, 'Shantung Road Hospital. Annual Meeting. *North China Herald*, 4 March 1922, p. 611, 'Shantung Road Hospital: Interesting Speeches at Annual General Meeting.' Elliston, *Ninety-Five Years A Shanghai Hospital*, pp. 14,62.

远有益的一项行动。[①] 对照仁济医院至今的发展，他的信念是完全正确的。

五、 仁济医院重建的问题

1915 年 2 月，仁济医院在旧院舍增建的三楼启用，而在同一个月提交捐款人大会的 1914 年医院年报中，却表示 1873 年兴建的院舍竟然仍是医院赖以发挥功能的主要建筑，这四十年间累积的需求不会只因增建了三楼就消除，因为这项增建是许多年前早应做而迟迟未做的事，而未来几年中即将面临无法避免的任务，就是以更大规模也更现代化的方式重建整个仁济医院[②]。这样的说法在迎接增建三楼启用的当下似乎有些不合时宜，却十分清楚地显示增建只是暂时减缓需求的急迫性，1873 年的住院病人 485 名、门诊 41 684 人次，1914 年的住院病人 1 080 名、门诊 87 383 人次，已是 1873 年的 2 倍以上；再到 1922 年时，病人数量更多，住院病人有 2 651 名之多，门诊也突破 10 万人次，达到 105 989 人次[③]，其实从 1910 年代起，由于仁济的床位不足，许多必须住院的病人被劝往其他医院，否则还不止以上的数目，另一方面，笪达文在 1919 年的年报中表示："医院里没有任何闲置的角落了"[④]，因此重建更大而新式的仁济医院成为势在必行而且急迫的事。

重建涉及的问题很多，最直接相关的是土地和经费。土地问题如前文所述，仁济医院于 1919 年购入伦敦会在麦家圈的最后一块土地，连同先前所购形成完整的一片建筑基地。经费问题却极为困难，如果

---

① LMS/CH/CC, Reports, 5. 3, C. J. Davenport's Report for 1907.

② 引自 *Shanghai Times*, 15 March 1919, p. 3, 'Shantung Road Hospital—Annual Meeting.'

③ *The Seventy-Sixth Annual Report of the Chinese Hospital Shantung Road*, Shanghai for the Year 1922, pp. 14 – 15.

④ *The Seventy-Third Annual Report of the Chinese Hospital Shantung Road*, Shanghai for the Year 1919, p. 10.

购买土地的 3 万 7 千多两银都得三年内分期付款才能还清,那么董事会估计的 20 万两重建经费,或工部局医官估计更高的 50 万两就更难以筹措了。从 1916 年起,重建经费是医院年报和捐款人年度大会经常讨论的话题,而《北华捷报》和《字林西报》也屡次由记者到仁济医院实地采访后撰写新闻报道,或由主编撰写评论呼吁中外公众出力协助重建,这些讨论、报道和呼吁的共同点,都在强调仁济医院建筑的老旧落伍,和其服务成效的卓著及医护人员的热忱形成强烈的对比。只是,前后大约 8 年间,这些言论都没有得到具体的回应,而英国驻上海总领事法磊斯(Everard D. H. Fraser)虽然在 1920 年称颂仁济医院是上海中外之间的"亲善大使"(An Ambassador of Goodwill)①,但这位亲善大使的房舍重建之举,还得继续等待机会。

到 1923 年时终于有人挺身而出了。笪达文在这年 10 月初写信告诉伦敦会秘书,一位富人不但要捐助重建仁济医院的经费,还要给一大笔钱当作医院的基金。② 笪达文没有指出富人的姓名,其实他就是在上海从事建筑致富的英国人雷氏德。雷氏德一向热心捐助仁济医院,他从 1908 年起到 1925 年之间经常捐款,从最早的 25 两银起逐年增加,到 1918 年时已递增到 700 两银,1921 年又增至 3 000 元。1920 年时除了捐 100 两,还捐了 2 300 两给免费病床基金。③ 除了经常捐款,1873 年仁济医院兴建的院舍也是雷氏德设计的。雷氏德既然是捐款人,每年一定会收到仁济医院的年报,所以他应该很清楚医院的情况,势必也注意到了舆论对他所建的仁济旧楼亟待重建的再三呼

---

① *North China Daily News*, 13 March 1920, p. 7, 'Shantung Road Hospital Annual Meeting: An Instrument of Local Goodwill.' *Shanghai Times*, 13 March 1920, p. 3, 'Meeting of the Shantung Road Hospital.' *North China Herald*, 20 March 1920, p. 777, 'Shantung Road Hospital.'

② LMS/CH/CC, 34. 4, C. J. Davenport to F. H. Hawkins, Shanghai, 2 October 1923; ibid., 27 October 1923.

③ 这些金额都出自仁济医院各年年报。

吁，这应当是他决定慷慨解囊实现仁济医院重建的缘故。1926 年 5 月雷氏德过世，遗嘱捐赠仁济医院 100 万两银和 4 块土地①，医院重建的经费问题也迎刃而解。

在先前医院的重建因经费难题而延宕的期间，笪达文于 1920 年 9 月写给伦敦会秘书的信中表示，他和夫人两人年纪渐增，在华努力工作也已超过 30 年，他提醒伦敦会应该是到了要着手准备后继人选的时候，或许四五年后医院重建能出现曙光，那就是新旧院长交替的最佳时机，新院长可以按照自己的构想建设全新的仁济医院。② 只是，位于上海的仁济医院毕竟不是一般的传教医院，仁济院长的职务也不是一般传教医生都能胜任的，伦敦会很难觅得合适的接替人选，笪达文虽有高血压和神经发炎的困扰，仍必须坚守岗位。直到 1925 年 11 月，伦敦会终于确定了笪达文的继任者，但希望他能续任两年到 1927 年底再卸下重担。③ 不料，1926 年 9 月 4 日下午，笪达文在参加完一场草地滚球比赛之后，因为心肌梗死而过世，享年 63 岁。

笪达文接任仁济医院院长后，以牺牲奉献的精神与温和稳健的态度进行各项建设，将 19、20 世纪之交保守而缺乏竞争力的一家慈善医院，逐步改造成积极有效经营与注重服务品质的现代化医院，并且还不失作为慈善医院的本质，笪达文也因此获得中外双方的一致赞许，1919 年召开仁济医院捐款人大会时，医院董事会的总董当众推崇笪达文："若论有谁的工作能被公认是维护了英国在中国的声望，那个人就

---

① LMS/CH/CC, 39.2, C. J. Davenport to F. H. Hawkins, Shanghai, 31 May 1926. Elliston, *Ninety-Five Years A Shanghai Hospital*, p. 18.

② LMS/CH/CC, 31.3, C. J. Davenport to F. H. Hawkins, Shanghai, 22 September 1920.

③ LMS/CH/GE/CM, box 8, 16 & 17 November 1925；LMS/CH/CC, 39.1, C. J. Davenport to F. H. Hawkins, Shanghai, 24 December 1925.

是笪达文。"①对照他上任前医院董事会设下严密防范院长的规定,这些英国董事态度的改变是何其巨大。1920 年时中国政府为表彰笪达文在华医疗服务的贡献,特地颁授五等嘉禾勋章给他,他在欣然接受之余,又满怀感触地想起三十多年前初到中国时,受到辱骂的情景。②

就笪达文自己而言,最后没能执行仁济医院的重建工作当然是有遗憾的,但是他早在 1921 年时已准备好坦然面对,他说:

> 将仁济医院带到如今这一步,我自然希望亲眼见到它发展成一家基础稳固而完善的现代化医院,但是我和妻子的健康情况,可能会使我们放弃这样的计划和希望,将它们留给后人去实现。③

应该这样说,就是因为笪达文费了 22 年的心力,奠定仁济医院作为现代化大医院的良好基础,得到人们一致的肯定与赞许,仁济医院终于获得全盘重建的机会,迈入另一个崭新发展的时代。

---

① *Shanghai Times*, 15 March 1919, p. 3, 'Shantung Road Hospital: Annual Meeting.'
② 《政府公报》第 1480 号(1920 年 4 月 1 日),12 - 13 页,"大总统核议外交部请奖洋员笪达文等勋章文"。LMS/CH/CC, 31. 3, C. J. Davenport to F. H. Hawkins, Shanghai, 13 July 1920.
③ LMS/CH/CC, 32. 2, C. J. Davenport to F. H. Hawkins, Shanghai, 7 April 1921.

仁济医院的护士与护校（1891—1940）

　　1844 年仁济医院创立，此后四十余年间，仁济医院和当时中国其他医院一样，雇用男性的苦力（coolie）和女性的阿嬷（amah）两者，做些照顾病人相关的清洁等工作，有时医生也称阿嬷为"中国护士"（Chinese nurse），但这只是为了让英文读者和听众易于了解的一种类比方式。1880 年代中期近代护理和护士传入中国，仁济医院也在1891 年迎来第一位护士，此后到 1940 年为止的 50 年间，仁济医院共有 25 位专职的英国护士和几位短期兼职护士①，以及为数约三四百名的中国护士与学生。

　　从 1891 至 1940 这 50 年间仁济医院的护理工作，可分为三个时期：萌芽时期（1891—1910）、奠基时期（1910—1920）以及发展时期（1920—1940）。这三个时期有如三部曲一般接连演进，在萌芽时期 20 年间，仁济医院只有一位受过短期专业训练的护士哈蕾，但她的确从事了近代意义上的护理工作，也训练出多名仁济最早的中国护士；到奠基时期约 10 年间，仁济来了第一位受过完整专业训练并有丰富经验的合格护士柯雅丽，以及随后来的几位合

———————————
① 这个数目为笔者自伦敦会档案及仁济医院历年年报中勾稽搜寻所得。

格护士,同时也建立护士学校以培育中国护士;进入发展时期约
20 年间,主要由夏普接替柯雅丽的任务,继续专业性的护理工作
和护校教育,并在 1931 年仁济医院新建大楼启用,成为现代化的
大医院后,护理工作随之迅速发展,尤其中国护士的人力日益壮
大,地位和专业程度显著提升,护校的规模也逐年扩充,直到 1942
年仁济医院被日军接收为止。

在三部曲的演进当中,哈蕾、柯雅丽和夏普三名护士长,正好分别
是萌芽、奠基和发展时期唯一或最重要的护理人物,她们的个人背景、
理念、经验和各种作为,是造就各时期仁济医院护理工作样貌的主要
因素,可以说她们就是各时期仁济护理的象征,本文的目的在于依据
她们所属的伦敦会档案和仁济医院的年报等基本史料,论述她们三人
的生平事迹,并重建仁济医院护理工作初期 50 年的发展历程,以及从
无到有、从非专业进展到专业的成就。

一、 哈蕾: 萌芽时期(1891—1910)

1891 年,仁济医院来了第一位护士哈蕾(Ethel Mary Halley),她
在仁济工作将近 20 年,直到 1910 年为止。她在仁济医院的院史上自
有其独特的地位,更重要的是哈蕾在职的 19 世纪末和 20 世纪初,仁
济医院正处于亟待改革和力谋创新两个前后相连的阶段,而她在职期
间的各项工作和离职的原因经过,都和仁济在这两阶段的处境和改革
创新的措施密切相连。本文即以这两阶段仁济医院的情况作为背景,
论述哈蕾从到院至 1910 年离职之间的个人经历,特别是她为仁济医
院训练最早一批中国护士队伍的经过,以及她因未能融入仁济医院整
体发展计划,导致她最终被伦敦会辞退的结果。

(一) 来华经过

哈蕾是澳大利亚人,1865 年 8 月 1 日出生在维多利亚省(Victoria)

的巴拉瑞特（Ballarat）。[1] 她的父亲于 1855 年从英国曼彻斯特（Manchester）移民澳大利亚的悉尼（Sydney），原本从商，1860 年成为基督教牧师，先后主持公理会（Congregationalist）教派在巴拉瑞特等地的教会，并长期担任维多利亚公理会联盟（Congregational Union of Victoria）的秘书[2]，而公理会正是最早对华传教的伦敦传教会的主要骨干。哈蕾的母亲是曼彻斯特一位公理会牧师之女，养育 3 名女儿之外，积极参与传教活动，19 世纪的英国基督徒一直充满着向异教徒传教的使命感，持续百年之久而不衰，此种使命感并扩散到英国各个殖民地，许多地方都成立了各种支持传教的团体，维多利亚就有伦敦会的妇女后援会（Victoria Ladies' Auxiliary to the London Missionary Society），哈蕾的母亲是这个后援会的秘书。[3] 在这样的家庭与社会环境中耳濡目染之下，哈蕾在悉尼长老会学院（Presbyterian College）毕业后，担任私人家庭教师一段时期，随后决定到中国传教。[4]

　　经过 5 个月的慎重考虑，哈蕾于 1890 年 9 月向维多利亚妇女后援会报名加入伦敦会。后援会在她母亲主动回避的情况下决议向伦敦会推荐，而伦敦会也在 1890 年 12 月的理事会议中接受她的报名，并决议派她到上海。1891 年 9 月，她从墨尔本（Melbourne）搭船出

---

① LMS/CP, Candidates' Papers, Ethel Mary Halley, 'Questions for Female Candidates for Missionary Work to the Heathen.'

② *The Argus* (Melbourne), 20 January 1910, p. 5, 'Rev. J. J. Halley.' Mrs. Halley, *et al.*, *Memorials of Rev. J. J. Halley*. Melbourne: Congregational Book Depot, 1910. Neil Gunson, 'Halley, Jacob John (1834 – 1910),' in Douglas Pike, ed., *Australian Dictionary of Biography* (Melbourne: Melbourne University Press, 1972), vol. 4, http://adb.anu.edu.au/biography/halley-jacob-john-3698/text5791, accessed online 25 November 2018.

③ *News* (Adelaide), 4 September 1928, p. 12, 'Ninety Years Old—Mrs. Halley at Home.'

④ LMS/CP, Candidates' Papers, Ethel Mary Halley, 'Questions for Female Candidates for Missionary Work to the Heathen.'

发,经过两个月航程,同年 11 月抵达上海。①

哈蕾在获得伦敦会接受前,先在墨尔本总医院(Melbourne General Hospital)和一家私人妇产科医院分别接受各约三四个月的护士训练②,但她不是合格的护士。当时英国的护士必须经过至少 3 年的学习训练,并通过专业机构考试,才能领取合格证书和就业,哈蕾只经过约 7 个月的训练,在她留下的档案文献和澳大利亚报纸历年关于她的报道中,也从没提过她具有护士证书。

(二) 在仁济前期(1891—1904)

哈蕾在仁济医院工作的近二十年期间,可分为前(1891—1904)、后(1905—1910)两个时期,仁济医院在这两个时期有着不同的经营方式与特质,哈蕾个人也因此有着前后不同的处境和工作。本节先讨论在前期内仁济医院的情况与哈蕾的工作。

仁济医院自 1844 年创立后,由伦敦会传教医生经营 22 年,到 1866 年时医院董事会不满伦敦会对医生的态度,将医院改交给上海的外国社区西医经营,先后有四名社区西医主持仁济医院。③ 这些西医在自己的外国病人之外,愿意义务兼顾仁济的中国病人,显示他们确有善心,但既然是兼顾,就不太可能做到全心全力的照料,尤其兼顾时间长达三十多年,这不利于仁济医院的经营和发展,例如外国西医只看重症或进行大手术,一般病人都由助手中国西医黄春甫等人医治,若中国西医生病则任由护士代劳看诊,医院行政事务也委诸中国助手管理,这些现象固然可说是外国西医倚重中国助手,其实就是外国社

---

① LMS/CH/CC, 7. 2. D, Ernest Box to R. W. Thompson, Shanghai, 27 November 1891, 'Minutes of District Committee, 21 November 1891.'

② Ibid., 7. 2. A, Ethel M. Halley to R. W. Thompson, Heatherleigh, Forest Hill, 23 February 1891.

③ 关于伦敦会失去仁济医院经营权的经过,详见本书"笪达文与仁济医院"与"仁济医院的史料与研究"两章。先后经营仁济医院的四位社区医生为庄斯顿、韩德森(Edward Henderson)、百立欧和梅乐士。后三者是同一家合伙诊所的医生。

区西医为德不卒，欠缺传教医生的牺牲奉献精神，也没有擘画医院发展远景的热忱和意图，即使黄春甫为期仁济医院的中国西医后继有人，在 1888 至 1894 年间三度郑重建议仁济医院办理西医教育，招收中国青年学习，黄春甫甚至已主动向华人募得初期所需的经费，外国西医却还是没有意愿进行。主持的西医态度如此放任消极，势必影响到医院整体的气氛，正如 1905 年代表伦敦会重新获得仁济医院经营权的传教医生笪达文所说，他上任时见到仁济呈现"一种极为随意和散漫状态的风格"①，这种风格是日积月累才会形成的景象，当 1891 年底哈蕾刚到时，仁济医院应该就已是如此了。

　　对初来乍到的哈蕾而言，仁济医院散漫松弛的景象却是展现自己能力和雄心壮志的机会。抵达上海五个月后，哈蕾在 1892 年 4 月底写给伦敦会秘书的第一封信中，表示自己正在努力学习中文，也多少在医院中做些调剂配药的工作。② 在 1893 年 9 月她写给伦敦会秘书的又一封信中，只受过半年多护士训练的哈蕾提及的竟然不是她的护理工作，而是在自己宿舍和上海城内的病人家里医治许多病人的事，她还定下每天上午九至十点、下午二至三点在宿舍看诊的时间表，若有病人在其他时间前来，凡情况紧急或从远处来者，她也立即应诊，否则就让病人等到规定的看诊时间；哈蕾又说自己的治病能力让许多女病人非常信赖，有些病情严重的人会请求住进她的宿舍以便就近治疗，由于她就住在仁济医院比邻的伦敦会布道站宿舍中，因此主持仁济的西医也将女病房交给她全权管理，便于安排病人住院和照料。③

　　接着，哈蕾在 1893 年的全年报告中，表示自己除了在仁济医院和宿舍看病，又在上海城内的三个伦敦会讲道处开办门诊，每逢星期六

① LMS/CH/CC, Reports, 6. 2, C. J. Davenport, 'Decimal Report of Shanghai Medical Work. '

② LMS/CH/CC, 7. 3. B, E. M. Halley to R. W. Thompson, Shanghai, 29 April 1892.

③ Ibid. , 8. 2. B, E. M. Halley to R. W. Thompson, Shanghai, 4 September 1893.

在三处轮流应诊施药,同时带着一名妇女讲道、两名小男孩协助配药,对病人讲完道后再看病,这年她共有 1 776 名门诊病人,只有三四名病人不治而亡。①

仁济医院虽有女病房,但其中一部分空间是进出男病房的必经通道,这对女病人未免不便,1894 年时黄春甫退休搬离的宿舍,是伦敦会租给仁济医院的房屋,伦敦会建议医院续租并修缮作为独立的女病房,条件是由哈蕾负责管理,医院董事会也同意了,于是仁济医院从 1894 年 9 月 1 日起有了称为"女医院"(woman's hospital)的独立女病房。②

女医院开张后,哈蕾改以护理女医院的住院病人为主,但仍继续门诊看病,只是数量减少,1894 年医治 1 304 名病人③,1895 年进一步减少到 530 人,其中大部分是她前往租界中的病人家里出诊④,1896 年她只前往少数的病人家里出诊,此后几年她不再看门诊或医治病人⑤,但 1901 年时由于仁济的中国西医潘先生因病无法上班,外国西医也不看一般门诊,就由哈蕾代劳看了整整一星期的门诊,每天还多达三四百名病人。⑥哈蕾没有说明为何减少甚至放弃已进行数年的门诊? 很可能是管理女医院而无暇兼顾,也可能是有人提醒她不可再越俎代庖以护士而行医生之事,或是她觉悟自己应该专注于护士本业才是。不论哈蕾改变的原因为何,此后她的工作集中在女医院的护理和

① LMS/CH/CC, Reports, 2. 1, E. M. Halley, Report for 1893, Shanghai, 7 January 1894.

② LMS/CH/CC, 8. 4. D, J. L, Rees to R. W. Thompson, Shanghai, 13 July 1894, 'Minutes of Meeting of the Shanghai District Committee;' ibid., 8. 4. E, J. L. Reas to R. W. Thompson, Shanghai, 10 August 1894; ibid., Reports, 2. 2, E. M. Halley, Report for 1894, Shanghai, no day January 1895.

③ Ibid., Reports, 2. 2, E. M. Halley, Report for 1894, Shanghai, no day January 1895.

④ Ibid., 2. 3, E. M. Halley, Report for 1895, [Shanghai], n. d.

⑤ Ibid., Reports, 2. 4, E. M. Halley, Report for 1896.

⑥ LMS/CH/CC, 12B. 3, E. M. Halley to G. Cousins, Shanghai, 22 December 1901; ibid, Reports, 3. 3, E. M. Halley, Report for 1901.

传教事宜，即使伦敦会布道站于 1899 年通过一项决议，在上海城内的教堂开办一家诊所，请她主持其事，费用由布道站负责①，她也以女医院工作繁忙为由而推辞，这和她初到上海不久，便勇于在三个地方开办门诊的做法完全不同。

女医院开张后，住院人数增加，哈蕾记载女医院历年住院人数如下：

年 份	住院人数	大手术次数	住院死亡人数
1894	76	—	1
1895	92	13	—
1896	100	18	4
1897	123	28	6
1898*	—	—	—
1899	117	29	8
1900	113	42	5
1901	132	28	5
1902	126	—	6
1903	135	27	5
1904*	—	—	—

＊哈蕾休假回澳洲

从 1894 至 1903 的 10 年之间，住院人数增加将近 80%，女医院的病床数却不增反减，1894 年开张时有十六张病床，三年后因上海工部局规定仁济不得再收传染病患者，于是减少一间五床的病房，只剩十一张病床，后来又只增加了一个床位，以致相当拥挤，1903 年时哈蕾抱

---

① LMS/CH/CC, 11. 3. A, W. N. Bitton, 'Minutes of Committee Meeting held on 1 September 1899；' ibid., 12A. 1., 'Annual Meeting of the Shanghai District Committee held on 21 January 1900.'

怨，有时候两个儿童病人得睡在同一张病床上，甚至曾有病人晚上得睡在椅子上。①

在女医院成立前，仁济医院早已雇有在女病房担任看护兼清洁等杂工的阿嬷，她们在女医院成立后也继续是哈蕾的主要助手，年纪都在 50 岁上下，信教或不信教都有，其中一位担任领班。② 哈蕾的书信和年报中记载这些阿嬷的事迹不少，例如 1894 年一名阿嬷对病人的态度恶劣而且不听规劝，半年多以后终被哈蕾辞退。③ 1895 年时一名信教的阿嬷勇于挑战社会恶习，自行解放了受苦数十年的小脚。④ 在 1897 年的年报中，哈蕾表示三名阿嬷相处和谐，她们虽然远远谈不上完美，哈蕾得经常指导她们的工作，但她们都十分顺从，领班的阿嬷聪明而利落，哈蕾很期待她能信教，可是领班总担心自己信了教，祖先没人祭拜，她会受到不好的报应；这位领班在职 7 年后，因为两次没有照哈蕾的交代办事而被辞退了，新的领班阿嬷年纪更大，也不那么聪明利落，却是基督徒。⑤ 1900 年时，有一名阿嬷主动表示愿意受洗，而她的工作态度也从此有所改善，不像从前连打扫也得哈蕾每天紧盯着才能做好。⑥ 1903 年上工的一位信教阿嬷被哈蕾称赞为干净、聪明、寡言，最大的优点是对病人很好，常在小处体贴病人。⑦

哈蕾试图在已有的阿嬷以外建立中国护士队伍，这在当时却不是件容易的事。1894 年她招收一名教会学校毕业的女生担任实习护士，

① LMS/CH/CC, Reports, 4.3, E. M. Halley, Report for 1903.
② 哈蕾一般称领班阿嬷为 head amah, 有时则称为 matron。
③ LMS/CH/CC, Reports, 2.2, E. M. Halley, Report for 1894; LMS/CH/CC, 9.1, E. M. Halley to R. W. Thompson, Shanghai, 11 May 1895.
④ LMS/CH/CC, 9.1.D, E. M. Halley to R. W. Thompson, Shanghai, 11 May 1895.
⑤ Ibid., Reports, 2.4, E. M. Halley, Report for 1897; LMS/CH/CC, 13.1.A., E. M. Halley to G. Cousins, Shanghai, 8 May 1902.
⑥ LMS/CH/CC, 12A.1, E. M. Halley to G. Cousins, Shanghai, 9 March 1900.
⑦ Ibid., 14.1, E. M. Halley to G. Cousins, Shanghai, 14 January 1904.

几个月后这位实习护士觉得工作过于辛苦，在同年的 11 月申请离职。[①] 哈蕾对此相当失望，有好几年宁可独自挑起所有的护理工作，到 1899 年时因为过于忙碌，她连写信时都只能随身带着纸笔，找到空档就随时写上几行字，于是她从这年 9 月起录用一名在苏州的医院工作过的实习护士，她第二年还受洗成为基督徒，但是这名实习护士对病人的态度却很冷漠，直到 1902 年才有所改善，并主动帮哈蕾缝制棉袄作为新年礼物送给儿童，哈蕾对这位实习护士的转变感到十分高兴。[②] 哈蕾在仁济医院的前期仅有过上述两名实习护士，还得等到她在仁济工作的后期，时机和条件较为成熟才能建立起护士的队伍。

哈蕾来华的目的是借医护传教，她也费了许多功夫对病人传教，她自己和伦敦会上海布道站配置的一名信教的妇女吴太太每天向个别病人讲道，吴太太每晚在病房中举办祈祷会，逢礼拜日下午又举行聚会礼拜，哈蕾说是希望但并不强求每个病人都参加祈祷会或礼拜，她也提及有些病人拒绝参加，甚至还怂恿其他病人抵制这些传教活动。[③] 让哈蕾颇为烦恼的是一名信仰天主教的病人，经常故意在做礼拜时制造噪音，还有一名让哈蕾感到吃惊的尼姑，不但参加礼拜，甚至几次去仁济医院旁边的教堂。[④]

1895 年 2 月一名病人受洗，这是哈蕾工作 3 年多以后的第一个收获。[⑤] 在整个前期中，共有 8 人受洗成为基督徒，包含前述的阿嬷、实习护士以及 6 名病人，有的病人在住院期间受洗，也有人出院后在各

① LMS/CH/CC, Reports, 2. 2, E. M. Halley, Report for 1894.

② LMS/CH/CC, 11. 3. A, E. M. Halley to G. Cousins, Shanghai, 19 September 1899；ibid., Reports, 3. 2, E. M. Halley, Report for 1900; ibid., Reports, 4. 1, E. M. Halley, Report for 1902.

③ Ibid., Reports, 2. 2, E. M. Halley, Report for 1894；ibid., 2. 4., E. M. Halley, Report for 1897.

④ LMS/CH/CC, 12A. 1, E. M. Halley to G. Cousins, Shanghai, 9 March 1900.

⑤ Ibid., Reports, 2. 3, E. M. Halley, Report for 1895.

地的教会受洗,最远的一位是在山东威海卫外国人家中帮佣的阿嬷,
由雇主送到上海医治眼病,出院回威海卫后不久成为基督徒,这让哈
蕾十分兴奋;还有一名病人无法医治,也无家可归,只有徐家汇的天主
教修女愿意收容并给予洗礼,但几个星期后便过世了。[①] 哈蕾在仁济
前期的 13 年中获得八名信徒,成果谈不上丰收,但她自有看法,认为
自己的工作性质不可能会有惊人的成果,因为病人来自各地,住院时
间又有限,虽然不少病人都曾表示心向基督,但是出院后便难以继续
追踪掌握其意向了。[②]

伦敦会规定,传教士工作每六年须休假一年,休假中必须从事有
益传教的相关活动,于是哈蕾从 1898 年 4 月起离华返回澳大利亚家
乡,并接受各地教会或团体邀请,开展关于中国社会情况与自己在仁
济和上海经验的演讲活动,在澳大利亚的 13 个月内共参加多达 139
次的聚会并讲话,平均每个月超过十次[③],至 1899 年 8 月中休假期满
抵达上海。1904 年 5 月哈蕾再度休假回澳,等到 1905 年 9 月期满又
回到上海时,仁济医院已经和以前大为不同,此后她自己的处境和工
作也有了变化。

(三) 在仁济后期(1905—1910)

哈蕾第二次休假前已经决定利用时间进修妇产科学,所以回澳后
减少一些演讲活动的行程,积极在墨尔本女医院的手术室和病房实
习,又上配药课程,合计共有 8 个月,占了休假的三分之二时间。虽然
忙碌辛苦,哈蕾却觉得很充实,她从墨尔本写信告诉伦敦会秘书:"我
回到中国后,有能力可以将工作做得更好。"[④]回到中国不久,她又说自
己带着许多新知识和对于工作的新想法而归,学得越多越了解自己的

---

① LMS/CH/CC, Reports, 3.2, E. M. Halley, Report for 1900.
② Ibid., 3.1, E. M. Halley, Report for 1899.
③ LMS/CH/CC, 11.3.A, E. M. Halley to G. Cousins, Shanghai, 19 September 1899.
④ Ibid., 16.2, E. M. Halley to G. Cousins, Surrey Hills [Melbourne], 7 May 1905.

不足。①

不仅哈蕾自觉焕然一新，仁济医院也有了新的面貌。她在澳休假期间，仁济医院的经营权易主了。有些上海外人不忍见到仁济继续因循散漫下去，无法和上海其他西医院竞争，于是出钱出力推动，让董事会将外国社区西医经营了 38 年的仁济医院，重新交给伦敦会，由该会的传教医生笪达文出任院长。他于 1905 年 1 月 1 日就职后，以传教士牺牲奉献的精神，全心全力改革各项院务，并谋求创新的建设，陆续推动建立病人付费制度、增加医护人员、多方争取捐款来源、改善医院空间环境等，来维系仁济医院在上海的历史性地位和声誉，并全面发展以适应时代和社会的需求。② 其中在改善空间环境方面，笪达文最先着手的是重建哈蕾管理的女医院。

1905 年 4 月 27 日，仁济医院召开捐款人年会，新任院长笪达文报告医院极为拥挤，而女医院相当破旧，应该优先整建，他也提出一份整建报告和经费预算，准备向华人发送捐款簿，希望能筹到整建所需的 15 000 两银，包含向伦敦会购买土地、建筑与设备费。③ 结果事情的发展比笪达文预料的还要单纯而顺利，这年 8 月上海富商徐润的妻子过世，经仁济医院的中国籍名誉董事陈辉廷介绍，遗赠 10 000 两银作为女医院的建筑费④，解决了经费的大部分问题，董事会随即决定在

---

① LMS/CH/CC, 16. 4, E. M. Halley to G. Cousins, Shanghai, 23 October 1905.

② 关于伦敦会重新获得仁济医院经营权的经过，以及笪达文出任院长后的各项建设，详见本书"笪达文与仁济医院"一文。

③ *North China Herald*, 28 April 1905, p. 206, 'The Shantung Road Hospital Annual Meeting.' LMS/CH/CC, 16. 2, C. J. Davenport to? [suppose G. Cousins], Shanghai 3 June 1905.

④ 徐润，《徐愚斋自叙年谱》(台北：文海出版社，1978 影印本)，234 页。这笔捐款的数目据笪达文、仁济医院年报和《北华捷报》的报道，应是 10 000 银元而非 10 000 银两，参见 LMS/CH/CC, 16. 4, C. J. Davenport to G. Cousins, Shanghai, 6 December 1905；*The Sixtieth Annual Report of the Chinese Hospital Shantung Road*, *Shanghai*, *for the Year 1906*, p. 6；*North China Herald*, 11 May 1906, p. 304, 'The Chinese Hospital—Annual Meeting of Subscribers'.

1906 年的中国新年后拆除女医院并重建。

以上这些都发生在哈蕾休假期间,当她于 1905 年 9 月返回上海后,突然面对新局,感慨和期待交织而成的浓厚情感在她心中回荡了好几个月,女医院从 1894 年成立以来一直在她的管理之下,她也经常称女医院为"我的医院"(my hospital),如今即将新旧交替而难免激动良久,有如 1905 年底女医院准备拆除而清空后,她自述的心境:

> 随着 1905 年的结束,我们的女医院关闭了。这老旧的医院在好多年前就应该关闭的,现在终于成了历史的陈迹,即将仅存回忆中。我走过空荡的病房,有些感伤地想起从 12 年前成立以来,这里还是第一次空无病人! 这里是我第一个负责的地方,我兴奋而谨慎地承担这项工作,因为我需要照料许多人的身心健康。①

1906 年对哈蕾是相当特殊的一年,因为女医院拆除重建,她暂时无所依归,但这并不表示她无所事事,上半年她管理男医院的手术室,协助笪达文开刀,又接连护理几名生病的伦敦会传教士与家属,还每星期有三个半天在上海城内教英文,她自己也每天随着中文老师学习一小时中文;下半年除了继续协助开刀,哈蕾开始准备女医院重建完成后的事务,例如整理病患衣服与床单,以及教导实习护士等。

当时哈蕾有四名实习护士,都是教会女校毕业的基督徒,两名完全没有经验,另两名分别在其他医院工作过六个月和两年。哈蕾每星期三天,每天花几个小时教学,从基本护理开始,每次上课前她会准备讲义,还说自己的讲义内容只能是中英文夹杂并有的。②

1907 年初,新建的女医院落成③,这年 1 月 24 日举行启用典礼,上

---

① LMS/CH/CC/Reports,5.1,E. M. Halley,Report for 1905.

② Ibid.,E. M. Halley,Report for 1906.

③ *The Sixtieth Annual Report of the Chinese Hospital Shantung Road*,*Shanghai*,*for the Year 1906*,p. 22.

海众多中外人士与会，清朝大臣兼红十字会会长吕海寰也参加典礼并致词。本地的中外报纸如《申报》《通问报》《北华捷报》《字林西报》等都报道了女医院启用的消息，包含典礼经过、各层空间配置与各种医疗设施，《北华捷报》还提及四名实习护士都穿着浅紫色的制服等等。①新建的女医院是一幢四层红砖楼房，有 25 张病床，比原来增加了1 倍，而且空间宽敞、设备新颖，一楼有门诊室、药房、急诊室，二楼有含10 张病床的外科病房、手术室、观察室、两间个人病房，两间各有两床的妇产科病房、护士宿舍，三楼有含 9 张病床的内科病房、哈蕾与阿嬷的宿舍，四楼作为供病人休憩散心的花园，还可眺望邻近地区的景色。总之，这是一幢设施齐全的医院，和原来名为女医院实为病房的情况完全不同。

女医院落成启用的同时，哈蕾领导下的护理队伍也比以前壮大：①4 名实习护士，其中两人为伦敦会信徒，两人属于长老会；②3 名阿嬷，领班的是刚受洗不久的基督徒，很有礼貌；一名阿嬷是伦敦会一位传道人的姐妹；还有一名夜班阿嬷，不是基督徒，但人很好，近来也常去教堂；③乡下来的一对夫妻分别担任厨工和杂役，都是刚受洗的基督徒。此外，吴太太继续向病人传教，直到 1909 年过世，哈蕾自己和另一位女传教士也分担部分传教工作。②

1907 年中，由于最资深的实习护士生病住院，哈蕾增加一名新手，到 1909 年时又新增一人，达到哈蕾在职期间实习护士人数最多的6 名，只是她从来没有提起过她们的姓名。1907 年 11 月，哈蕾将自己与 5 名实习护士的一张合照寄给伦敦会秘书，并逐一介绍她们：最资

---

① 《申报》1907 年 1 月 24 日第 17 版，"女医院落成"；1907 年 1 月 25 日，"仁济女医院落成志盛。《通问报》1907 年 1 月，第 3 页，"仁济女医院落成详述"。*North China Herald*，25 January 1907，pp. 204－205，'The Shantung Road Hospital—Opening of the Women's Hospital.' *North China Daily News*，25 January 1907，p. 7，'The Shantung Road Hospital—Opening of the Women's Hospital.'

② LMS/CH/CC，18. 1，E. M. Halley to G. Cousins, Shanghai，29 January 1907.

深的那位是个好女孩,但不太聪明,有点神经质,由于哈蕾做事明快,也希望实习护士们能够和自己一样,但资深的那位不够敏捷,所以一直相当畏惧哈蕾,直到生病住院期间受到哈蕾的细心照护,才体会到哈蕾对自己其实没有成见。第二名实习护士到仁济前已有 6 个月工作经验,非常聪明文静,也很喜欢亲近哈蕾,却常自以为懂得很多,又常使性子,以致哈蕾必须经常予以纠正。第三位是伦敦会一位已故教会长老的女儿,相当聪明,正在学配药。第四位也是伦敦会一位信徒的女儿。新进的第五位则刚毕业于美国浸信会布道站的学校。哈蕾认可这 5 名实习护士都是好女孩,有耐性,工作良好,年纪都只有十六七岁,哈蕾觉得是太年轻了些,但她说很难找到年纪较大的女孩。①

这 5 名实习护士经过 1907 年的工作后,哈蕾对她们有了整体的评价,认为她们聪明、良善,并乐于从事护理工作,一年来的表现有了长足的进步,比过去有用得多,一开始哈蕾并不放心让她们自行配药或包扎伤口,但一年后她们都已非常熟练,哈蕾相信她们一旦完成训练,在灵敏和效率上都不会逊于欧美护士②。5 名实习护士的工作分配是两人在病房、两人配药、一人为病人包扎伤口,还有一人担任医生和病人之间的翻译。③

哈蕾训练的中国护士中,有一位名叫纪美朵(Zi Me-tuh)的护士在仁济医院服务长达 19 年,直到 1925 年才转往伦敦会所办的麦伦中学工作,她离开女医院时的护士长夏普说,美朵只上过不到一年的学,但工作非常勤奋尽责且乐于助人,平日就以医院为家,视医院的利益

---

① LMS/CH/CC, 18.4, E. M. Halley to G. Cousins, Shanghai, 21 November 1907/

② Ibid., Reports, 5.3, E. M. Halley, Report for 1907.

③ *Report of the Shantung Road Chinese Hospital Shanghai*, *for the Year 1909*, p. 8. 哈蕾报告 5 名护士的工作分配则是:最资浅的一人管理杂事、参与急救意外伤害的病人、在门诊包扎伤口,有两人负责配药,一人在诊察室帮忙并学习施用麻醉剂,另一人进行消毒杀菌(LMS/CH/CC/Reports, 6.1, E. M. Halley, Report for 1909)。

为她自己的利益，医院董事会在她离职时特地赠予 50 银元作为
酬谢。①

新的女医院开张后，哈蕾在职的最初三年病人数量如下②：

年　份	住院人数	门诊人数
1907	177	12 385
1908	188	11 086
1909	202	11 816

其中住院的人数可说是稳定增长，门诊人数第二年减少 10%，第
三年又回升。在 1909 年的医院年报中，有一段关于女医院的日常作
息时间如下：门诊时间是每周一至周六的下午，礼拜日和中国新年的
半个月休息。每天上午医生、护士巡视病房，逐一检视病人，换药或重
新包扎，听取病人诉求等等，结束后接着是手术时间；十二点住院病人
用午餐，随后护士用午餐；一点医院开门让门诊病人进入，每名付费 10
文钱，需开药者再收 10 文，病人进入候诊室，由传教士举行礼拜仪式，
穿插利用中国画家绘制的大型彩色图片；一点半打铃开始门诊，病人
逐一进入诊察室接受医治，同时信教的妇女和传教士分别向候诊室与
病房的病人进行传教；三点半开放亲友探病，其间实习护士和阿嬷必
须密切注意，以阻止总是有人好奇要解开绷带察看伤势等等。③

到 1909 年为止，哈蕾在仁济医院服务已经满 18 年，新的女医院
开张也有 3 年了，她训练的第一批护士队伍工作表现相当良好，哈蕾

① LMS/CH/CC, Reports, 9. 5, A. Sharpe, Report for 1925.
② *The Sixty-First Annual Report of the Chinese Hospital Shantung Road*, *Shanghai*, *for the Year 1907*，p. 7（但哈蕾报告的病人数目与此略有出入：住院 178 人、门诊 12 373 人，见 LMS/CH/CC/ Reports，E. M. Halley, Report for 1907）. *The Sixty-Second Annual Report of the Chinese Hospital Shantung Road*，*Shanghai*，*for the Year 1908*，p. 6；*Report of the Shantung Road Chinese Hospital Shanghai*，*for the Year 1909*，p. 10.
③ *Report of the Shantung Road Chinese Hospital Shanghai*，*for the Year 1909*，pp. 8 - 9.

于是在 1910 年 3 月第三度休假回澳大利亚。

(四) 意外被迫离职始末

就在一切都显得很顺利,哈蕾在休假将满准备来华时,却在 1911 年初意外收到伦敦会秘书的两封来信,让她大为震惊的是秘书通知她,理事会希望她"聪明地自请辞职"(It would be wise for her to resign her connection with the Shanghai mission.)。[1] 伦敦会很少主动辞退所属传教士,只有在传教士工作表现实在太差或出现品德操守问题时,才会出此严厉的手段,因此这对哈蕾而言简直如同晴天霹雳。

原来这是伦敦会于 1905 年重新获得仁济医院经营权后,在笪达文进行整顿与建设的过程中,哈蕾没有体察这种发展的趋势,未能配合与融入整体发展行动而导致的后果,并非她工作不力或有品德缺陷的缘故。

导火线在于女医院的重建及随之而来的女医生问题。有如前文所述,这是笪达文整顿与发展仁济医院的第一项计划,而新建的女医院是从门诊、手术到住院设施齐全的医院,并非如原来只是病房而已,笪达文清楚表示,下一步目标便是增设一位女医生主持女医院。[2] 由于伦敦会好不容易才重获失去已久的经营权,自然非常重视仁济医院发展的可能性,所以该会秘书大力支持笪达文的这项目标,秘书也写信告诉哈蕾可能会增设女医生的事,同时笪达文为此当面和哈蕾沟通,没想到她却向秘书和笪达文表达了强烈的反对之意,她回信给秘书说:

> 您信中的一部分内容让我觉得非常不舒服,您提到派一位女

---

[1] LMS/CH/CC, 22. 2, E. M. Halley to the Board of Directors of the LMS, Melbourne, 23 March 1911; LMS/CH/GE/OL, Currie Martin to E. M. Halley, London, 30 December 1910; ibid., 13 January 1911.

[2] LMS/CH/CC, 16. 2, C. J. Davenport to G. Cousins, Shanghai, 3 June 1905; ibid., 16. 3, C. J. Davenport to G. Cousins, Shanghai, 23 August 1905; ibid., 17. 1, C. J. Davenport to G. Cousins, Shanghai, 27 March 1906.

医生来上海的可能性，我全然希望这件事在我有生之年都不会发生。我强烈反对和一位女医生共事，我认为上海不需要一位女医生，我很希望您不会因为我写得如此直白而觉得受到冒犯，这件事的确对我影响很大，如果考虑到这会影响我工作的情绪，就别派任何女性到我的医院来，除非是我目前极为需要的护士。①

哈蕾发出这封措辞和内容都毫无保留的信后，笪达文紧接着写信给秘书，说明自己和她谈论此事时，她甚至说出可能辞职的重话：

我非常遗憾地说，哈蕾小姐强烈反对增设女医生一事，并表示这可能会导致她的辞职。今天早上我和她敞开来就此谈论许久，双方各说各话，她同意我将谈论内容告诉您。我是为上帝和中国人而工作，也为此而主张增设女医生，我很遗憾这点和她意见相左，若她因此事辞职更是加倍的遗憾，一旦我觉得有责任继续为此努力，将会请求您或医院董事会出面"裁判"（umpire）。②

笪达文的确继续为增设女医生而努力。1906年4月，他向医院董事会提出这项要求，董事会担心开支过大而搁置，但他并未放弃这个目标。③ 1907年11月，笪达文再度向董事会强调，无论如何都必须加人才行，女医生或男医院的护士长都行，结果董事会选择了护士长。④ 到1908年笪达文回英国休假，和秘书当面讨论仁济医院的发展时，秘书主动想出一个办法，关键在于伦敦会和医院董事会双方都不愿负担新增女医生的薪水，因此由伦敦会将在厦门的不用付薪水的女医生泰以理调往上海。⑤ 19世纪欧美有些基督徒支持海外传教的热忱之大，

---

① LMS/CH/CC, 17.1, E. M. Halley to G. Cousins, Shanghai, 22 March 1906.

② Ibid., 17.1, C. J. Davenport to G. Cousins, Shanghai, 27 March 1906.

③ Ibid., 17.2, C. J. Davenport to G. Cousins, Shanghai, 10 May 1906.

④ Ibid., 18.4, C. J. Davenport to G. Cousins, Shanghai, 27 November 1907; ibid., 19.1, C. J. Davenport to G. Cousins, Shanghai, 18 January 1908.

⑤ LMS/CH/GE/OL, G. Cousins to W. N. Bitton, London, 4 June 1908; ibid., G. Cousins to E. J. Malpas, London, 25 June 1908.

只求能担任传教士,连旅费或薪水都可以自行筹措,或由所属地方教会的教友共同乐捐支持,对传教会而言,只要这些人合乎传教士的资格,也乐于任用以省经费,所以此种不用付薪水的传教士并不少见,泰以理正是其中之一,她是伦敦大学毕业的合格医生,在家乡布理斯托尔(Bristol)开业行医,1895 年起担任伦敦会派在厦门的传教医生,她的薪水由自己的三个兄弟共同分担,他们定期汇给伦敦会,泰以理再向伦敦会支领。

伦敦会秘书和上海与厦门两地布道站协调,又请上海传教士和医院董事会商量,董事会认为可以在不必负担薪水的情况下获得一名女医生,自然表示欢迎,经过大约半年的多方讨论,这件事情终于尘埃落定①,泰以理也于 1909 年 5 月 16 日从厦门抵达上海,成为仁济医院历史上第一位女医生。②

在上述讨论过程中,伦敦会秘书于 1908 年 7 月初写信给哈蕾,请她就泰以理的任命一事提供"坦白的意见",既然人选都已定了,哈蕾知道大势无可挽回,只能万般无奈地回信说:

> 我之所以反对和一名女医生共事的理由很简单,这么多年来我就是负责管理的女性,一旦派来女医院的住院医生,将会立刻置我于下属的地位,这对我而言是难以接受的事,尤其如果派来一位比我年轻却要当我上司的女士。不过,若伦敦会和医院董事会都认为这种安排对于我已奉献此生的工作最有利,我也完全接受这样的安排;我在医院的工作不是随性偶然之举,而是我的终

---

① LMS/CH/CC, 19. 2, W. N. Bitton to G. Cousins, Shanghai, 29 June 1908; ibid., 19. 3, W. N. Bitton to G. Cousins, Shanghai, 25 August 1908; ibid., 19. 4, Minutes of Shanghai District Committee, held 4 September & 14 October 1908; LMS/BM, 13 October 1908; LMS/CH/GE/OL, G. Cousins to W. N. Bitton, London, 29 October 1908; LMS/CH/GE/Odds, box 3, Amoy District Committee, Minutes of Committee Meeting, held on 24 December 1908.

② LMS/CH/CC, 20. 2, E. Box to G. Cousins, Shanghai, 19 May 1909.

身事业，我唯一的愿望是尽力做到最好。①

这些内容的确很坦白，哈蕾就是不愿委屈自己从领导变成下属，但现实如此，她也只能接受，而且还得展现风度，在信中接着表示会尽力而为，让泰以理到上海后乐于和自己共事。只是，这么说已经太迟了，伦敦会秘书于1910年到中国视察伦敦会在华传教事务，回英国后撰写视察报告，报告中建议解雇哈蕾，并先后经伦敦会的东方委员会和理事会批准，请她"聪明地自请辞职"，由秘书写信通知在澳大利亚休假中的哈蕾。②

哈蕾立即写信给伦敦会的理事会，质问何谓"聪明地自请辞职"，又说自己在仁济医院奉献了将近20年，当时的年龄（45岁）已经无法在家乡维多利亚谋得护士长的工作，甚至都已超过注册为护士的年龄上限了，加以伦敦会又将上述决议公开刊登在会务杂志上，人们会误以为她是因行为不检或旷工等原因才被要求辞职，这也让她难以另谋出路。③同时，维多利亚的伦敦会后援会为她抱不平，要求伦敦会解释何以对哈蕾采取如此严厉的手段缘故；而伦敦会也不愿得罪平常出钱出力的后援会，于是三度开会讨论，还特别组成专案小组设法补救，终于在1911年9月底达成决议，除了极力称赞哈蕾的能力、经验和气度以外，承诺她未来不再担任有薪水的工作时，伦敦会将给她每年50英镑的退休金。④ 这算是对维多利亚后援会有了交代，也是对哈蕾的一点补偿。

被迫辞职的同一年（1911年），哈蕾又来到中国，仁济医院回不去了，她觅得沪宁铁路管理局设在镇江的铁路医院护士长一职，1911年

---

① LMS/CH/CC, 19.3，E. M. Halley to G. Cousins, Shanghai, 11 August 1908. 哈蕾写这封信时可能内心非常难过，以致将年份误写成1907年。

② LMS/CH/GE/OL, Currie Martin to E. M. Halley, London, 30 December 1910；ibid.，13 January 1911.

③ LMS/CH/CC, 22.2，E. M. Halley to the Board of Directors of the LMS, Melbourne, 23 March 1911.

④ LMS/BM, 25 April, 2 May, and 26 September 1911.

8月开始上班,做到 1915 年 2 月医院关闭为止,但她的身体也在那几年中开始变差;此后哈蕾在中国和澳大利亚之间来去不定,1917 年她在香港短期代理护士工作时,向伦敦会请领上述的 50 英镑年金,并表示自己身体日益变差,仅有 150 镑储蓄,此外别无谋生之道。① 不过,此后哈蕾又到了上海,先后担任犹太学校(Jewish School)女生部的教师,以及慈善机构女孩友谊会(Girls Friendly Society)的宿舍管理员。② 1924 年,即将 60 岁的哈蕾终于返回澳大利亚故乡定居,直到1942 年 5 月 29 日过世,终年 77 岁。③

1891 年仁济医院迎来第一位护士哈蕾时,正逢医院的管理处于松弛放任的阶段,她在全权掌握女医院的管理之外,大肆进行无资格的医疗行为。1905 年起医院进入整顿建设的新局面,哈蕾因此有机会训练组建仁济医院最早的中国护士队伍,从而在仁济医院的历史上留下可贵的记录;但是,在医院亟于发展的初期,哈蕾担心自己的权力地位受到动摇,而强烈反对增设女医生,结果反而招致自己更难堪的被迫离职,即使事后伦敦会给予一些弥补,也挽回不了哈蕾不得不离开仁济医院的事实。

二、 柯雅丽: 奠基时期(1910—1920)

1880 年代近代护理传入中国后,各西医医院逐渐任用合格护士,加强对病人护理工作,仁济医院也不例外,但第一位护士哈蕾只受过

---

① LMS/CH/CC, 28. 3, E. M. Halley to the Foreign Secretary of the LMS, Hong Kong, 17 September 1917.
② *North China Herald*, 12 May 1923, p. 389, 'Jewish School: A Farewell Entertainment to Miss Halley;' 19 May 1923, p. 462, 'Girls Friendly Society: Opening of the New Lodge by Bishop Molony.'
③ *The Argus* (Melbourne), 30 May 1942, p. 2, 'Death.' *Chronicle* (Adelaide), 4 June 1942, p. 14, 'Births, Marriages and Deaths.'

短期护士训练，到 1909 年才有合格护士柯雅丽到职，从她算起到 1940 年的 30 年间，共有 24 名专职的合格护士，全部来自英国，她们在仁济医院从事护理工作、培训中国护士，并兼顾医院内的传教事宜。其中，柯雅丽开启了仁济医院专业护理的新时代，并创办护士学校，积极培育中国护士，她又兼任中华护士会的秘书长，致力于建立全国性护士专业的基础，等等。在 20 世纪初仁济医院的整体振兴发展中，柯雅丽的工作是非常重要的一环，本文主要论述她的早年经历与来华经过、在仁济的护理与传教工作、办理护士学校的经验、担任中华护士秘书长的事迹，以及离开仁济医院转而直接传教的经过。

（一）来华经过

柯雅丽 1876 年 6 月 28 日出生在英国利物浦的沃尔顿（Walton）。她的父亲是伦敦会主要教派公理会的牧师，生养子女 7 人，柯雅丽排行第四，就读于肯特（Kent）的米尔敦山学院（Milton Mount College），这是专门招收公理会牧师之女的学校，为大学预科程度，但柯雅丽因眼疾而休学未能毕业。居家 5 年后，她有意学医，因父亲供应不起学费而放弃，改为进入护理专业，从 21 岁（1897 年）开始出外学习与工作，先在拉格比（Rugby）的圣十字医院（Hospital of St. Cross）接受两年的护士训练，再到规模较大而设施完备的利兹总医院（Leeds General Infirmary）继续 3 年的教育，1903 年取得护士资格，在西约克郡（West Yorkshire）的维多利亚医院（Victoria Hospital）担任护士，负责男病房与手术室，1905 年前往伦敦的切尔西妇女医院（Chelsea Hospital for Women）任助理护士长，1908 年 11 月起任代理护士长。[①] 上述这些经历显示，到 1908 年底柯雅丽报名来华时，她不但受过 5 年的护理专业教育，也有同样 5 年的工作经验。

---

① LMS/CP, Candidates' Papers, 1900 - 1940, 'Alice Clark,'—Questions to Be Answered by Candidates.

就在代理护士长不久后,柯雅丽听说了上海仁济医院招聘护士长的消息。这是当时仁济院长笪达文逐步推动的发展计划中,关于充实医护人力的一项重要举措,他在 1907 年完成女医院的重建后,进一步向医院董事会要求新增一名女医生或一名男医院的护士长,结果董事会选择后者①。笪达文于 1908 年 5 月回英国休假,开始寻觅人选,柯雅丽主动和笪达文联系和面谈,并于 1908 年 11 月 5 日写信向伦敦会报名,表示自己从小就对海外传教工作有兴趣,此次动念也获得父母的赞成,父亲还说早年她的祖母曾祈祷儿子当传教士,没能如愿,结果却应验在她的身上。②

伦敦会通常会要求报名者提供推荐人,柯雅丽的四名推荐人有共事过的两名医生、一名护士长和她所属教会的牧师,全都高度肯定柯雅丽的专业能力、工作精神以及与人相处的态度,一名医生特地提及她杰出的行政管理成果,护士长则赞扬她训练护士学生的优秀能力③。

伦敦会于 1909 年 3 月通过柯雅丽的报名,她也在同年 4 月和切尔西妇女医院合约期满而离职,专心准备来华,但伦敦会希望她于同年 9 月和休假期满的笪达文一起来华前,先研读神学并通过考试,她自己又上课准备参加配药执照考试,两头紧张忙碌的结果使她于 5 月间昏厥,为此伦敦会免除了她的神学考试,她也接受笪达文建议放弃药剂师的考试,回利物浦家乡专心休养,终于在 1909 年9 月上船出发④,当时她 33 岁。

---

① LMS/CH/CC, 18.4, C. J. Davenport to G. Cousins, Shanghai, 27 November 1907; ibid., 19.1, Davenport to Cousins, Shanghai, 18 January 1908.

② LMS/CP, Candidates' Papers, 1900 – 1940, 'Alice Clark,' A. Clark to A. N. Johnson, Chelsea Hospital for Women, London, 5 November 1908.

③ Ibid., 'Alice Clark,' Testimonials: (1) Alfred G. Barrs, Physician to the Leeds General Infirmary; (2) J Gray Moffat, Senior Surgeon to Victoria Hospital, Keighley; (3) Margaret Storey, Matron, Victoria Hospital, Keighley; (4) E. Pringle, Pastor, Congregational Church, Keighley.

④ Ibid., 'Alice Clark,' A. Clark to A. N. Johnson, Walton, Liverpool, 22 May 1909; LMS/BM, 9 March 1909, 13 July 1909.

（二）女医院的护理工作

1909 年 11 月 29 日柯雅丽抵达上海，随即开始学习上海方言和中文，准备担任仁济男医院护士长，但 4 个月后因女医院的护士长哈蕾离华休假的缘故，柯雅丽从 1910 年 4 月 1 日起接手女医院的护理工作，而哈蕾并没有再回到仁济，柯雅丽也从此担任女医院的护士长，直到 1920 年 4 月底离开仁济医院，为期 10 年之久。至于中文学习，伦敦会的规定是传教士必须学满 3 年，并需逐年通过考试，柯雅丽接任女医院护士长后无法再整天学习，只能每日上课 1 小时，持续到 1912 年通过最后一次考试为止。

当柯雅丽开始在女医院工作时，重建完成的女医院已经启用 3 年，笪达文的目标是仁济医院整体由院长领导，但男女医院的医务与事务各自分立①，第一位女医生泰以理于 1909 年 5 月到职，笪达文付以全权主持女医院②，1910 年又有柯雅丽接任护士长，加上原来哈蕾训练的几名护士，女医院的医护人手相当齐备，还胜于笪达文主持的男医院有医无护的窘况。

不过，泰以理在职才三年便于 1912 年 5 月辞职返英，原来是女医院的工作繁重，尤其仁济医院位于上海这样的大都市，意外急诊和手术量都很大，这和泰以理从前在厦门时的情形截然不同，她又已年过 60 岁，自己觉得难以承担这样的工作负荷。③ 笪达文接着邀请上海一位专为外国妇女治病的开业西医宝得力兼职并主持女医院，由于宝得力不会中文，必须仰赖柯雅丽担任他和病人之间的翻译，非常值得注意的是宝得力在 1912 年的女医院年报上表示："护士长柯雅丽小姐给

---

① *The Sixty-First Annual Report of the Chinese Hospital Shantung Road*, Shanghai for the Year 1907, p. 6.

② LMS/CH/CC, Reports, C. J. Davenport, Report for 1909.

③ Ibid., 23. 1, E. N. Tribe to G. Currie Martin, Shanghai, 17 February 1912. 泰以理生于 1850 年，1895 年来华时已经 45 岁，比一般初任的传教士年长，她在厦门担任了十余年的传教医生，1909 年改调上海仁济医院时已 59 岁。

我的帮助,不只语言翻译而已,更重要的是指点(guiding)我如何处理女病人的感受和偏见(feelings and prejudices)。"①宝得力没有具体说明什么感受和偏见,但显然是当时中国女性接受男医生(尤其是外国男医生)治病的疑虑、勉强等复杂情绪与态度,而来华已经3年的柯雅丽对此已经相当了解,适时扮演医生与病人之间的沟通角色,发挥护理工作的极大价值,此后宝得力在仁济医院兼职长达26年②,一开始柯雅丽的"指点"肯定让他受惠良多。

从1910年柯雅丽开始工作到1920年她离职的10年间,女医院的病人数量如下:

女医院病人统计数量 1910—1920

年 份	住院人数	门诊人数
1910	232	10 300
1911	332	13 700
1912	458	20 932
1913	—	—
1914	—	—
1915	502	17 206
1916	496	16 828
1917	236	13 368
1918	440	15 390
1919	542	14 831
1920	614	17 548

资料来源:仁济医院历年年报

---

① *The Sixty-Sixth Annual Report of the Chinese Hospital Shantung Road*, Shanghai for the Year 1912, p. 12.
② 宝得力自1912年起在仁济医院兼职,即使1922年后仁济又有专职女医生,宝得力不再主持女医院,但他仍继续兼职到1938年为止。

1911 年时女医院四楼增建儿童病房，床位从 25 床增至 35 床，住院人数也有明显的增加；1912 年较为特别，住院和门诊人数都继续大幅增加，门诊人数甚至还多于以后的几年；至于 1917 年时住院和门诊人数都减少许多，是因为这年女医院从六月中到九月底因整修而关闭了三个半月的缘故。

柯雅丽说："密切接触人们使得护理工作特别吸引人，因为我们能接触到各种阶层的人们。"①她经常接触到的一类病人是遭人虐待而受伤的奴婢，尤其是童婢，仁济医院创立以来就经常收治这种病人，到 20 世纪初仍然如此，柯雅丽多次记录下这种不幸病例。1911 年时，一名年仅 8 岁的妓户童婢在凌晨两点被人送来医院，原来是她不听从管教，也不屈服于鞭打或挨饿，最后被丢入河中，幸好有邻居暗中尾随救起并送到仁济医院，复原后由医院转送到慈善团体"济良所"（Door of Hope）安置习艺。② 1912 年柯雅丽又记载三名 9 岁不到的童婢，由于伤重先后不治而死的悲惨遭遇。③

让柯雅丽印象深刻的还有乞丐。有天门诊部来了一名女乞丐，相当衰弱，柯雅丽要她坐下，她却说："喔！我的衣服会弄脏了椅子，我不能坐。"这样的回答让柯雅丽非常惊讶，一个病重的人竟然还如此谦逊，唯恐自己会弄脏椅子，可是这名乞丐不相信有人会善待自己，只顾忙着向一旁的中国护士行乞，让柯雅丽感叹她真是社会的一个"局外人"（one of the outside people）。④

柯雅丽笔下并不都是令人心头沉重的病人，也有不少令人愉悦的

---

① LMS/CH/CC, Reports, 6. 3, A. Clark, Report for 1912.

② Ibid., Reports, 6. 3, A. Clark, Report for 1911. 济良所是上海五名女传教士于 1901 年成立的团体，以收容保护从妓院逃出的女性，参见 *The China Mission Year Book 1924* (Shanghai: Christian Literature Society, 1924), pp. 416－417, Ethel Abercromblie, 'Door of Hope and Children's Refuge.'

③ LMS/CH/CC, Reports, 6. 3, A. Clark, Report for 1912.

④ Ibid, 6. 3, A. Clark, Report for 1912.

场景,尤其是四楼的儿童病房,光线充足、空气流通、气氛友善,经常充满笑声,有些小病人甚至哭着不愿出院。[①] 每年圣诞节则是仁济医院上下一片欢乐的节日,布置有圣诞树和其他应景的装饰,每名病人都会获得一份礼物,医护人员还表演唱诗和戏剧等节目。此外,柯雅丽也记载有些出院病人表达谢意的特殊方式,有天她走进一间病房时,差点被4只公鸡绊倒,原来是病人为感谢医护人员悉心治病和护理而带来的谢礼:4只公鸡、300个蛋和一些核桃;还有一名病人迟迟不肯就医,直到病危才入院医治,出院时其母特地捐款50元给医院致谢。[②]

柯雅丽在女医院的工作有护士和阿嬷协助,她们分别担任门诊和住院的护理工作,每天从上午7点半工作到晚上8点,工时长达十二个半小时,其间各有半小时午晚餐时间,每隔一天休假。[③] 护士和阿嬷都住在女医院中,但居住条件并不理想,宝得力医生在1914年的女医院年报描述,护士宿舍只能容纳5人居住,实际却有7名护士,有人只好和阿嬷一样将床铺摆到走廊上睡;宿舍中没有饭厅,只能将卧室隔出部分空间充当饭厅;也没有厕所,又将卧室一角以帘幕隔出作为厕所;同样没有浴室,只能使用住院病人的浴室。虽然护士们没有太多抱怨,但宝得力认为这些情形不应该出现在上海这种大都市的医院中。[④] 结果医院董事会从善如流接纳宝得力的不平之鸣,在1916年将女医院旁的一户房屋改成护士宿舍,称为"护士之家"(Nurses'

---

① LMS/CH/CC, 6.3, A. Clark, Report for 1911; ibid., A. Clark's report for 1912.

② Ibid., 6.3, A. Clark, Report for 1911.

③ LMS/CH/CC, 27.4, A. Clark to the Hospital Committee, Shanghai, no day October, 1916.

④ H. Couper Patrick, 'Women's Department Report 1914.' *The Shanghai Times*, 25 February 1915, p. 2, 'Shantung Road Hospital—Annual Meeting Today.'

Home)，以免还有护士得睡到走廊上。①

不仅女医院护士的居住条件获得改善，她们的人数也有所增加。1916 年的仁济医院年报记载中国职工共 74 名，女医院有 21 名，其中护士 9 名、阿嬷和苦力等 12 名，至于病人数将近 4 倍的男医院则有 53 名、其中医生和护士 22 名，苦力、厨夫和洗衣工等 31 名。② 即使如此，女医院的护士人手仍然不足，这年由于有护士生病的缘故，产科病房不得不关闭了两个月，因为"一名护士可以照料 10～12 位病人，但只能照料一两位产妇"③。

从 1910 年到仁济医院后，柯雅丽的工作负担逐年加重，先是 1911 年新增儿童病房，1912 年除了病人大量增加外，她又接下"中华护士会"的秘书长职务，1914 年还开办仁济医院的护士学校。仁济医院第二位英国护士柯莉敦于 1911 年底到职后，负责男医院护理工作，她经常生病又要到外地休养，经常需要柯雅丽协助或代劳，连柯莉敦自己都说柯雅丽过的是"非常忙碌而辛苦的日子"（a very busy & trying time）。④ 按伦敦会的规定，柯雅丽工作满 6 年后将在 1916 年获得一年假期效益，笪达文也于 1915 年间再三要求伦敦会派人前来代理柯雅丽工作。到这年 8 月间代理人仍无消息，柯雅丽为了不影响女医院的工作，主动表示愿意延后一年休假⑤，对于在外国辛苦工作多年的传教士而言，休假可以回国探亲并调剂身心，鲜有人自愿延后一年，因此伦敦会上海布道站全体会议感谢柯雅丽的牺牲奉献，特地决议向她致

① LMS/CH/CC, Reports, A. Clark, Report for 1916. *The Sixty-Ninth Annual Report of the Chinese Hospital Shantung Road*, Shanghai for the Year 1915, p. 10.

② *The Seventieth Annual Report of the Chinese Hospital Shantung Road*, Shanghai for the Year 1916, p. 8.

③ Ibid., p. 17.

④ LMS/CH/CC, 26. 2, A. Clifton to F. H. Hawkins, Shanghai, 29 May 1915.

⑤ Ibid., 26. 3, C. J. Davenport to F. H. Hawkins, Shanghai, 17 August 1915.

敬①,笪达文对柯雅丽的牺牲是既感谢又不舍,他在 1916 年 5 月写给伦敦会秘书的信中表示:"柯雅丽看起来脸色相当苍白,继续下去可能要崩溃了。"②同年 9 月,笪达文再次表达:

> 柯雅丽小姐已不再神采奕奕,令人惊讶的是她却做了那么多事,夏天对她一直是个考验,而且她的女医院病人又多了。③

柯雅丽凭着毅力坚守岗位,当她的代理人已有着落并已准备来华时,她觉得自己有义务为充实女医院的护理人力而努力,于是在 1916 年 10 月间上书给医院董事会提出建议,表示护理在中国还在起步的阶段,需要有外国护士进行管理和训练,而仁济医院的女医院的住院病人从 1910 年每天平均 12 人增至 1916 年的 35 人,同时门诊病人从每天 20 人增至 50 人,急诊伤患在 1910 年为 224 名,而 1916 年的前十个月已超过 400 名。这期间女医院的中国护士虽然从 6 人增加至 9 人,外国护士则始终只有她一人,在她访问过的中国各地 26 家医院中,以规模和工作量而言,仁济医院女医院是外国护士人力最为不足的一家,过去几年她为女医院所做的,都出于自愿,她也乐于承担这种压力,但对其他人则是过分的期待了,若是一位没有多少管理经验的外国护士,这样的工作会是极大的压力,因此女医院应该要有 3 名外国护士才合理,至少也应增加第二名外国护士,才能分担缓解一些压力。④

柯雅丽的建议是基于事实和数字为根据,她也表达了自己奉献无悔的诚意,尽管笪达文表示柯雅丽的用字遣词有些强烈(somewhat strong),却还是打动了医院董事会成员的心,同意伦敦会增派一名女

---

① LMS/CH/CC, 26. 4, Rees to F. H. Hawkins, Shanghai, 6 November 1915, 'Minutes of the Shanghai District Committee.'
② Ibid., 27. 3, C. J. Davenport to F. H. Hawkins, Shanghai, 17 May 1916.
③ Ibid., C. J. Davenport to F. H. Hawkins, Shanghai, 28 September 1916.
④ Ibid., 27. 4, A. Clark to the Hospital Committee, Shanghai, no day October 1916.

医院的英国护士,薪水和柯雅丽一样由医院负担。① 争取第二名护士
有了着落,而接替柯雅丽的护士夏普于 1917 年 3 月抵达上海,柯雅丽
同年 7 月离华回英,开始已经延迟了一年半的休假。

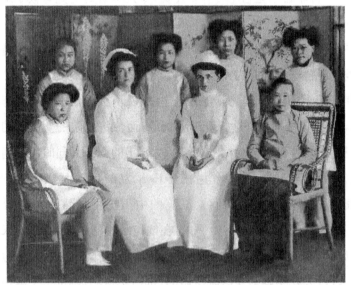

图 5-1　柯雅丽(前排右二)、柯莉敦(前排左二)与中国护士(1914)

(三) 开办仁济护士学校

柯雅丽在仁济医院的重要创举是 1914 年开办护士学校。这是非常
及时的措施,因为在 1912 年的《中国传教年鉴》(*The China Mission Year
Book*)中,仁济院长笪达文有专文论述当时在华的医药传教工作,强调:
"护理毫无疑问是医药传教工作中最薄弱的一面。"②柯雅丽创办的护校
既培育了仁济的护士,也供应其他医院需要的人才;她不仅开办仁济护
校而已,还在 20 世纪初中国护理教育的发展过程中扮演了重要的角色,

① LMS/CH/CC, C. J. Davenport to F. H. Hawkins, Shanghai, 4 November 1916.
② *The China Mission Year Book 1912*, pp. 260 - 266, C. J. Davenport, 'The Work of
Medical Mission in 1911.'

就是她以中华护士会的秘书长身份,参与推动全国护士学校课程的统一和考试认证制度的实施,奠立了中国护理工作初期的专业性。

1. 中华护士会

中华护士会成立于1909年,由在华外国护士倡导并掌握,其宗旨是谋求护理人员的福利与专业性。① 不过,最初倡议组织护士会的美国护士辛普森(Cora E. Simpson)说护士会成立后三年间,鲜有活动与成就。② 直到1912年在江西牯岭举行年会时,与会者认识到要建立中国护理工作的专业性,先决条件是统一全国护士学校的课程,学生毕业后应通过标准一致的考试认证才能执业,而护士学校也应符合一定的办学条件才准予注册,于是这次年会制订了两种规则草案:一是课程与考试规则(Regulations Governing Candidates for the Association's Diploma for Nurses),二是护士学校注册规则(Regulations Governing the Registration of Nurses' Training Schools Under the Executive Committee),并在翌年的年会中修正通过。③ 1912年时刊登护士会年会消息的《博医会报》(The China Medical Journal)主编表示,护士会的会议成功使该会从此有了"新生命"④。同时,在这次关键性的年会中,柯雅丽被推举为秘书长(General Secretary),这意味着她同时承担了两项重大的任务:一是推动为增进中国护理专业性而制订的统一课程、考试认证,以及护士学校注册政策;二是开办仁济医院的护士学校并向护士会注册。

膺任中华护士会秘书长后,柯雅丽最重要的任务是落实伊始的统

---

① *The China Medical Journal*, 24: 1 (January 1910), pp. 81 – 83, 'Nurse Department.'
② *The China Mission Year Book 1924*, pp. 378 – 381, Cora E. Simpson, 'Nurses' Work in China.'
③ *The China Medical Journal*, 26: 6 (November 1912), pp. 385 – 388, 'Nurses' Association of China.' Ibid., 27: 6 (November 1913), pp. 410 – 412, 'Nurses' Association.'
④ Ibid., 26: 5 (September 1912), p. 297, 'Nurses' Association of China.'

一课程、考试认证以及护士学校注册制度。她从三方面着手：

（1）广为宣导：包含发布新闻和撰写文章，几年中她经常在《博医会报》《中国传教年鉴》和《教务杂志》（*The Chinese Recorder*）等报纸杂志上，具名发表文章和护士会的新闻，有些还专谈这些新制度或以此为重要内容。[①]

（2）协调联系：护士会的考试分笔试和实务，笔试由护士会寄发考卷至各地，实务考则请考试委员赴各地口试考生的护理技能。考试委员由护士会和博医会（Medical Missionary Society of China）各派两人组成。这些程序和活动都需要秘书长和博医会、各地护校之间密切协调联系才能顺利进行。

（3）担任考试委员：护士会开办考试之初，由会长盖仪贞（Nina D. Gage）与秘书长柯雅丽两人担任考试委员，会同博医会的医生一起前往各地测试考生的实务能力。到 1916 年为止，柯雅丽因为这项职务而走访过中国各地 26 所护校和医院。[②]

一个民间团体要建立全国性的专业制度并不容易，但中华护士会进行的统一课程、考试认证以及护士学校注册制度，在护士会推动和各护校都达成共识的情况下，很快地奠定了才起步的中国护理工作的专业基础，这当然不是柯雅丽一人便可以达到的成果，但她身为秘书长 3 年期间致力于此，无疑是这项制度得以建立的重要因素。到 1915

---

① 由柯雅丽署名发表的新闻或文章很多，其中以统一课程、考试认证以及护士学校注册为主或占重要内容的如下：*The China Medical Journal*, 27: 6 (November 1913), pp. 410 - 412, 'Nurses' Association.' Ibid., 28: 5 (September 1914), pp. 350 - 352, 'Nurses' Association: Fifth Annual Conference, N. A. C. 1914.' *The Chinese Recorder and Missionary Journal* (September 1914), pp. 589 - 592, 'The Nurses' Association of China: Fifth Annual Conference, Shanghai, 1914.' *The China Mission Year Book 1916*, pp. 326 - 329, 'Training of Men and Women Nurses in China.' *The American Journal of Nursing*, 15: 1 (October 1914), pp. 42 - 46, 'Nursing in Mission Stations: The Nurses' Association of China.'

② LMS/CH/CC, 27. 4, A. Clark to the Hospital Committee, Shanghai, no day October 1916.

年开年第一天,她写信给伦敦会秘书,表示这年 9 月护士会在北京举行年会时,"一切都已妥当,我可以优雅地(gracefully)卸任了。"①事实也确实如此。

2. 仁济医院护士学校

柯雅丽不但致力推动全国性的护理专业制度,也依据自己参与订立的护士会规则开办仁济医院护士学校,1914 年先以仁济医院女医院护士学校的名义向护士会注册,到 1919 年时又增加注册男医院,从此仁济医院既是医院,整体又是从事新式护理教育的学校。

只是,旧制的护士训练留下一个有待解决问题:已经受训一段时间而尚未期满的实习护士怎么办呢?事实这是所有护校都面临的问题,因为旧制的护士训练都以实务为主,而新式的护理教育是理论与实务并重,考试时则分别以笔试和口试进行,在新旧交替之际,若要求旧制的实习护士再费数年功夫读完理论课程才能应考,并不尽合理,而且当时的中国女性有通顺的作文能力书写考卷者并不十分普遍,实习护士这一行的女性正是如此,笔试因而成为许多旧制实习护士难以超越的障碍。中华护士会了解此点,在课程与考试规则中特别予以补救,凡实务能力纯熟但无法参加笔试书写的实习护士,年满 20 岁并经过 5 年的训练(同时参加笔试和实务者只需 3 年),由学校出具证明者,可以只考实务,但及格分数为 75 分,比同时参加笔试和实务的 60 分及格高出许多。仁济护校开办的第一年(1914 年)内,就有一名实习护士按此通过护士会的考试并获得证书,柯雅丽又赠予一册装订精美的英文护理教科书作为奖赏,并说这名实习护士刚入仁济医院时,总是板着面孔而且不太听管教,经过 5 年熏陶,毕业时已成为快乐而有效率的基督徒护士。② 1916 年又有第二位实习护士照此通过护士会

---

① LMS/CH/CC, 26.1, A. Clark to F. H. Hawkins, Shanghai, 1 January 1915.

② Ibid., 26.1, A. Clark to F. H. Hawkins, Shanghai, 1 January 1915.

考试而毕业。①

仁济医院培训护士原是为期 5 年，中华护士会的规定则是至少 3
年，仁济护校开办后仍然维持学生就读 5 年的期限，实务训练也和先前
一样，不同的是新增的理论课程②，1914 年仁济护校开办时就由柯雅丽
一人授课，这是一大考验，因为她在护校教学以外，要负责女医院的护理
工作、兼顾男医院在护士长柯莉敦病假期间的护理事务，还要筹办同一
年 6 至 7 月间在上海举行的中华护士会年会，极为忙碌，所以她在写给
伦敦会秘书的信中，承认自己讲授的理论课很不理想，对自己公务繁忙
也感到无奈。③ 所幸经由基督教女青年会（Young Women's Christian
Association）的介绍，柯雅丽在 1914 年下半年聘到一名卓姓中国女老师，
每星期两天到护校来教学生，由于当时使用的医学与护理中文教科书都
是文言文的，柯雅丽自己不易教，学生也不容易懂，这位曾教过中学的卓
老师却教得很好，学生们得以在 1916 年结束时顺利读完中华护士会规
定的理论课程，这年还请仁济医院的药剂师布朗（N. R. Brown）讲授配
药调剂，又请女传教士伊文思（K. B. Evans）上英语课。④

近代护士的一项特色是属于女性的工作，在中国则不然，才起步
就有男性参与其中，男女生的学习科目略有不同，在 1915 年时全国各
地已有 8 所护校招收男生，都由外国女性护士教导⑤，其中的仁济护校

---

① *The Seventieth Annual Report of the Chinese Hospital Shantung Road*, Shanghai for the
  Year 1916, p. 17.
② 按中华护士会规定共 14 门课：第一年 7 科、第二年 4 科、第三年 3 科（见 *The China
  Medical Journal*, 27: 6 (November 1913), pp. 411 – 412, 'Nurses' Association of
  China: Regulations Governing Candidates for the Association Diploma for Nurses), 但各
  护校有可能视本身条件合并调整科目。
③ LMS/CH/CC, 25. 2, A. Clark to F. H. Hawkins, Shanghai, 29 June 1914.
④ Ibid., 26. 1, A. Clark to F. H. Hawkins, Shanghai, 1 January 1915; ibid., Reports,
  A. Clark, report for 1916.
⑤ A. Clark, 'Training of Men and Women Nurses in China.' *The China Mission Year
  Book 1916*, pp. 326 – 329.

也从 1915 年起开设男生班,柯雅丽表示开办男生班的原因,是女护士结婚以后总是以贤妻良母的角色为重而放弃护士工作,英美国家已经如此,后起的中国也不例外,但男护士则可以长期或终身以护士为事业。① 男生班的就读年限是 4 年,比女生班少 1 年,开办后至 1918 年都和女生班分开教学,由柯雅丽、笪达文的妻子(婚前是英国的高级护士),以及仁济的中国医生蒋明卿等共同执教②,从 1919 年起改为男女合班上课,教师也新增仁济的 3 位中国医生和护士,柯雅丽表示合班有很大的好处,但没有具体说明究竟是何种好处③。

仁济护校初期的学生人数不多,1916 年时护校开办已是第三年,而这年仁济医院的女医院有 21 名中国职工,其中护士 9 名④,包含 3 名正式护士⑤,则护校女生最多是 6 名,不过这可能是 1915 年有几名女生因为违反校规而一起被退学,以致人数不多的缘故。⑥ 男生人数则可以确定,笪达文曾两度明确报道 1915 年开办时就有 5 名男生。⑦ 到柯雅丽从仁济医院离职的 1920 年,接手办理护校的夏普报道当年在校男女生各 10 名,合计 20 名⑧,若以就读 5 年计,则平均每年男女生仅各 2 名。进入 1920 年代后,学生人数都在 20 名以上并缓慢增加,1930 年代则因医院重建,扩充规模,护校学生人数才大有增加,例

---

① A. Clark, 'Training of Men and Women Nurses in China,' p. 328.
② *The Sixty-Ninth Annual Report of the Chinese Hospital Shantung Road*, *Shanghai for the Year 1915*, p. 7.
③ LMS/CH/CC, Reports, 8. 4, A. Clark, Report for 1919.
④ *The Seventieth Annual Report of the Chinese Hospital Shantung Road*, *Shanghai for the Year 1916*, p. 8. LMS/CH/CC, Reports, 8. 1, A. Clark, Report for 1916.
⑤ *The Sixty-Ninth Annual Report of the Chinese Hospital Shantung Road*, *Shanghai for the Year 1915*, p. 10.
⑥ Ibid.
⑦ LMS/CH/CC, Reports, 8. 4, C. J. Davenport's report for 1919. *The Seventy-Third Annual Report of the Chinese Hospital Shantung Road*, *Shanghai for the Year 1919*, p. 11.
⑧ Ibid., 8. 5, A. Sharpe, Report for 1920.

如 1934 年时学生人数超过 100 名。[①]

仁济护校开办时，护士在中国是才出现的新行业，护校学生的学习背景非常值得注意，可是柯雅丽几乎不曾谈过仁济护校学生的学习背景，只在 1916 年关于培训护士的一篇文章中，泛指各护校有些女生来自教会学校，但柯雅丽进一步表示，自己听到一位护士长说，曾请求负责学校教育的传教士同事向女生宣导以护士为业，不料同事却表示护士这行业不足以吸引他们学校的女生，让柯雅丽颇为不满。[②] 3 年后（1919 年），夏普提到一名女生是从伦敦会在上海的麦伦中学毕业后进入仁济护校的[③]；1921 年夏普又提到一名因结婚而中途离校的女生于 1919 年时来自麦伦中学[④]，这两次提到的女生应该是同一人，而且是初中毕业而非高中。1937 年夏普在一篇文章中表示，20 年前（1917年）自己刚到仁济时，大多数护士只有小学的程度。[⑤]

仁济护校是依据中华护士会的专业标准办理，以培育仁济医院的护士为目的，因此可以从参加护士会考试的结果与仁济医院留用的情形，来检视仁济护校的成效。两名旧制实习护士以实务考试获得护士证书已如前文所述，新制最早入学的是 1914 年的女生和 1915 年的男生，两者都参加 1920 年的中华护士会考试。可是，在前一年（1919 年）仁济护校已经有男女各一名学生参加考试，并且都通过而获得证书，原来这两人是在别的护校毕业后，又到仁济进修一年才赴考，有如柯雅丽所说，两人的成就仁济护校是与有功焉。[⑥]

至于 1920 年的考试，仁济护校有 2 名女生、4 名男生报考，从

① LMS/CH/CC, 11.3, Ethel M. Taylor, Report for 1934.

② A. Clark, 'Training of Men and Women Nurses in China,' p. 329.

③ LMS/CH/CC, Reports, 8.3, A. Sharpe, Report for 1919.

④ Ibid., 9.1, A. Sharpe, Report for 1921.

⑤ A. Sharpe, 'Chinese Nurses Perform Heroic Deeds.' *The China Weekly Review*, 25 December 1937, p. 135.

⑥ LMS/CH/CC, Reports, 8.4, A. Clark, Report for 1920.

1919年起柯雅丽就为这些学生补习,不料一名非常优秀的女生在考期前夕突患伤寒病故,另一名女生则顺利通过考试,获得仁济医院留用为护校的教导护士(tutor sister)兼医院的配药师(dispenser),主要在护校担任教学工作;至于4名男生,则有2名通过考试、1名实务未过、1名有几科笔试不及格,但这4名男生在前一年(1919年)从护校毕业时,都已获得仁济医院留用;所以仁济护校第一届毕业的女生2人、男生5人,除女生一人病故外,5人参加1920年的护士会考试,3人通过,加上未应试的一名男生,6人都由仁济医院留用,可说是达到了建立护校的目的。① 笪达文早在护士会考试的前一年(1919年)已经两度表达对仁济护校的满意:

> 培育男女护士是仁济医院工作中最重要的一项功能,今年在这方面有长足的进步。由于有较多的人手,柯雅丽小姐得以贡献更多时间在教学上,有男女各一名学生通过中华护士会的考试;第一班的5名男学生全部毕业,也留用为病房护士;这些护士加上后续的学生,一两年后我们的情况会非常令人满意。②

> 本院的男女医院都已经注册为护校,同时本院有史以来第一次有学生通过中华护士会的考试。柯雅丽小姐对本院工作中最重要的部门付出特别的心力,这方面的需求也日益增加,我们收到一些内地省分的医院来信,询问本院可否代为培训男女护士,由于本院的住宿条件有限而无法接受③。

令人意外的是仁济医院留用的5名男护士很快都离职了,因为别的医院以较高的薪水吸引他们跳槽而去。男医院的住院医生卜来士

---

① LMS/CH/CC, 8.4, C. J. Davenport, Report for 1919; ibid., A. Clark, Report for 1920. *The Seventy-Third Annual Report of the Chinese Hospital Shantung Road, Shanghai for the Year 1919*, p. 11.

② LMS/CH/CC, Reports, 8.4, C. J. Davenport, Report for 1919.

③ *The Seventy-Third Annual Report of the Chinese Hospital Shantung Road, Shanghai for the Year 1919*, p. 11.

谈论这件事情说：

> 本院中国护士的进步让我印象极为深刻，第一批男护士结束培训并在今年通过考试获得证书，惋惜的是他们没有一人留在本院，这或许是可以理解的，受过培训的护士真的很少，我们也无法提供更多的薪水。即使如此，我们已经证明本院护士人手虽少，但还能给予学生充分的训练，让他们通过中华护士会的考试。在本院受训的学生中，有些素质相当优秀，也显示出极大的热忱和才智，中国的医院需要的一般护理，这些学生都能处理得当。①

的确，第一批男护士的离职不见得全是坏事，因为这意味着仁济医院和护校不仅能够培育自己需要的护士，也很快地成为上海甚至中国培育护理人才的摇篮之一，后来的发展也正是如此。

（四）离开仁济医院

1919 年 3 月，休假期满的柯雅丽回到上海，代理她职务的夏普继续在女医院协助，柯雅丽因此有较多的时间经营护校，学生也如前述陆续通过护士会的考试，笪达文对她赞誉有加，看来一切进行得顺利，她却在休假回来后不到五个月申请退出医院，但仍然留在伦敦会上海布道站担任直接传教的工作。她的理由有三：①健康问题，她觉得医院工作过重；②争执不和问题，她对于医院的改变感到难过；③她受到上帝感召要直接传教。②

由于柯雅丽向来是笪达文主持仁济医院极为重要的左右手，她要求调职对笪达文造成直接的冲击，他也就柯雅丽的理由有所回应：①健康问题，笪达文承认柯雅丽以往的工作确实繁重，但已经有夏普协助分劳，另一名英国护士也即将前来，更可减轻柯雅丽的负担。

---

① LMS/CH/CC, Reports, 8.5, Arthur C. Price, Report for 1920.
② 柯雅丽的书信中未见这三项理由，此处是转引自笪达文的书信（LMS/CH/CC, 30.2, C. J. Davenport to F. H. Hawkins, Shanghai, 28 August 1919）。

②争执不和问题,笪达文认为这是柯雅丽要调职的主因,而且是冲着笪达文而来,主要是她希望自己能和布道站直接传教的同事一样,可以在工作以外的时间自由外出,但笪达文觉得他身为院长,依据伦敦会和医院董事会签订的经营仁济医院协议,只要外出就得事先经过董事会同意,则在院长之下的伦敦会人员当然也应如此,这是纪律问题。③受到上帝感召要直接传教,笪达文表示这是个人和上帝之间的契合问题,他不便置喙[1]。

关于第三点理由,柯雅丽另外在 1919 年的工作报告中有所陈述,她觉得医院的工作虽然可以照护许多病人,却只能对病人进行很有限度的传教,以致病人离开医院时仍然不识基督教真理,因此她要全心全力直接向妇女传教。[2] 但是这种说法和她以往的认知不合,1812 年时她在讨论医护传教工作时,就宣称自己"永远"(always)认为医护的传教条件优于一般传教士,因为医院可以借着治病轻易招徕人们,也很容易在病人当中进行传教,她还引用俗语"行动胜于雄辩"(Actions speak louder than words),来比喻医护传教胜于口头传教。[3] 而且随后的几年间柯雅丽经常提到医护传教种种,笔下也都积极乐观,并没有关于她改变想法的蛛丝马迹,此次忽然要求退出医院去直接传教,这个突兀的举动并不合情理,显得只是她争取自由外出的借口。

结果伦敦会还是同意了柯雅丽的要求,她在仁济医院的工作于 1920 年 4 月 30 日结束,此后改为直接隶属上海布道站的传教士,到 1935 年 4 月退休为止。[4]

作为仁济医院第一位专业护士,柯雅丽负责仁济医院女医院的护

---

① 柯雅丽的书信中未见这三项理由,此处是转引自笪达文的书信(LMS/CH/CC, 30.2, C. J. Davenport to F. H. Hawkins, Shanghai, 28 August 1919)。

② LMS/CH/CC, Reports, 8.4, A. Clark, Report for 1919.

③ LMS/CH/CC, 23.1, A. Clark to G. C. Martin, Shanghai, 23 March 1912.

④ Ibid., box 56, Minutes of the Second Quarterly Meeting of the East China D.C. held on April 25,1935;' LMS/CH/GE/CM, 21 January 1936.

理工作，又创立仁济护士学校，奠定了仁济医院护理专业与人才培育的坚实基础；她又担任中华护士会的秘书长，大力推动全国性的护理课程、考试认证和护校注册制度，也奠定中国护理专业的初期基础，可以说对仁济医院和中国护理专业都有重要的贡献，不料因为个人的利益而放弃已有相当成就的医院护理工作，这虽是她自己的选择，但是仁济医院却失去了一名经验丰富、能干有为的护理专业人才。

三、 夏普： 发展时期(1920—1940)

仁济医院从 1891 年有护士开始，到第二次世界大战中的 1940 年为止，半个世纪间的 25 位英国护士中，服务最久的是夏普(P. R. Acis Sharpe)，她从 1917 年初抵达上海工作，至 1939 年底离职，服务了将近 23 年。仁济医院在她工作的这段时间有了极为重大的改变和发展，例如原有建筑拆除重建成现代化的新大楼，以及面临战争带来的各种威胁和困境，而护理工作也随着医院的改变而展现出不同的面貌，例如中国护士人力壮大、地位和专业程度提升、增加物理治疗与注重营养等新猷，以及提升护校的教育水平和扩大规模，等等。其间夏普个人于 1931 年从女医院的护士长升为全院的护士长，全面负责仁济医院新建大楼庞大而复杂的护理工作，她个人将近 23 年的工作经历，清楚完整地反映出同期仁济医院护理工作发展的各种现象和成就。

(一) 来华经过

夏普是英国东南部肯特(Kent)海滨小镇拉姆斯盖特(Ramsgate)人，1888 年 3 月 9 日出生。她在当地读完私立小学后，前往威尔士(Wales)就读加的夫中学(Cardiff Intermediate School)两年，随后担任私人护士一年半，又入伦敦郊外的威尔斯登综合技术学校(Willesden Polytechnic)学习簿记，随后担任伦敦一家服装店秘书

5年半,1912年初她向伦敦会报名,表示愿意前往海外担任传教士,并自行进入伦敦医院(London Hospital)实习护士及助产士工作①,雇用她5年半的服装店老板在推荐信中表示,夏普就住在自己家中,无论工作或私人生活都是模范。②

虽然夏普愿意献身传教,她的父母却强烈反对,她在写给伦敦会秘书的信中引述父亲来信中的话:

> 你要前往海外,我不会以任何行动支持你,因为在英国就有各种机会能从事护理工作,何必花费别人的捐款进行没有意义的慈善照护,更何况妳又不够健壮,我也没有做这种无益之举的金钱。③

父母的反对并没有改变夏普的志愿,1915年5月她再度写信给伦敦会秘书,表示自己已经学习了4年的护士课程,还有一年便可毕业,也再次向伦敦会表达奉献的意愿。④ 伦敦会的理事会则等到1816年她毕业后才决定接受,并要她再通过神学的考试。⑤

在上海方面,当时仁济医院正急需一名护士,因为1911年到职的护士柯莉敦,和先来的柯雅丽分别负责男、女医院的护理工作,但柯莉敦身体不好经常生病,无法正常承担男医院的责任,将近4年后笪达文只得于1915年初接连写信给伦敦会秘书,要求派来取代柯莉敦的护士,并抱怨派错了人还不如不派,以免护士个人和医院双方都蒙受不利。伦敦会上海布道站也两次决议要柯莉敦尽快回英,同时医院董

---

① LMS/CP, Candidates' Papers, 1900 - 1940, 'P. R. Acis Sharpe,'—Questions to be Answered by Candidates; ibid., A. Sharpe to the Secretary of the LMS, Willesden Green, London, 21 January 1912; ibid., A. Sharpe to A. N. Johnson, Willesden Green, London, 27 January 1912.

② Ibid., J. Curtis's testimonial, dated London, 3 February 1912.

③ Ibid., A. Sharpe to N. Bitton, Whitechapel〔London〕, 31 May 1914.

④ Ibid., A. Sharpe to N. Bitton, Whitechapel, 31 May 1915.

⑤ LMS/BM, 2 May 1916.

事会也同意由伦敦会另派合适的护士。① 1915 年 10 月，伦敦会秘书写信告诉笪达文，已经有了合适的护士人选，但当时夏普仍在第五年的护士训练课程中，直到第二年毕业，获得合格护士（State Registered Nurse，SRN）与助产士（State Certified Midwife，SCM）两种证书，并通过伦敦会的神学考试后，她于 1917 年初乘船东来，同年 3 月抵达上海，当时她是 29 岁。

夏普将到仁济医院工作的事确定后，柯雅丽接连写了两封信给夏普，以过来人的经验建议她，最好在来华前历练至少 3 个月的护士长职务，会有助于未来在仁济的管理工作。只是夏普收到柯雅丽的信时，距自己出发的日期已不足半年，还得参加神学课程及考试，来不及照柯雅丽的建议做，夏普也自信在伦敦医院的 5 年训练应该足以胜任仁济医院的工作，他说："柯雅丽小姐不知道伦敦医院的培训情况，也不知道我已经多么努力了！"②

（二）女医院护士长（1917—1930）

夏普在仁济医院的工作，依她的职务不同而分为两个时期：前期从 1917 年至 1930 年，担任女医院的护士长将近 14 年；后期从 1931 年至 1939 年，进一步升任仁济医院的全院护士长 9 年。她工作的内容在前后期有明显区别，前期包含护理实务（含实务与管理训练）和办理护校两部分，后期这两部分都以督导、协调和管理为主，虽然实务减少，工作内容却远比前期庞大繁杂，管理责任也重大得多。

---

① LMS/CH/CC, 26. 1, C. J. Davenport to F. H. Hawkins, Shanghai, 13 January 1915; ibid. , 26. 2, C. J. Davenport to F. H. Hawkins, Shanghai, no day May 1915; ibid. , 26. 1, Shanghai District Committee, Annual Meeting, January 18th & 19th, 1915; ibid. , 26. 2, W. H. Rees to F. H. Hawkins, Shanghai, 13 and 26 May 1915; ibid. , 'Minutes of the Semi-Annual Meeting of the Shanghai District Committee, held on June 11, 17 and 25,1915. '

② LMS/CP, Candidates' Papers, 1900 - 1940, 'P. R. Acis Sharpe,' A. Sharpe to N. Bitton, Ramsgate, 8 July 1916; ibid. , A. Sharpe to N. Bitton, London, 31 July 1916.

1. 护理实务

1917 年夏普刚到仁济医院时,柯莉敦留下的男医院空缺,笪达文已经就地雇用在上海的英国浸信会资深护士长史密斯递补,而女医院的柯雅丽即将休假回英,便由夏普接手女医院的护理工作,由于她还没有工作经验,职称是代理护士长,第二年改为助理护士长,1919 年起才升为护士长。

开始在仁济工作后,夏普同时还得学习中文和上海方言,每天非常忙碌,而女医院和以前柯雅丽在时最大的不同,是柯雅丽只要配合兼职的宝得力医生一人,夏普接手后却有四至五位兼职医生,工作因此变得复杂,1918 年 4 月间她报道:"明天我得为 4 位医生准备 6 台手术。"① 一直忙到 1922 年,听说女医院终于将有专职医生托尔斯和护士哈葛特(Joan R. Huggett)要来,夏普写信告诉伦敦会秘书:"我的工作让我筋疲力竭,日复一日,再也没有力气做那些可以留给明天再做的不急之务了。"②

工作过于忙碌影响了中文学习,1818 年 8 月夏普说,一开始自己每天上午随着中文老师读两小时,但早已缩减一小时,因为医生们总是在医院里做这做那,甚至剩下的一小时也"从未"不受干扰地专心学习,至于下午则是忙碌的门诊时间,更不用谈读书了。③ 依照伦敦会规定,每位传教士都得学习中文 3 年,并通过每半年一次的考试,才能从试用身份转为正式传教士,夏普长年忙于工作,她整整花了 7 年时间,才于 1924 年结束中文课程。夏普在这年的个人年报中谈论这件事时写道:

　　休假前,我是女医院唯一的外国护士,不分日夜凡有急诊都

---

① LMS/CH/CC, 29. 1, A. Sharpe to F. H. Hawkins, Shanghai, 15 April 1918.
② Ibid., 33. 2, A. Sharpe to F. H. Hawkins, 12 May 1922.
③ Ibid., 29. 2, A. Sharpe to F. H. Hawkins, Kuling, 6 August 1918. 这封信写于夏普到牯岭休假期间。

得随时到场，而且因医生人手不够，我还得处理所有的意外伤患和看门诊，管理和参与护理工作、传教、训练学生，以及许多行政事务。休假回来后，情形不一样了，我有两名外国同事：医生和护士各一人，同时我将男学生参加中华护士会考试的辅导工作交给另位外国护士分担。经过这样调整后，未来充满了希望。①

这段文字描述夏普在 1923 年休假的前后，在工作负荷上的明显差异，值得注意的是夏普提到自己不仅忙于护理，也忙于看病诊断，其实她在此以前看诊已久，1917 年刚来的第一年就每天看门诊，稍后男医院的史密斯每周帮忙看一天，连最资深的中国护士也帮忙看一天②；1921 年夏普又说，笪达文每周看女医院门诊一至二日，其他日子由她负责，兼职的宝得力则是需要时以电话通知才来，以致资深的中国护士也随时帮忙看诊。③ 这些情形都显示，直到 1920 年代由护士看诊的现象是常见的事，不过夏普是受过五年专业训练的合格护士，知道看病并不是自己的分内事，她几次提到看诊时也都说明医生人手短缺，自己只好代行其事。从 1924 年起女医院已有专职医生托尔斯，夏普也不必再看诊了。

夏普的职责之一是管理中国护士，包含正式的护士与实习的护士学生。她对于这项工作相当乐在其中，在 1919 年的个人年报中，夏普说培训中国护士是很有意思的事，她很高兴能够逐步加重中国护士的责任，从每一步都得指导她们开始，渐进到双方可以在工作上平起平"做"的程度。④ 她常在书信或个人年报中记下中国护士生活和工作上的点滴，这些记载看似是琐碎零星的插曲，其实是中国护士迈向专业

---

① LMS/CH/CC, Reports, 9.4, A. Sharpe, Report for 1924.
② Ibid., 8.1, A. Sharpe, Report for 1917.
③ Ibid., 9.1, A. Sharpe, Report for 1921.
④ Ibid., 8.3, A. Sharpe, Report for 1919.

初期鲜活生动的情况反映,例如 1920 年夏普的个人年报中以不少篇幅描述几件事:

有一位正式护士对待一名学生非常恶劣,夏普一再劝说和警告都没用,只好暂停护士的工作,又请教会牧师前来劝导,仍然没有太大效果,最后是那位护士的一位基督徒朋友整整劝说一天半后,护士终于改变想法,回到岗位后表现良好。还有一名高年级的学生考试成绩不如低年级的另一位学生,高年级生觉得很没面子,就赌气使性子,对夏普说要她做什么都可以,但她绝不再看书了,而且谁来劝都没用,好不容易才在夏普祷告后软化了,也从此比别人都拼命用功准备毕业考试。又如,夏普提到中国护士总喜欢在制服上加戴珠宝之类的装饰,她们也会突然兴起一阵认病人为干妈的风气等等,夏普只能兴叹,真不知道下一回她们又会玩出什么花样?夏普又说,多数中国护士是直到进入仁济后才因学习而有较好的纪律观念,而她眼见这些中国护士的想法举止有所改变并乐于协助后来的人,夏普就觉得自己的工作非常值得,很有意思的是她还引用美国诗人朗费罗(Henry Wadsworth Longfellow)的作品《有个小女孩》(There was a little girl)诗句,用来形容手下的中国护士:"当她们好的时候,是非常非常得好;不好的时候,会让人吓坏了。"①夏普又说,英国国内的护士长很难想象她在面对中国护士时会遇上什么场面,但不论如何她仍喜爱每位中国护士。1930 年夏普回忆过去 10 年间仁济医院的各种变化时,表示 1920 年时许多中国护士有幼稚或错误的举动,10 年后已不再有同样的情形了。②

1920 年代中国护士的专业程度有待提升,还可以从夜间值班一事

---

① 朗费罗的原句 'When she was good, she was very, very good,' 'And when she was bad, she was horrid.' 夏普将原句中的一个女孩改为多数的她们。

② LMS/CH/CC, Reports, 10. 5, A. Sharpe, Report for 1930.

看出端倪。仁济医院的病房白天有英国护士带头值班，晚上则全交给中国护士，有事再找英国护士处理，到 1924 年时英国护士已有六人，于是讨论有人轮值夜班，并从 1925 年起实行。① 一开始她们发觉夜间值班显然是中国护士很难挨的时刻，她们会产生一些奇特的想法和行为，有人在值班中裹着毛毯在座椅上入睡，甚至睡在空着的病床上，没睡着的护士则非常害怕黑暗，不愿或不敢在病人入睡后独自守在病房中，总是两两一起作伴，有英国护士值班巡察后，中国护士不得不各自守在值班的病房，有人便弄来时钟随身携带为伴等。英国护士福斯特（Nellie Foster）质问中国护士，既然都是基督徒，何以如此害怕黑暗，难道上帝只在白天保护人们，晚上连上帝也睡着了？福斯特认为中国护士的这些行为简直有如幼儿一般。②

仁济医院的护士的确都是基督徒，有些到仁济工作前已经入教，有些则是进入仁济后受到夏普和其他传教士的影响而信教的，夏普也经常在书信中提到有几名护士、学生和病人受洗的事，并说中国护士们都积极向病人进行各种传教活动。③ 既然如此，何以她们又如福斯特所说不相信上帝无论日夜都会保佑自己？这不免令人疑问，是否中国护士进入基督教气氛浓厚的仁济医院后，接受英国护士的引导，又见到其他护士都信了教，在环境的影响和同侪压力（peer pressure）之下，自己也就跟着信教，却不见得真能了解基督教的教义，信仰也未必虔诚，只是名义上的基督徒。

2. 办理护校

办理护士学校是夏普的一项重要工作。1920 年 4 月柯雅丽离开

---

① *The Seventy-Eighth Annual Report of the Chinese Hospital Shantung Road*，Shanghai，*for the Year 1924*，p. 10. LMS/CH/CC，Reports，9.5，Joan R. Huggett，Report for 1925.

② LMS/CH/CC，Reports，9.5，N. Foster，Report for 1925.

③ Ibid.，8.1，A. Sharpe，Report for 1917；ibid.，8.5，A. Sharpe，Report for 1920；ibid.，9.1，A. Sharpe，Report for 1921.

仁济医院后,她开办的护校由夏普接手,成为夏普在女医院护理工作外的一副重担,此后她升任仁济全院的护士长,也继续负责护校,直到1939年她离开仁济为止,几乎长达20年。

1920至1930年间,仁济护校的学生人数呈现明显增加的现象(见下表)。

仁济护校学生人数(1920—1930)

年　份	人　数	女生人数	男生人数
1920	20	10	10
1921	25	10	15
1923	27	11	16
1924	28	11	17
1925	36	11	25
1928	45	?	?
1929	48	?	?
1930	48	?	?

资料来源:仁济医院历年年报、伦敦会档案夏普历年个人年报

从1920年夏普刚接手时的20名学生,到1930年的48名,10年间几乎增加一倍半,若不是仁济医院的宿舍空间有限,学生人数应该会更多。从1928年起学生人数大增,原因是仁济医院拆除重建的计划已定,为新医院空间扩大后的需要而储备护士人才。另外,女生人数只有些微增加,男生却连年明显上升,这是有原因的,首先是护校开始招收男生时,认为男护士不必因结婚而辞职,可以护士为长期或终身志业,因此招收男生;其次仁济医院的病人中,男性远多于女性,以当时中国社会仍然相当保守的情况,需要较多的男护士照料男病人;再加上当时中国男性的学历一般高于女性,比较容易从男性中选择学生。但是,几年后开始出现管理男生方面的问题,如1921年有数名男

生不守校规遭到开除[1]，第二年有几位男护士为寻求较好的收入而辞职去开业当医生[2]，到1925年时又开除了一名男护士，还有四名男生主动退学，其中3名只差几个月就将参加中华护士会的考试[3]，1929年还发生3名男生嬉戏时任意丢掷鸡蛋，打破民宅玻璃窗户并污损家具，引起居民向医院抗议的风波。[4]

护校学生依入学先后分为高、中、低三个班级，男女生合班上课，课程则和开办初期一样，包含教室中的理论课与在医院的实习工作两种，理论课共九至十科，每天有二至三个班级上课。[5] 护校开办初期女生修业5年，男生4年，从1922年起改为男女生一律4年。[6]

师资方面，夏普始终认为护校应由一名英国护士专职主持才办得好，但这种想法始终没有实现，她只能尽力而为兼办，并请仁济医院的中外医生和护士支援上课。例如英国住院医生卜来士教细菌学，结果期末考试这科成绩并不理想，卜来士表示这门课对学生而言是深奥了些，学生也是第一次接触这门知识，不过他们上课时都很认真。[7] 学生的实习课由男、女医院的两名英国护士负责教导，夏普则负责在中华护士会考试的前几个月对学生进行特别辅导。至于中国教师，开办初

---

① LMS/CH/CC，9.1，A. Sharpe, Report for 1921. *The Seventy-Fifth Annual Report of the Chinese Hospital，Shantung Road，Shanghai for the Year 1921*，p. 19.

② *The Seventy-Sixth Annual Report of the Chinese Hospital，Shantung Road，Shanghai for the Year 1922*，p. 21.

③ LMS/CH/CC, Reports, 9.5，L. M. Gunn, Report for 1925；ibid.，A. Sharpe, Report for 1925. *The Seventy-Ninth Annual Report of the Chinese Hospital，Shantung Road，Shanghai for the Year 1925*，p. 14. 这5名被开除的男护士和主动退学的学生，是在1925年基于爱国义愤而参与校外的相关行动，但是在医院方面却认为他们的行为是不顾护理专业的责任与纪律问题。

④ LMS/CH/GE/PE, E. Hope Bell papers, 'Extracts from E. Hope Bell's Letters,' 29 July 1929.

⑤ LMS/CH/CC, Reports, 9.1，A. Sharpe, Report for 1921.

⑥ 作者在已知的文献中，未查得女生修业年限从何时起缩短为4年，但仁济女医院的英国护士哈葛特在其1922年个人年报中，提及女生修业4年（LMS/CH/CC，Report，9.2，J. P. Huggett, Report for 1922），哈葛特的1923年个人年报又有同样的内容（ibid.，9.3，J. P. Huggett, Report for 1923），此后夏普等人也都说是4年。

⑦ LMS/CH/CC, Reports, 8.5，A. Price, Report for 1920.

期聘来的卓姓女老师继续任教,夏普也两度称赞她确实教得很好[1],1920 年通过护士会考试的一位仁济女护士也留校担任教学,从 1922 年起一位吴姓男护士领班教药物学,还有医院的蒋明卿、齐时卿和陈姓等 3 名中国医生教解剖学与生理学,每周各一小时,这些中国医生和护士领班的教学都获得笪达文和夏普的赞许与感谢[2],到 1930 年中国教师阵容中又新增一名高中毕业、有 3 年教学资历的女护士[3]。上述中外师资连同夏普在内先后共约 10 名。

学生学习生活的顶点是参加中华护士会的考试,但这项考试的结果在医院年报、夏普和其他英国护士的记载中彼此不完全一致,加上1924 年起中华护士会又规定可分两次完成所有科目的考试,有些模糊的记载难以分辨同一名学生是否已完成考试。下表是已知通过中华护士会考试的学生人数。

仁济护校学生参加中华护士会考试人数（1920—1930）

年 份	考试人数	通过人数
1920	5	3
1921	3	3
1922	—	1
1923	4	3
1924	—	3
1925	9	8
1927	—	5
1928	—	10
1929	5	—
1930	9	9

资料来源:仁济医院历年年报、伦敦会档案夏普历年个人年报

---

[1] LMS/CH/CC, 9.1, A. Sharpe, Report for 1921. *The Seventy-Ninth Annual Report of the Chinese Hospital*, *Shantung Road*, *Shanghai for the Year 1925*, p. 15.

[2] Ibid.

[3] LMS/CH/CC, Reports, 10.5, A. Sharpe, Report for 1930.

学生固然注重这项关系自己专业资格和出路的考试结果，医院同样重视这项可以显示护校教育成绩的考试，在中华护士会的合格证书寄到仁济后，医院都会为通过的学生举办隆重的颁发典礼，这成为医院的一项年度传统活动，新闻媒体有时也报道典礼的消息，例如1926年有两家报纸刊登当年5月12日仁济医院举行的颁发证书典礼，邀请各界来宾参加，由笪达文主持、董事会主席等人致词、笪达文妻子颁证，前一年底考试及格的五名女生和三名男生在典礼上唱诗，接着举行茶会。①

护校学生获得中华护士会证书后，留在仁济医院担任正式护士是顺理成章的事，也有不少学生另谋出路，转往其他医院工作，甚至到外地的医院工作，有如1924年女医生托尔斯谈到两名女生以优等成绩获得证书时的评论："仁济护校培养出来的护士，不仅直接帮助了上海的病人，对于中国未来的健康福祉也有所贡献。②

（三）全院护士长（1931—1939）

1920年代仁济医院最重大的事件是拆除重建的问题。经过多年的讨论和计划后，终于在1929年1月动工拆除。就在准备动工的1928年间，仁济医院的护理体制也因即将到来的新情势而有重大的改变。二十余年来仁济医院一直有两名护士长，男女医院各一名，这是由于两医院的医务与事务分立，各有其建筑、住院与门诊、行政管理、医护人员，以至厨房等所导致的划分，不过男女医院都在院长领导之下。在笪达文过世后接任的新院长巴德生（J. Lee H. Paterson）却认为，如此分立在经济上不合算，医护人员也难以整体有效运用，不应再适用于新建的医院大楼，甚至迁至临时院期间就应取消男女医院之

---

① *The China Press*，14 May 1926，p. 4，'Eight at Shantung Hospital Get Certificates as Nurses.' *North China Herald*，15 May 1926，p. 302，'Chinese Nurses Graduate.'

② *The Seventy-Eighth Annual Report of the Chinese Hospital*，*Shantung Road*，*Shanghai for the Year 1924*，p. 16.

分,两者合一后,护理工作只由一名有能力、经验和资深的全院护士长整体负责。①

巴德生的主张获得医院董事会和伦敦会双方赞成而得以实施②,但是他没有从内部提升当时仁济最资深的女医院护士长夏普,而从外面找来同是伦敦会的贝孟雅(Elspeth Hope Bell)。贝孟雅来华前和夏普一样在伦敦医院受训(1906—1910),比夏普还早6年,自1911年来华,在汉口的伦敦会男医院担任护士长,1925年起由伦敦会借调到中华护士会专任秘书长,确实比夏普更资深也更有经验。贝孟雅于1928年11月初就任改制后的仁济医院护士长,却仅仅在职一年多,在完成迁移到临时院址的艰巨任务后,于1929年底回到英国休假期间辞职③,而巴德生也终于觉得由夏普担任全院护士长最为适当,并获得医院董事会主席蓝牧(W. P. Lambe)的赞同④,于是夏普于1931年初就任全院护士长。

1. 护理工作

1931年12月20日,仁济医院迁回山东路新建落成的大楼,展开作为现代化医院的新一页,在夏普领导下的护理工作也进入新的局面,并且明显反映在护理人力的壮大和许多护理工作的革新措施上。

1) 护理人力的壮大。

在英国护士方面,1930年底连夏普在内只有3名,在1931和1932两年内,为适应新医院的需要而增加了5名,到1935年时英国护士达到9名,这也是仁济医院历史上英国护士人数最多的时候。这些

---

① LMS/CH/CC, box 43, J. Lee H. Paterson to F. H. Hawkins, Shanghai, 24 May 1928. 仁济医院于1929年1月迁至爱多亚路(Avenue Edward Ⅶ,延安东路)、孟斗班路(Rue Montauban,四川南路)交叉路口的七层大楼(Ben Building),至1931年12月再迁回山东路新建落成的大楼。

② Ibid., box 42, C. M. Bain to F. H. Hawkins, Shanghai, 7 June 1928.

③ 关于贝尔的文献,参见 LMS/CH/CC/PE, 'E. Hope Bell papers.'

④ LMS/CH/CC, box 47, W. P. Lambe to F. H. Hawkins, Shanghai, 27 February 1931.

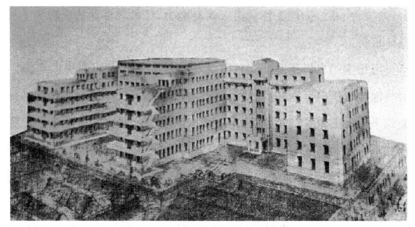

图 5-2　仁济医院新大楼(1932)

英国护士维持仁济医院的护理水平，也积极提升中国护士的专业程度，夏普在 1932 年的个人年报中表示，医院五个楼层的病房，都各有一名英国护士负责，带领中国护士和教导护校学生的实习课。①

　　从 1931 年起到 1940 年止，仁济共有 13 名英国护士，其中 3 名于 1930 年以前到职，以 1917 年来的夏普最资深，另外两人分别于 1928 和 1930 年到职。至于 1931 年起加入仁济的 10 名英国护士中，有九名服务都达 4 年以上，唯一不到四年的是安妮·巴特菲尔德(Annie A. Buttfield)，她的贡献却不在其他护士之下，原来她于 1930 年来华，学习中文后于 1931 年加入仁济，不幸在职两年多即于 1933 年 12 月因手术意外病故②，她的亲友设立了一个纪念她的基金，以孳息资助仁济的中国护士，前往其他医院深造，结业后再回到仁济贡献所学继续服务，例如 1936 年获得奖助的护士黄华龄(Hwang Hwa-ling)，前

① LMS/CH/CC, Reports, 11. 1, A. Sharpe, Report for 1932.
② 巴特菲尔德在接受鼻科麻醉手术中过世(LMS/CH/CC, box 55, A. Black to F. H. Hawkins, Shanghai, 12 & 14 December 1933；ibid., box 56, J. Lee H. Paterson to F. H. Hawkins, Shanghai, 15 December 1933)。安妮的姐姐葛瑞丝(Grace Buttfield)也是仁济医院的护士，1929 年来华，学习中文后于 1930 年加入仁济，至 1934 年因健康问题辞职。

往汉口的英国循道会普爱医院（Methodist General Hospital）学习助产学，另一名获奖的护士臧绛门（Tsang Ziang-men），则前往济南的齐鲁大学医院学习物理治疗与按摩①。

1937 年两名新来的英国护士加入仁济医院，结果她们成为仁济最后到职的两名英国护士，此后只有裁减而无新增，这是法币贬值、通货膨胀严重导致仁济医院财务恶化的后果。1937 年初，夏普申请新增一名英国护士，医院董事会却以财务为由予以拖延，夏普为此大感失望②。随后董事会要求院长巴德生紧缩经费，甚至还指望原已任命的一名护士取消来华以节省薪水，又为求增加收入而将一间普通病房改为收费较高的个人病房。③ 1937 年对日抗战爆发，仁济医院的财务问题随着战争的扩大而更为严重，到 1939 年，虽然由伦敦会伸出援手资助，代付原来由医院支应的英国医护人员薪水，同时医院又获得"英国援华基金"（British Fund for Relief in China）捐助的 5 万元，但是医院仍有大笔亏损，单是 1939 年一年的赤字就达两万六千余元。④

经费持续入不敷出，董事会终于在 1939 年底出手裁减外国医护人员以求降低开支，首当其冲的裁减对象是主持全院护理工作的夏普与两名护士。⑤ 当时夏普已于同一年的 2 月返回英国休假，遭到裁员后再也没有回上海，就此结束了服务仁济医院将近 23 年的岁月，1939 年的医院年报表达了不得不和夏普说再见的苦衷，也极力推崇她服务多年的贡献：

① *Lester Chinese Hospital Shanghai Annual Report for the Year 1934*, p. 20. LMS/CH/CC, Reports, 12.1, E. G. Taylor, Report for 1935; ibid., 12.2, E. G. Taylor, Report for 1936.
② LMS/CH/CC, box 63, A. Sharpe to T. C. Brown, Shanghai, 10 February 1937.
③ Ibid., box 48, A. Sharpe to T. C. Brown, Kuling, 6 July 1937.
④ *Lester Chinese Hospital Shanghai Annual Report for the Year 1939*, p. 24, 'Report of the General Committee.'
⑤ LMS/BM, 24 April 1940, pp. 16-17, 'Lester Chinese Hospital.'

　　她的心从一开始就落定在护士的福祉和护理工作的发展上，并长期主持迅速扩充发展中的护校。自从她担任全院护士长以后，片刻不停地致力于护士的福祉和教育，也毫无保留地关注着病人，而她一手训培育来的许多护士对她更是难以忘怀，因为她了解并同情她们个人的许多问题和困难。她是仁济医院长久历史中的杰出人物之一。[①]

　　夏普离开了仁济医院，但还有英国医护人员留在仁济，包含4名护士：1928年到院的泰勒（Ethel G. Taylor）、1935年来的史密斯（Annie G. S. Smith）以及1937年最后到院的伊珍珠（Pearl Evans）与哈罗普（Marion Kay Harrop），并由资深的泰勒继任全院护士长。这四人中最特殊的是伊珍珠，她是来华英国传教士收养的中国女孩，带往英国上学并接受培训成为合格护士，她在1837年时主动写信向夏普探询加入仁济医院的可能性，随即在同一年到职，夏普对她在内科病房的工作赞许有加[②]，1937年的医院年报也有类似的记载[③]，以后她也继续名列在至1940年底为止的医院年报中，但是由于伊珍珠并非伦敦会派来，关于她的文献也仅此而已，至于她被人收养前的家庭如何，收养她的传教士是谁，她是否已入英国籍等等并无可考，至于她和其他3名英国护士在1940年以后是否仍坚守工作岗位，1942年日本人接管医院后她们的命运如何，都还有待进一步考证。

　　相对于英国护士人力在1930年代前期增加，后期却由于战争与财务而裁员减弱的状况，中国护士则呈现出人数持续壮大、地位提高而责任也加重的现象。中国护士人数增长的情形如下表所示。

---

① LMS/BM, 24 April 1940, p. 15.
② LMS/CH/CC, box 63, A. Sharpe to T. C. Brown, Shanghai, 10 February 1937; ibid., Reports, 12. 3, A. Sharpe, Report for 1937.
③ *Lester Chinese Hospital Shanghai Annual Report for the Year 1937*, p. 19.

仁济医院中国护士人数（1932—1940）

年份	合格护士	学 生	资料来源
1932	32	80	*LCHAR* 1932，p. 24. LMS/CH/CC，Reports，11. 1，Sharpe's report for 1932.
1933	38	87	*LCHAR* 1933，p. 25.
1935	42	98	LMS/CH/CC，Reports，12. 1，Sharpe's report for 1935.
1936	36	100	LMS/CH/CC，Reports，12. 2，Sharpe's report for 1936.
1937	41	97	LMS/CH/CC，Reports，12. 3，Sharpe's report for 1937.
1938	49	100	*LCHAR* 1938，p. 19 记载护士长之下有 56 名护士，减去 7 名英国护士后为 49 名。
1940	—	134	*LCHAR* 1940，p. 13.

* *LCHAR* = *Lester Chinese Hospital Annual Report*.

　　表中的统计数字虽然不尽完整[①]，已足以显示中国护士人数的增长趋势，从 1932 年的 32 名增长到 1938 年的 49 名，6 年间增加一半以上（53%），但 1936 年由于医院财务困难而减少，1937 年随即再度增加；护校的学生也从 1932 年的 80 名增长到 1940 年的 134 名，8 年间增加超过三分之二（67.5%），由于护校学生日常就在医院实习工作，也算入医院的护士人力中。

　　2）中国护士地位提升与责任加重。

　　再进一步研究，可以发现更有意义的内容：中国护士地位的提升

---

① 笔者遍查已知的各项文献，并没有 1932 年以前仁济医院护士人数的完整数字，尤其人数较多的男医院更为缺乏，只有在 1916 年的医院年报中，记载女医院的中国护士人数 9 名，至于男医院的 22 名不仅指护士而已，还包含中国医生及其学徒在内，扣除已知的中国医生 4 名后，男护士及数名医学徒为 18 名，则 1916 年时仁济医院男女护士共为 27 名（*The Seventieth Annual Report of the Chinese Hospital Shantung Road*，*Shanghai for the Year 1916*，p. 8）。

与责任的加重。在 1932 年的 32 名护士和 1933 年的 38 名护士中，都各有 5 名(女 4、男 1)是负责病房或手术室等的高级护士，事实上从 1931 年起已经如此，并在这年医院年报的职员名录中，有史以来第一次列出这 5 名中国高级护士的姓名，和 7 名英国护士一起论资排辈①，这表示医院当局已经了解并重视中国护士的专业性和价值了，以后各年的医院年报也都是同样的做法，而且中国高级护士的人数逐渐赶上甚至多于英国护士，例如 1936 年中、英高级护士的人数分别为 8 名和 6 名，1939 年为 6 名和 5 名，到 1940 年时则是 6 名和 4 名。当 1933 至 1934 年夏普回英探视病重的母亲期间，代理护士长职务的泰勒报告说，"我完全认可中国高级护士的价值，在医院的五大工作方面，大多数由中国护士负责，也做得非常有效率。"②

中国护士的地位提升与责任的加重，是仁济医院新大楼启用后，由于新颖的医院设施及护士人数的增加，逐步改革护理工作及中国护士专业化程度提升的结果。在改革护理工作方面，从 1932 年起陆续实施多项行政管理和专业技术的新措施：

(1) 分享管理权力与注重下情上达。首先，夏普于 1932 年创设护理行政会议(Nursing Executive Meeting)，每月一次，在 1932 年内举行了十次，以后每年也持续举行，由分管各病房、门诊及手术室的中英两国高级护士参加，夏普表示会议目的在于共同讨论全院护理工作的进行和解决问题，讨论的结果也在会后付诸实行。③ 很有意思的是最初两年这项会议全程使用英语，到 1934 年时包含英国护士在内的全体参加者一致同意，改为以中文开会。④ 其次，1937 年初夏普进一步

---

① *The Eighty-Fifth Annual Report of the Lester Chinese Hospital*, *Shanghai*, *for the Year 1931*, p. inside cover.
② LMS/CH/CC, 12. 1, E. G. Taylor, Report for 1933.
③ Ibid. , Reports, 11. 1, A. Sharpe, Report for 1932.
④ Ibid. , 11. 3, A. Sharpe, Report for 1934.

设立护士及学生代表的会议,由护士及学生各自选出代表,共同和夏
普举行不定期的会议,有时还由两者的代表主持会议。夏普认为这个
会议能让护士和学生有表达意见和参与决策的机会,很有助于增进上
下级之间的彼此了解和团结合作。[1]

（2）增进护理技术与提高专业程度。现代护理发展迅速,合格护
士也需要进修,加强专业分工能力,仁济医院在1930年代开始多方面
积极培养中国护士掌握新技术,并派出护士前往外地学习。以按摩为
例,最初仁济医院希望伦敦会能从英国派来一名专业按摩师,或者由
新派的护士在来华前先学会按摩技术,但都未能成为事实。1930年一
名中国男护士赵先生短期学过这种技术后,开始为病人服务,发觉效
果不错,有些病人还因此缩短住院时间,有助于床位的周转。[2] 于是仁
济医院在1932年派出一名男护士钟明廷（Zung Ming-ting）,前往济
南的齐鲁大学医院学习按摩和电疗法。同一年的医院年报提到按摩
治疗时,还表示情况不是太令人满意[3],等到钟明廷学成回仁济后,情
况明显转变,1834年的医院年报赞扬这项工作的重大价值[4],夏普也
提及钟明廷的工作忙到需要一名助手全时协助,1934年9至12月间,
有131名病人接受按摩治疗、30名紫外线治疗、55名电疗,上海市长
吴铁城也是受惠的病人之一。[5] 据夏普报道,钟明廷自己因这项专业
能力而升为高级护士,进而成为护理行政会议的成员。[6] 1936年仁济

---

[1] LMS/CH/CC, 12. 3, A. Sharpe, Report for 1937; ibid., E. G. Taylor, Report for 1937.

[2] LMS/CH/CC, box 48, A. Sharpe to F. H. Hawkins, Shanghai, 23 March 1930; ibid., Reports, 10. 5, A. Sharpe, Report for 1930; ibid., 11. 1, A. Sharpe, Report for 1932.

[3] *The Eighty-Sixth Annual Report of the Lester Chinese Hospital*, *Shanghai*, *for the Year 1932*, p. 21.

[4] *Lester Chinese Hospital Shanghai Annual Report for the Year 1933*, p. 21.

[5] LMS/CH/CC, Reports, 11. 3, A. Sharpe, Report for 1934.

[6] ibid. 不过,在1934年及以后仁济医院年报的高级护士名录中,都没有钟先生的名字。

又派一名女护士张小姐到齐鲁大学进修按摩和物理治疗[①]，1940 年时有 8 719 名病人接受按摩和电疗。[②]

又如营养学，1931 年仁济医院启用新大楼后，厨房每天要提供450 名左右的病人和医护人员用餐，包含一些有特殊营养需求的病人，这是一项复杂不易的任务。1932 年仁济派出一名高级护士吴小姐，前往北京协和医院进修六个月的营养学，学成后回仁济医院掌管厨房，结果大有改善，吴小姐在仁济还收了一名合格护士当学生。[③]

在医院年报和夏普等人的记载中，除了按摩、电疗和营养学以外，1930 年代仁济医院派往各地进修的中国护士，还学习水治疗法、职能治疗、助产术、公共卫生等，1936 年内就有 3 名护士分别在济南、北京和汉口三地学习[④]，这类活动大大提升了护士自己和医院护理专业的水平。

仁济医院不仅派护士外出进修，也提供其他医院的护士前来深造的机会，夏普于 1934 年报道，各地医院除希望派人到仁济学习，有些医院甚至直接请求仁济提供护士长或护士。[⑤] 协助夏普管理工作的护士泰勒表示，1934 年收到各地医院请求派人前来深造的项目，有营养学、手术室工作、病房护理、门诊工作等，泰勒觉得这是仁济医院做为一家大型现代化医院，对全中国各地较小型医院提供协助的方式。[⑥]

3) 中国护士的工时与健康。

护士是奉献的工作，仁济医院的护士每次值班的时间长达 9 个半

---

① LMS/CH/CC, 12. 2，A. Sharpe，Report for 1936. *Lester Chinese Hospital Shanghai Annual Report for the Year 1936*，p. 17.

② *Lester Chinese Hospital Shanghai Annual Report for the Year 1936*，p. 12.

③ LMS/CH/CC, Reports, 11. 1，A. Sharpe，Report for 1932. *The Eighty-Sixth Annual Report of the Lester Chinese Hospital*，Shanghai，for the Year 1932，p. 23.

④ *Lester Chinese Hospital Shanghai Annual Report for the Year 1936*，p. 17.

⑤ LMS/CH/CC, Reports, 11. 3，A. Sharpe's report for 1934.

⑥ Ibid.，E. G. Taylor，Report for 1934.

小时,1936 年时考虑到这对于同时兼顾读书和工作的年轻护校学生而言过长,而且中国政府也要求护校学生最大工时为 9 小时,于是从这年 1 月 4 日起缩减半小时成为九小时,却引起合格护士的争相对比,护士们自行开会决议后,除了三人外,集体前往夏普办公室提出要求,她对护士的行为感到吃惊和失望,但经过几个星期的开会商议,护士和医院双方终于达成每次值班 9 小时的协议。[①] 到 1940 年抗战期间,医院财务困难,但为改善护士和学生的劳动情况,从这年 11 月起将工时又减少为 8 小时。[②]

　　仁济医院非常注重护士的健康问题,从 1926 年起每年对护士进行体检[③],护校学生在入学时、一年级和三年级结束时都要接受体检[④],以保证护士自己和病人的健康。不过,1931 年年底医院新大楼启用后,护士和学生都住在六楼,由于护士与学生人数增加,随时都有一百多名,超过大楼设计时的预期构想,以致几年后已显得相当拥挤,不利于护士的身心健康,1934 年和 1935 年接连出现护士病假和动手术的数量多于往年的不寻常现象,有人切除扁桃体或盲肠,有人染患白喉与猩红热而转送到隔离医院,也有些心脏病、肾脏病、流行性感冒等病例,有时还十几人同时请假。[⑤] 医院的解决办法是在夏季病人较少的时候,减少值班的人数,以增加护士休息的机会,同时举办调节身心的多项休闲活动,最主要的一项是利用董事会为此拨发的"清新空气经费"(Fresh Air Fund),在夏天屡次举办郊游活动,让护士们前往仍是乡村地区的虹桥,在当地也是雷氏德捐给医院的房屋或庭院中进行餐会、球赛等休闲活动,这项活动持续办到 1937 年;此外也鼓励护士利

---

① LMS/CH/CC, 12. 2, A. Sharpe, Report for 1936.
② *Lester Chinese Hospital Shanghai Annual Report for the Year 1940*, p. 13.
③ *The Eightieth Annual Report of the Chinese Hospital Shantung Road*, *Shanghai*, *for the Year 1926*, p. 19.
④ LMS/CH/CC, Reports, 13. 1, G. D. S. Parker, Report for 1939.
⑤ Ibid., 12. 1, A. Sharpe, Report for 1935.

用医院的网球场或前往伦敦会所属的麦伦中学打网球，以及组队前往新建的江湾游泳馆游泳等，根据参与策划和执行这些措施的几位英国医护人员表示，中国护士很喜欢这些有益身心的活动。[①] 如此多管齐下改善，结果 1935 年所有护士的病假天数合计，比前一年足足少了509 天[②]。1940 年为增加护士和学生的营养，每天上午由医院供应免费的豆奶和饼干。[③]

4）男护士的用与舍。

前文述及 1920 年代仁济护校的男生人数连年增加，多于女生，但随之产生管理上的问题，男生因参与爱国运动，被医院认为忽视纪律与专业问题而受到惩处，结果医院管理阶层产生多用女护士、少用男护士的想法[④]，而且付诸实行，1916 年时仁济医院男女护士和学生共27 名：女性 9 名，男性 18 名（包含数名医学学徒），女性人数只是男性的一半[⑤]；经过十六年后，到 1932 年时的情况完全反转，医院共有 112名护士和学生：女性 76 名、男性 36 名，男性人数还不到女性的一半，其中高级护士 5 名，只有一名是男性；合格护士 27 名，只有 10 名是男性；护校学生 80 名，男生也只有 25 名。[⑥] 不仅如此，护校还在 1930 年代初进一步停止招收男生。

其实，仁济有不少男护士的工作表现相当优秀：前述 1930 年短期

① LMS/CH/CC, 11. 3, E. G. Taylor, Report for 1934; ibid., 12. 1, A. Sharpe, Report for 1935; ibid., E. G. Taylor, Report for 1935; ibid., 12. 2, E. G. Taylor, Report for 1936; ibid., 12. 3, E. G. Taylor, Report for 1937; ibid., 12. 2, Emily M. Dey, Report for 1936; LMS/CH/CC, box 55, O. G. R. Beynon to T. C. Brown, Shanghai, 5 July 1936.

② *Lester Chinese Hospital Shanghai Annual Report for the Year 1935*, p. 17.

③ *Lester Chinese Hospital Shanghai Annual Report for the Year 1940*, p. 13.

④ LMS/CH/CC, Reports, 10. 5, Sharpe, Report for 1930.

⑤ *The Seventieth Annual Report of the Chinese Hospital Shantung Road*, Shanghai for the Year 1916, p. 8.

⑥ *The Eighty-Sixth Annual Report of the Lester Chinese Hospital*, Shanghai, for the Year 1932, p. 24.

学过按摩的男护士赵先生,被夏普调到护士长办公室当助理,后来一度代理护士长的泰勒认为,如果没有赵先生的协助,自己根本不可能顺利执行护士长任务。^① 又如 1934 年有两名男护士被提升为高级护士,并成为护理行政会议的成员:一是学会按摩和电疗法的钟明廷,一是在门诊部工作的赵明(Dzau Ming)。^② 到 1935 年时,医院又雇用了两名男护士,一位高级护士丁(Ting)先生主管全院夜班护理工作,夏普对他的专业表现和训练学生的能力简直赞不绝口;另一位翁(Waung)先生主管衣被床单,他的工作也获得夏普的称道。^③ 同一年由医院的男护士自行重新设计制服,夏普称赞他们穿上新制服后显得非常象样(quite smart)。^④ 1936 年,已经在仁济服务 12 年的手术室高级护士翁(Waung)先生,和护校的一名高年级女生双双辞职去结婚,夏普的感受是"实在很难找到可以替补他的人"。^⑤

尽管男护士的表现不错,1931 年底仁济新大楼启用后,医院还是决定了护校不再培养男护士的政策,夏普在这年的个人年报中表示:

> 今年年底招收最后一班的男生,我们了解无法继续训练男生当护士,这令人多少有些难过,因为有些男生表现很优秀,我们非常欣赏也希望留用他们,何况也找不到足够的女护士来取代男护士的工作,真要这么做会有许多困难,但这是未来才会面临的问题。不过,我们尽管难过,却也得面对事实,因为男生受完训练后,在当前的中国鲜有工作机会,护士的薪水也不足以结婚养家,而且他们难以抗拒改行当医生的引诱。^⑥

这段话不再提及以前 1920 年代困扰的男护士与学生管理问题,

---

① LMS/CH/CC, Reports, 11.3, E. G. Taylor, Report for 1934.

② Ibid., 11.3, Sharpe, Report for 1934.

③ Ibid., 12.1, Sharpe, Report for 1935.

④ Ibid., 12.1, Sharpe, Report for 1935.

⑤ Ibid., 12.2, Sharpe, Report for 1936.

⑥ Ibid., 10.6, A. Sharpe, report for 1931.

而是工作机会少和待遇低两个因素，成为不再培养男护士的关键，到1936年时夏普仍然抱怨："我们最好的男护士全都到上海的公立医院任职了，那边的薪水高出许多！"①

停招男学生的政策已经确定，而院内的男护士又陆续离职，夏普也在1932年调整护士的配置，原有的7个男性病房本来都是男护士照护，其中5个改由女护士取代，只留下两个病房，作为还未毕业的护校男生实习之用，等到1935年护校最后一班男生毕业②，所有男病房的护理工作全部由女护士接管。这并不意味着仁济男护士从1935年起绝迹，因为病房以外的其他部门仍然可见原有的男护士身影，在1936年的医院年报的高级护士名录中，还有4名男性，到1940年时也还有2名。

2. 办理护校

1931年底仁济医院新大楼启用后，仁济护校也随之扩充发展，1932年和1933年的医院年报都宣称："仁济护校是全中国最大的护校之一。"③夏普进一步在1832年的个人年报中表示，虽然汉口协和医院的护校学生人数是全国最多，但协和医院是两家合并而成，学生人数才会比仁济多了一些。④1834年初夏普回英探视重病的母亲期间，和伦敦会秘书面谈时，再度声称仁济护校是全中国最大的护校。⑤

1930年代仁济护校的一项重要发展，是模仿英国先修试读的护校预科（Preliminary Training School for Nurses）办法，学生在正式入学前，付费或免费先行试读数周至数月课程，一方面学校从健康、教育

---

① LMS/CH/CC, 12. 2, A. Sharpe, report for 1936.
② Ibid. , 11. 1, A. Sharpe's report for 1932. *Lester Chinese Hospital Shanghai Annual Report for the Year 1935*, p. 18.
③ *The Eighty-Sixth Annual Report of the Lester Chinese Hospital*, Shanghai, for the Year 1932, p. 24; *Lester Chinese Hospital Shanghai Annual Report for the Year 1933*, p. 24.
④ LMS/CH/CC, Reports, 11. 1, A. Sharpe, Report for 1932.
⑤ LMS/CH/GE/CM, 23 January 1934, p. 168.

程度和性向等方面考察学生是否适宜当护士;另一方面学生也能了解
自己是否应该继续学习,如此可以尽量减少入学后发生的问题。1931
年向仁济护校报名的人数有 50 名,预科第一班先挑选 10 名,于同年
9 月 7 日开学,缴交保证金、学费和住宿费后,换上护士学生的制服,拿
到课本,10 名学生开始尝试护士生涯的第一步,课程也包含理论和实
习,但都是浅显的基本内容,经过两个月后举行考试,正式录取 7 名学
生,另两名因健康问题、一名因性向观念不适合当护士而被淘汰;紧接
着预科第二班开学,学生只有 7 名,由于医院即将迁回新建落成的大
楼,上课时间较短,考试后录取 5 名,连同第一班的 7 名,合计 12 名学
生正式进入护校学习,1931 年 12 月 28 日在启用才几天的大楼内开始
上课。①

　　护校从最初开办以来,学生(尤其是女生)的来源一直是问题,夏
普等人几乎每年都会提到,很难从报名者中挑选出足够人数适合当护
士的学生,筛选的三项标准是教育程度、性向和体检,能同时通过这三
项门槛的考生并不多,有人即使通过也在入学前改变就读的意愿,或
者入学后由于各种原因退学等等,因此预科经常一年不止招生一次,
最多的是 1933 年在 1、4、8 月都招生,经过挑选和体检后,三次合计
也不过招到 28 名而已,读完预科后留下 20 名,另八名因为身体不好、
考试不及格或自愿退学。② 1934 年读完预科正式入学者终于达到了
30 名,加上 3 名转学生,这年新生有 33 名,但这年的医院年报仍然表
示,要维持数量足够而适合的新生并不容易,有人因入学要求的教育
程度太高而无法入学,许多人报名后因体检不及格被拒绝,有人觉得
训练太辛苦而半途退学,还有人健康和学历都行,性向却不适合当护

---

① LMS/CH/CC, Reports, 10.6, A. Sharpe, Report for 1931.
② *Lester Chinese Hospital Shanghai Annual Report for the Year 1933*, p. 24.

士。^① 至于入学要求的教育程度，1937 年夏普在一篇讨论中国护士的文章中说：

> 30 年前只有学校中最差的学生才会来接受护士训练，良好家庭的父母不会同意女孩进入护士行业；直到 20 年前，大多数的护士只受过小学教育。近来各护校开始要求入学必须高中毕业，也有少数学校要求读过部分大学课程。中华护士会早就规定护校入学最低要求是初中毕业，目前中国政府也如此规定。^②

文中提到 20 年前（1917 年）夏普刚到仁济时，大多数护士只有小学程度，也说明各护校的一般情况，却没提 1937 年她写这篇文章时仁济护校入学要求的教育程度。其实，从小学程度往上提升入学门槛是缓慢的过程，必须随着女性平均学历的提升，和护士职业的社会形象地位改善而逐步演进，其他护校的情形也一样^③。就仁济护校而言，1932 年的医院年报宣称已提高入学的学历要求，但没有说明究竟提高到什么程度^④；1936 年时医院年报再度表示，又"略微"（slightly）提高了入学教育程度^⑤；经过这两次提高门槛后，1936 年 12 月的《通问报》刊登一则"仁济医院护校招生"的消息，终于有了明确的门槛：凡初中毕业以上、年满 18 周岁的有志女生都可以报名^⑥；1937 年 10 月 5 日的

---

① *Lester Chinese Hospital Shanghai Annual Report for the Year 1934*, p. 18.

② A. Sharpe, 'Chinese Nurses Perform Heroic Deeds.' *The China Weekly Review*, 25 December 1937, p. 135.

③ 1936 年时，教育部医学教育委员会护士教育组主任胡惇五调查全国 40 所护校的 945 名学生入学资格，学历在初中以下者 264 人（27.94%）、初中毕业 530 人（56.08%）、初中以上 73 人（7.73%）、高中毕业 78 人（8.25%）（胡惇五，"提高护士教育程度之我见"，《医育》1：7（1936），22－28 页）。这项调查显示，1936 年时全国绝大多数（84.02%）的护士是初中毕业或以下，而高中毕业者还不到十分之一。

④ *The Eighty-Sixth Annual Report of the Lester Chinese Hospital*, *Shanghai*, *for the Year 1932*, p. 24.

⑤ *Lester Chinese Hospital Annual Report for the Year 1937*, p. 20.

⑥ 《通问报》1936 年 12 月，第 46 号，20 页，"仁济医院护校招生"。

《申报》又有仁济护校的招生消息,要求的 教育程度也是初中以上[①];经过两年后,1939 年 12 月 10 日的《申报》又刊登仁济护校的招生消息,要求的教育程度是高中肄业或初中毕业[②];到 1942 年时,《申报》一则仁济护校招生广告,门槛已提升为高中毕业或高中一、二年的程度[③];再到 1943 年时,在日军控制下的仁济护校招生,要求考生必须是高中毕业。[④]

除了设立预科以外,1930 年代仁济护校又一重大事件,是 1937 年时向中国政府注册,纳入中国国家教育制度之内。外国人在中国所办的各级各类学校,向来不受中国政府管理,辛亥革命后有收回教育权运动,1928 年南京国民政府成立后,又致力于教育国家化政策,并具体制订私立学校法令,要求外国人所办学校依法注册登记,在中国教育制度内取得合法地位。这种政策引起广泛议论,外国人当然更有疑虑,因此他们办的许多学校迟迟没有注册。

仁济护校是尚未注册的学校之一,可是到 1935 年时夏普表示这是一个急迫而严重的问题[⑤],因为中国政府施压要求注册,但注册将会增加课程和财务等方面的负担,此外还有一个关键的原因,即 1936 年是中华护士会举办考试发证的最后一年,自 1937 年起中国政府将取代护士会办理考试发证,护校若不注册,学生将无法参加考试获得证书,不但影响学生工作前途和生计,甚至关系着未来仁济护校是否还能招到学生就读。

1936 年夏普全年都在忙着注册的事。她要说服医院董事会和保产委员会同意注册,她设法从护理工作的成本角度提出,仁济医院没

---

① 《申报》1937 年 10 月 5 日,第六版,"仁济护士学校招收实习学生"。
② 《申报》1939 年 12 月 10 日,第 13 版,"教育简报"。
③ 《申报》1942 年 6 月 28 日,广告,"上海仁济医院高级护士学校招生"。
④ 《申报》1943 年 6 月 29 日,广告,"大日本军管理上海仁济医院护士学校招生"。
⑤ LMS/CH/CC, Reports, 12.1, A. Sharpe, Report for 1935.

有护校会比有护校的成本来得昂贵，结果接连成功说服董事会和保产会，在 1936 年 12 月同意注册。[①] 于是夏普在 1937 年又为此忙了大半年，因为注册后按规定护校不再依附于仁济医院，必须组织独立的护校董事会、拟订独立的学校章程和编列护校预算，以及拟订详细的发展计划等，又因所有文件都需以中文制作，她特别聘请一名熟悉中国公文程序和用语的华人协助，终于在 1937 年 9 月 16 日送出所有注册文件，于同年 10 月 15 日收到上海教育局的注册通过通知，并接到一方校印。[②]

注册后得依照政府规定的新课程安排教学，新增了非护理专业的国文、公民、社会三科，但夏普表示原来学生在医院值班白天 9 小时、夜班 11 小时，还要在教室上理论课，已经相当忙碌，注册后还要多学 3 科非专业科目，真的是过于紧张疲劳，还得冒着因此降低医院护理品质的风险[③]；不过，到 1940 年时仁济护校的修业年限进一步从 4 年缩短成 3 年半：半年的预科和 3 年的全日制。[④] 注册后的教师方面，有同样是伦敦会经营的麦伦中学老师前来兼课，不必再聘专职，但护理专业课程照规定必须新增专职老师一人，便由出外进修才回到医院的一位高级护士担任；1939 年又新聘中国校长薛仪（Yi Hsueh），她是护士出身，曾在北京协和医院服务，又前往美国深造一年，取得硕士学位。[⑤]

至于注册后的毕业生证书考试，本来预定由政府取代中华护士会主办考试，仁济护校也在 1937 年 11 月送出考生名单，不久却收到政府通知，由于抗战局势变化而不定期延后考试，后来发觉短期间内不可能恢复办理，政府只能采取补救措施，承认医院自行考试后发给学

---

① LMS/CH/CC, 12. 2, A. Sharpe, Report for 1936.

② Ibid. , 12. 3, A. Sharpe, Report for 1937.

③ Ibid. , 12. 3, A. Sharpe, Report for 1937.

④ *Lester Chinese Hospital Shanghai Annual Report for the Year 1940*, p. 13.

⑤ *Lester Chinese Hospital Shanghai Annual Report for the Year 1939*, inside cover.

生的毕业证书,由教育局盖章背书。这项考试就此停办了 3 年,直到 1940 年又由中华护士会恢复考试(见下表)。[1]

仁济护校学生参加中华护士会考试人数 (1931—1940)

年 份	考试人数	通过人数
1931	6	6
1932	14	13
1933	16	9
1934	—	32
1935	21	21
1936	22	22
1937	未办	未办
1938	未办	未办
1939	未办	未办
1940	27	26

资料来源:仁济医院历年年报、伦敦会档案夏普历年个人年报

　　表内的数字说明,1930 年代仁济护校通过考试的人数远多于 1920 年代,后者只有一年达到 10 名,其他各年都是个位数,但 1930 年代通过人数大为增加,有 3 年超过 20 名,1934 年甚至达到 32 名,这固然是护校学生人数增加的结果,但应考人数和通过人数两者的相关比例很高,显示学生的考试表现确实非常优秀,在 1932 和 1933 两年仁济护校学生还赢得全国第一名的殊荣[2],这些都是护校教育成功的证明。

　　通过考试的学生,有的留在仁济医院当护士,人数每年视医院的

① LMS/CH/CC,Reports,12.3,A. Sharpe,Report for 1937. *Lester Chinese Hospital Shanghai Annual Report for the Year 1939*,p. 13.

② *The Eighty-Sixth Annual Report of the Lester Chinese Hospital*,Shanghai,for the Year 1932,p. p. 24. *Lester Chinese Hospital Annual Report for the Year 1934*,p. 18.

需要而不等，1935 和 1936 两年各留下 9 名和 8 名①；有的前往上海或内地其他医院任职，也有人担任助产士或私人护士；1930 年仁济护校毕业生还有一条新出路，即政府积极兴办公共卫生事业，因此有许多护校毕业生在各地公共卫生机构任职。② 对日抗战初期，夏普提及许多仁济护校毕业生在军医院服务，还有一名毕业生每天上午在一家诊所工作，夜间则前往一个难民收容所照护整个晚上，但收容所没有医生，她必须独自承担所有工作，从接生婴儿到处理许多严重的急救病例等，夏普认为这位仁济护校的毕业生证明了自己的可贵之处③。

从夏普 1917 年起服务的 23 年间，仁济医院发展成现代化的大医院，不只有全新的建筑与设备，也有全新的人员、技术与服务，其中护理的人力持续壮大，相对于英国护士人数的减少，中国护士人数扩充，地位和专业程度显著提升，这是仁济医院护理发展的正确方向，也是中国护理专业发展的良好体现。夏普个人于 1931 年从女医院护士长升任全院护士长后，执掌的范围与权力远超过先前的哈蕾与柯雅丽两人，但夏普明显采取更多协调、沟通、咨询与商量的方式和技巧，以履行自己作为全院护士长的管理角色，而非上对下由她单方决定的做法，这固然是她的个性温和、没有强烈突出的个人行事风格，更重要的是 1930 年代仁济医院护理工作的规模扩大而复杂，她了解到应该适当尊重下属并和各部门合作，才能有效完成任务。

1939 年底夏普因为战争所致的财务困难遭到解雇，却使她幸免于

---

① LMS/CH/CC, Reports, 12. 1, A. Sharpe, Report for 1935. *Lester Chinese Hospital Shanghai Annual Report for the Year 1936*, p. 17.

② LMS/CH/CC, Reports, 11. 3, A. Sharpe, Report for 1934.

③ A. Sharpe, 'Chinese Nurses Perform Heroic Deeds.' *The China Weekly Review*, 25 December 1937, p. 135.

在上海受到更大的劫难①。至于她离职后的仁济医院护理工作，从1891年起历经近半世纪的萌芽、奠基和发展，已经相当成熟而稳固坚实，尽管受到战争的影响而顿挫，毕竟只是一时的试炼，战火消逝后很快又随着岁月一起成长，并不断随着时代的演变和社会的需求而持续进步至今。

---

① 夏普于1940年接受新西兰一处护士职位，因而离开了伦敦会(LMS/BM, 24 September 1940, pp. 9‑10)，但随即又接受伦敦会任命，改往非洲南部英国属地博茨瓦纳(Botswana)的塞夫黑耳(Sefhare)传教医院服务3年(Norman Goodall, *A History of the London Missionary Society, 1895‑1945* (Oxford: Oxford University Press, 1954), p. 193)；第二次世界大战结束后返回英国，曾参与募款援华活动(《申报》1948年3月25日二版，"英国各城乡将募款援华")。

上海仁济医院的史料与研究

上海仁济医院创立于鸦片战争后的 1844 年，至今已有超过 170 年的历史，不仅是上海第一家西医医院，也一直是上海的重要医院，其服务范围与影响力更是从创立开始就超出上海以外，是近代中国医学史上的代表性医院之一，也是近代西方医学传入中国的重镇，凡是关于近代中国医学史的论著，几乎都包含仁济医院在内，在有些著作中仁济医院还占有很大的篇幅。

不过，从史料的观点而言，这些论著参考利用的仁济医院史料都很有限，许多作者也不太在意甄别史料的正误高下，以致所用史料有缺失而不足以令人信服，有人还自行添加或修改史料内容，如此既谈不上重建史实，讨论诠释也因而难得其当。本文讨论现存 1949 年以前关于仁济医院的档案、年报、报纸，及专著与论文等四类史料，每类各举若干事例进行讨论，目的在呈现这些史料在研究上的价值，期望今后的研究者尽量参考利用第一手的史料，对这个深具历史意义的医院进行全面、深入而且细致的研究，共同提升关于仁济医院的研究水平。

一、 档案

（一）伦敦传教会档案

仁济医院由伦敦传教会的传教医生雒颉创立后，直到 1942 年日本人接管以前的近 100 年间，有 60 年（1844—1866，1905—1942）是由伦敦会的医生经营，所以伦敦会的档案中存有大量的仁济医院史料，即使不由伦敦会医生经营的 38 年间（1866—1904），伦敦会仍是仁济医院部分房产的房东与地主，而伦敦会也持续有一名上海传教士以个人名义担任仁济医院的保产委员之一，因此伦敦会的档案在这段时间仍有一些医院的信息，所以要研究仁济医院必须先掌握伦敦会的档案，很可惜的是以往没有研究者加以利用。

依照伦敦会档案的组织结构，和仁济医院有关的档案分为五个部分：①候选传教士文件（Candidates Papers）；②华中来件（Central China Incoming Letters）；③中国去件（China / General / Outgoing Letters）；④理事会纪录（Board Minutes）；⑤委员会纪录（Committee Minutes）。下文以前两个部分（候选传教士文件和华中来件）为例讨论相关的内容。

1. 候选传教士文件

这部分档案收录每位传教士从报名参加伦敦会，到获得任命或出发来华以前的各项文件，包含他们报名的信函、填写的报名表，所属教区的牧师、师长或雇主的推荐函等等。这些文件是了解一名传教士的家庭、教育、工作与宗教信仰等背景，以及为何投身传教事业的重要文献。仁济医院中由伦敦会所派具有传教士资格的医护人数，从创立之初只有雒颉一人，在 1930 年时则多达 13 人（医生 4 人、护士 7 人、技术人员 1 人、行政人员 1 人）[①]，先后合计约有 30 人，他们是仁济医院

---

① LMS/CH/CC，box 48，Agnes Elise Towers to F. H. Hawkins，Shanghai，19 July 1930.

医疗活动的骨干，而且他们除了一人以外都在"候选传教士文件"中留下了文献①，这对于了解仁济医院医护人员的身份与经历等背景有很大的帮助。

以最重要的创办人雒颉为例，"候选传教士文件"中有他最初在1837 年 12 月 13 日写给伦敦会秘书阿伦德尔（John Arundell）的信，表示自己受到伦敦会及其代表一再呼吁有志医生前往中国传教的感召，他愿意放弃一切投身于此，并自我介绍当时 26 岁，于 4 年前通过皇家外科医生学会考试，在利物浦公立医院服务一年后，转任一家私人诊所助理医生已有 3 年，自认健康良好，足以承受相当艰苦的任务，又表示他的父亲已同意让仅存的独子到中国服务等。②

"候选传教士文件"中有一份伦敦会发给雒颉的问卷，这是每位候选传教士都必须填写的文件，共 17 个问题，包含神学观念、教会经验、家庭背景、求学与工作经历、海外传教认知等，这份问答卷应该就是认识来华前的青年医生雒颉最重要的一份史料。例如第十题问："你想担任传教士已有多久时间？最初是什么原因让你有此想法？说明你对此的实际想法。"雒颉的回答如下：

> 长期以来我对传教工作十分喜爱，也期盼为改变异教徒的信仰尽点力，但我并不清楚能做些什么事，直到我听说伦敦会有意派遣医生做为传教工作的一部分，紧接着麦都思先生在我们教区的传教会上热切地谈论这件事，而各宗教期刊也一再有同样的呼吁，所有这些都在我的心中留下深刻的印象，我为此严肃地思考并向上帝祷告，祈求他引导我正确的路。我向我的牧师凯利（John Kelly）先生提起这个愿望，并获得他的赞同；我也告诉父亲

---

① 唯一没有在"候选传教士文件"中留下记录的人，是从 1927 年至 1942 年担任仁济医院院长的巴德生（J. Lee H. Paterson）。

② LMS/CP, William Lockhart, W. Lockhart to John Arundell, Liverpool, 13 December 1837.

同样的事;现在我报名参加这项工作,相信是上帝的恩典促使我这么做,他将支持和鼓励我做这件事,我这么做将使我和别人的灵魂都蒙受祝福。自从我获得父亲同意成为传教士以后,我的心意更为坚定,从此不再有所不安。①

在当时,伦敦会还没有派过传教医生,想要进行尝试,是出于该会传教士麦都思的建议,他在 1835 年中至 1836 年初从驻地巴达维亚北上中国,参加修订中文版圣经约半年期间,在广州目睹美国传教医生伯驾开设的诊所门庭若市的盛况,麦都思觉得以医疗协助传教大有可为,因此在离开中国返回英国述职后,便以书面形式建议伦敦会派遣传教医生来华②,他在巡回英国各地宣讲传教经验时,呼吁有志医生前来中国,雒颉正是听到麦都思的宣讲而受到了感召。他们两人的缘分不只如此而已,雒颉经伦敦会任命为传教医生后,在 1838 年 8 月初启程来华,和他同船的是也要返回巴达维亚驻地的麦都思一家人,在航程中雒颉由麦都思启蒙开始学习中文。③ 又经过 5 年,鸦片战争结束后,他们在 1843 年 12 月底联袂抵达上海,一起建立布道站,两人共事到 1856 年才因麦都思返英而分开,而雒颉自己也在第二年返英。

再以仁济医院史上院长任期最长(1905—1926)的笪达文为例,在"候选传教士文件"中也有他的一些史料,包含 1888 年 10 月 4 日他写给伦敦会秘书汤普森(R. Wardlaw Thompson)的报名函、推荐信以及伦敦会发给他填写的问卷等,问卷的第二题:"你的健康状态如何?目前状态如何?"当时 25 岁的笪达文回答:"很好。在伦敦奋斗 7 年后,目前有点累。"④原来他家住澳大利亚的阿德莱德,毕业后赴伦敦,

---

① LMS/CP, Answer to Printed Questions, William Lockhart, 5 February 1838.
② LMS/HO/IL, 2. 4. C., Walter H. Medhurst to John Arundell, Hackney, 1 March 1837, enclosure, 'A Few Thoughts on Sending out Pious Surgeons to China.'
③ LMS/UG/BA, 4. D., W. H. Medhurst to W. Ellis, Batavia, 17 November 1838.
④ LMS/CP, Answer to Printed Questions, Cecil J. Davenport, 13 November 1888.

在历史悠久的圣巴塞洛缪医院习医，并通过皇家外科医生协会考试，留院担任住院医生一年多后，决意投身海外传教。问卷的第十题和半世纪前问雒颉的一题非常相似："你想担任传教士已有多久时间？什么动机让你有此念头？"笪达文的回答如下：

> 我想从事传教工作已有四年，在两年半前我在上帝面前许下誓言，愿意为他献身，即使担任传教士也好。从那时起这种愿望更为强烈，如今既已决定了自己未来工作的领域，我更无意取消从前的誓言。在我的教会和个人生活当中，我受到许多传教士的影响，我在医院中最好的一位朋友是传教士之子，另一位了不起的朋友目前正在非洲东部。这些影响加上我自己希望能完全为基督而活，促成了我现在的决定。①

以上的史料显示，雒颉与笪达文两人都是虔诚的基督徒，他们在取得努力追求多年的医生资格后，即愿意放弃未来很可能收入丰厚的从医生涯，前往海外投入绝无可能致富的传教工作，以异教徒为医疗对象。如果逐一探究仁济医院医护人员留存在"候选传教士文件"中的档案，应当可以更清楚地显示他们都有着类似雒颉与笪达文两人借医传教的想法。

2. 华中来件

华中地区的档案，包含上海仁济医院医护人员寄回伦敦会的书信、报告、会议记录等文件。就数量之多与内容的重要性而言，这部分的档案是研究仁济医院的重要史料，以下举两个问题为例。

（1）雒颉到上海与仁济医院的建立。研究仁济医院首先面临的是创立的时间与经过等基本问题。仁济医院是上海第一所西医医院，也是西方医学传入上海的开始，这么重要的一家医院在建立之初的相

———————

① Ibid.

关事项,如雒颉为什么会到上海来? 他是何时及如何抵达上海的? 他在上海何处建立仁济医院? 建立初期的仁济究竟是医院或只是诊所? 这些问题都可以从伦敦会档案"华中来件"的雒颉与麦都思的书信中获得肯定的答案;但是,以往的研究者却不曾利用伦敦会档案,所述也就难免有误。

《南京条约》签订后,雒颉于 1842 年 10 月底从香港写信给伦敦会秘书梯德曼,表示香港和即将开放的广州、厦门和福州等南方三口岸,已有不少伦敦会与其他传教会的传教士进驻或即将进驻,而北方的宁波和上海尚未有传教士青睐,雒颉表示将从宁波和上海择一作为自己行医传教的所在。[①] 进入 1843 年后,他进一步确定了自己的目的地就是上海,接连在两封信中表示上海最适合自己发挥医学专业,并且希望麦都思能和他一起到上海建立布道站。[②] 1843 年 8 月伦敦会对华传教士在香港集会,讨论鸦片战争以后的部署事宜,决议之一是设立上海或宁波布道站,并请麦都思、美魏茶和雒颉三人前往两地考察后再共同决定。[③] 雒颉并没有出席这次会议,他在会议前一个月留下相关的书面意见后,便从香港前往英军占领下的舟山,并决定就在当地等候麦都思和美魏茶自香港北上会合考察,可是麦、美两人搭乘的船只遇到台风而耽搁,没想到这期间雒颉却有了独自到上海的机会。

原来是第一任英国驻上海领事巴富尔赴任途中,坐船在舟山停泊,雒颉征得巴富尔同意后随船北上,在 1843 年 11 月 8 日晚上抵达上海,第二天早晨上岸,他也成为上海开埠后最早来到的外人之一,直到同月 20 日才搭船离沪回舟山。[④] 雒颉在上海停留的十二天当中,见

---

① LMS/CH/SC, 4. 2. C., W. Lockhart to A. Tidman, Hong Kong, 27 October 1842.

② Ibid., 4. 3. A., W. Lockhart to A. Tidman, Hong Kong, 13 January 1843; ibid., 27 February 1843.

③ Ibid., 4. 3. B., Samuel Dyer to A. Tidman, Hong Kong, 26 August 1843.

④ LMS/CH/CC, 1. 1. A., W. Lockhart to A. Tidman, Shanghai, 20 November 1843.

证了历史性的上海开埠,他又实地调查上海的地理环境,他原以为上海卫生状况不好,因此特地各处走动留意考察,发觉附近乡村平野非常美丽且已高度开发,盛产小麦、棉花与各种蔬菜,而且土地相当干燥,不像定海或宁波的潮湿,当地人也显得健康强壮,因此他希望能在上海建立布道站。①

1843年12月,麦都思终于到达舟山和雒颉会合②,两人先往宁波考察后再到上海,并于1843年12月26日在上海开会决议建立伦敦会上海布道站③,随即分头进行后续工作:雒颉回舟山携来家眷,麦都思则留在上海寻觅布道站需要的房屋。1844年1月25日前后雒颉第三度到达上海时,麦都思已经以一年250元代价租下县城东门外的一户房屋作为布道站,又花费了比房租还多的钱进行装修,一楼作为医疗和印刷之用,也就是仁济医院和墨海书馆最初的所在,二楼则是礼拜聚会所、雒颉一家和麦都思的住处。④ 从1844年2月18日起,仁济医院开张应诊,到同年4月30日为止,共医治3764个病例⑤,也收容一些开刀手术后需要住院的病人。⑥ 但是,由于麦都思家眷即将从香港北上,雒颉于是另谋租屋而在1844年5月底迁离东门外,从2月开张到迁离的将近三个半月期间,雒颉共医治了4600名病人。⑦

仁济医院的第二个院址在小南门外的南仓张家衕内,房屋相当

① Ibid.
② 美魏茶自行决定从香港返回英国而未到舟山(LMS/CH/SC, 4. 3. D., W. C. Milne to A. Tidman, Morrison Hill〔Hong Kong〕, 14 February 1844.)。
③ LMS/CH/CC, 1. 1. A., W. H. Medhurst to A. Tidman, Shanghai, 26 December 1843.
④ Ibid., W. H. Medhurst to A. Tidman, Shanghai, 1 May 1844.
⑤ *Report of the Medical Missionary Society in China, from March 1843, to June 1844*, pp. 20 – 30, 'Report of the Medical Missionary Society's Hospital at Shanghai.' 这项报告又转载于 *The Chinese Repository*, 13: 8 (August 1844), pp. 408 – 418.
⑥ LMS/CH/CC, 1. 1. A., W. Lockhart to A. Tidman, Shanghai, 6 June 1844; ibid., W. H. Medhurst & W. Lockhart to A. Tidman, Shanghai, 15 October 1844.
⑦ LMS/CH/CC, 1. 1. A. W. Lockhart to A. Tidman, Shanghai, 6 June 1844.

宽敞,分前后两进,前面为门诊及共有30张床的5间住院病房,后面则是雒颉的住所,两进之间的天井覆以席棚遮阳避雨,作为门诊病人的候诊处。从1844年6月初至1846年7月迁入北门外租界内新建房舍以前,仁济医院在小南门外开业两年一个月,共医治病人21 118名。①

以上所述只是档案内容的摘要,但已大致显示仁济医院建立初期的轮廓,先是雒颉在第三次到上海后才建立起仁济医院,接着在建立后的两年多期间,历经东门外、小南门外两处租屋,直到1846年迁入北门外自有的新建房舍,而且仁济医院从一开始就是包含门诊与住院在内的医院,并非如有些研究者臆测的诊所而已。这些事实经过都不是三言两语就能道尽的曲折历程,只有利用伦敦会档案"华中来件"的雒颉和麦都思书信,配合雒颉撰写的仁济医院年报内容,才能正确而完整地了解上海第一家西医医院的创立与初期经过。

(2) 仁济医院所有权与经营权的演变。仁济医院由伦敦会的传教士创办,在1949年以前的大部分时间也由传教医生主持经营,因此不少人将仁济医院归类为教会医院。但仁济医院和教会医院有很大的差别,教会医院都由特定的基督教宗派建立、拥有与管理,也由该宗派的医生主持经营,其所有权与经营权合一;但是,仁济医院从1846年建立自有的房舍以后,直到第二次世界大战期间被日本人接收为止的九十余年间,其所有权和经营权是分开的,不但所有权不在伦敦会手中,连经营权也有将近四十年不归于伦敦会。要厘清这个关系着仁

---

① *Report of the Medical Missionary Society's Hospital in China for the Year 1845*, pp, 18 - 27, W. Lockhart, 'Report of the Medical Missionary Society's Hospital at Shanghai, from 1ˢᵗ of May, 1844, to 30ᵗʰ of June, 1845.' *Report of the Medical Missionary Society's Hospital in China for the Year 1847*, pp. 4 - 17, W. Lockhart, 'Report of the Chinese Hospital at Shanghai in the Year 1845 - 46.' 这21 118名包含1844年5月间仁济医院仍在东门外的病人数在内。雒颉这两份报告又转载于 *The Chinese Repository*, 15：6 (June 1846), pp. 281 - 291; ibid., 17：4 (April 1848), pp. 188 - 207。

济医院定位与管理的基本问题，唯有利用伦敦会的档案才能解答。

雒颉与麦都思到上海一年多，发觉开埠后当地情势稳定，外人纷纷购地建造房屋，他们也想购地兴建教堂、医院与住家。1845 年 10 月 14 日，雒颉写信给伦敦会秘书说：

> 我有意尽快为我的病人建造一家医院与药局，不过将不动用本会的经费。目前我仍不知经费从何而来，但相信我必能在一年内完成目标，若能实现将为我的病人提供比现在更好的设施。①

雒颉果真凭着坚定的信心，在一年内完成仁济医院的建造，不费伦敦会一分钱。1845 年 12 月，他先用为上海外人看病的收入与银行贷款购买租界的 11 亩地，作为医院和住家用地②；接着筹措兴建费用，除了写信回英国向利物浦家乡的教会求援，同时组织一个上海本地的委员会，请三名热心的英国商人和自己一起具名，在 1846 年 2 月发起募款，传单中写明："医院将是上海英国居民组成的保产委员会的财产。③"等到医院落成启用后，雒颉和麦都思联名在 1846 年 10 月 14 日写给伦敦会的信中也肯定表示：

> 已落成的新医院不是本会的财产，因为它是以本地捐款偿付的，它属于一个委员会所有，但是只要伦敦会派有传教医生在此，他将主持这个医院。④

募款传单和雒颉、麦都思的信都明确显示，仁济医院所有权在保产委员会手上，伦敦会最多只有经营权。第一届保产委员于 1846 年

---

① LMS/CH/CC，1.1.B.，W. Lockhart to A. Tidman，Shanghai，14 October 1845.

② ibid.，W. Lockhart to A. Tidman，Shanghai，14 October 1845；ibid.，W. H. Medhurst and W. Lockhart to A. Tidman，Shanghai，10 April 1846. 蔡育天编，《上海道契》(上海：上海古籍出版社，2005)，卷 1、38－39 页，英册第 22 号地、第 62 分地。

③ *Statement Regarding the Building of the Chinese Hospital at Shanghae*（Shanghae：1848），p. 2.

④ LMS/CH/CC，1.1.C.，W. H. Medhurst & W. Lockhart to the Directors，Shanghai，14 October 1846.

12月初由捐款人选出七人,包含雒颉与麦都思两人以及 5 名英国商人,并通过了相关的议事规则。① 保产委员会掌握仁济医院管理的决策权力,并非只是名义上橡皮图章式的单位,但在雒颉主持经营仁济医院的时期,他既是创办人,又是保产委员之一,他的各种主张一言九鼎,获得其他委员的尊重与支持。等到雒颉离去后,后继的传教医生调动频繁,不免牵动了保产委员会和伦敦会之间的关系变化,加上又有上海一般西医的介入,导致仁济医院的经营权发生过两次如下文所述的剧烈变动,一次是伦敦会失去经营仁济医院的权利,一次则是伦敦会失而复得重新获得经营权。

伦敦会失去经营权发生在 1866 年,其原因始于前一年。1865 年 3 月 7 日,主持仁济的传教医生韩雅各写信给伦敦会,提到伦敦会的薪水实在不足以维持自己一家人在物价高涨的上海生活,不得已从这年初起兼职为当地外人看病以增加收入,由于这项兼职的收入不错,他已经不必再领取伦敦会的薪水,但是他保证兼职不会干扰到自己在仁济医院为华人服务的工作,他绝不会放弃来华的初衷。②

伦敦会收到这封信时,也收到了汉口的传教士杨格非检举韩雅各为外人看病的信,说他"越来越沉溺"(sinking deeper and deeper into it)于这项收入丰厚的兼职等等。③ 伦敦会的理事会大为不快,决议通知韩雅各,对于他因和社区西医合作利润可观的事业而"退出"伦敦会深感遗憾,并要求他退还伦敦会先前为他支付的 450 英镑赴中国的船费支出。④ 其实,韩雅各前述的信中并未说自己将退出伦敦会,应该是理事们受到杨格非书信的刺激而产生的误会。

更不幸的是理事会的信到达上海时,韩雅各已先病死于赴日本休

---

① *Statement Regarding the Building of the Chinese Hospital at Shanghae*, pp. 4 - 7.
② LMS/CH/CC, 3. 2. B., J. Henderson to A. Tidman, Shanghai, 7 March 1865.
③ LMS/BM, 30 May 18675.
④ LMS/BM, 30 May 18675.

假的旅途中，他的两名遗嘱执行人（其中之一为上海社区西医庄斯顿）
看到理事会的信后相当气愤，在 1865 年 9 月初回信表示，韩雅各在上
海的 5 年中为中国人看病，他的辛劳付出人尽皆知，伦敦会还有何道
德诉求或法律权利要索还 450 英镑？两名遗嘱执行人进一步批评，
理事会来信中称仁济医院为"传教医院"甚至"伦敦会医院"，此种说
法实为无稽之谈，因为仁济医院的建筑与土地都是上海本地社群拥
有与管理，他们更直率地说："如果医院的保产委员会决定要切断和
伦敦会的所有关系，本地的社区西医将会有人乐意来主持。"①

　　这些上海西医并没有立刻采取行动，而是先由伦敦会的传教士找
来一名在镇江开业的社区西医金特尔（James Gentle），权充伦敦会的
传教医生继任韩雅各遗职，不幸几个月后金特尔也病死。② 伦敦会一
时派不出自己的传教医生，而当时也担任仁济医院保产委员的伦敦会
上海传教士慕维廉竟然还天真地认为："如果伦敦会能派来一名传教
医生，最好是派到苏州，胜于到洋化气氛浓厚的上海，他在苏州可以更
自由地发挥他的专业，也更可能实现他的传教目标。"③既然如此，上海
的社区西医也没什么好谦让的了，1866 年 7 月间慕维廉写信告诉伦敦
会秘书，仁济医院已经由社区西医庄斯顿主持经营了；慕维廉又说，伦
敦会布道站和医院的关系"如前"，因此慕维廉觉得"没有遗憾。"④他所
谓关系"如前"，指的是布道站的人仍然可以进到医院中对病人传教，
至于医院由谁经营他就不在意了。慕维廉是当时伦敦会上海布道站
唯一的传教士，他只重视直接讲道和增加信徒人数，对于间接辅助传

---

① LMS/CH/CC, 3. 2. B, James Johnston & R. Maclean to A. Tidman, Shanghai, 2
September 1865.

② Ibid. , 3. 2. C. , W. Muirhead to A. Tidman, Shanghai, 21 April 1866；ibid. , 22 May
1866.

③ Ibid. , 22 May 1866.

④ LMS/CH/CC, 3. 2. B W. Muirhead to Joseph Mullens, Shanghai, 20 July 1866. Mullens
是接替梯德曼的伦敦会新任秘书。

教的印刷出版和医疗治病工作都没有兴趣,在 1866 年的这一年当中就送走了伦敦会上海站建立以来的两大基业:墨海书馆与仁济医院。①

慕维廉没有遗憾,伦敦会却从此长达 38 年之久对仁济医院没有置喙的余地。仁济医院的经营权落入社区西医手中以后,庄斯顿主持到 1883 年,由另外 3 名上海社区西医接着长期轮流主持,他们愿意在为外人看病之余义务照料仁济医院,公益精神可嘉,但毕竟不是专职,又是轮流兼职,而且不说中文,他们只医治重症病人,至于一般医疗和医院行政都委诸中国医生和助手处理,这种种做法都和传教医生的全心全力奉献有别,也逐渐有人感受到社区西医和传教医生之间的不同,但是直到长期掌握伦敦会上海布道站的慕维廉在 1900 年 10 月过世后,同会传教士包克私获选递补为仁济医院保产委员,他才在 1902 年初表示:"在仁济医院的支持者当中,有越来越多的人觉得,一名传教医生应该会比现在本地的社区西医们做得更好才是。"②

有这种想法的人之一是隆茂洋行的总经理波特③。他在 1903 年捐赠银一万两,供伦敦会派遣一名传教医生主持仁济医院,为期 5 年。④ 于是伦敦会和仁济医院保产委员会展开协商,保产委员会同意由伦敦会派传教医生经营仁济 5 年,但条件却非常严苛:该名医生必须接受保产委员会的唯一指挥与监督⑤,也就是该名医生并需听命于保产委员会,而非伦敦会。

---

① 关于慕维廉关闭墨海书馆的经过,参见苏精,《铸以代刻:传教士与中文印刷便局》(台北:台湾大学出版中心,2014)222 – 227 页。

② LMS/CH/CC, 13. 1. A, Ernest Box to George Cousins, Shanghai, 5 February 1902. 卡曾斯是当时伦敦会的秘书。

③ 波特和伦敦会有一层特别的关系,他在 1891 年和伦敦会上海站的女传教士结婚。

④ LMS/CH/CC, 14. 3, E. Box to G. Cousins, Shanghai, 22 May 1903.

⑤ Ibid. , 14. 4, Copy of letter received from the Secretary of the Hospital Committee, dated Shanghai, no day, December 1903.

伦敦会和内定从武昌转职来上海的医生笪达文都接受了这个条件，于是从 1905 年 1 月 1 日起，伦敦会勉强算是重获失去将近 40 年的仁济医院经营权。因为笪达文的优秀表现，在五年期满前的 1909 年，伦敦会得以和保产委员会继续延长合作关系，此后不但一延再延，笪达文于 1926 年过世后，仍由其他伦敦会的传教医生继续经营仁济医院，直到第二次世界大战期间被日本人接收为止。

1905 年伦敦会重获经营权，更重要的是当 20 世纪初年上海西医医院的数量与质量快速成长之际，仁济医院得以从保守消极转变为积极发展，也因此才能在建筑设备、医护人力及经营方法各方面大幅革新，维持仁济医院向来在上海医疗事业中的领先地位。关于仁济医院经营权的更迭，若不利用伦敦会的档案史料，根本无从得知如此重要问题的来龙去脉及其深远的影响。

（二）上海档案馆档案

上海档案馆保存了一些仁济医院的档案，虽然数量零星不多，其系统性与完整性不能和伦敦会的档案相提并论，但是有些档案的内容相当重要，特别是抗战胜利后仁济医院于 1946 年 7 月向上海市政府申请注册的文件，以及同年 8 月上海市卫生局颁发的开业执照。① 申请注册文件由院长陈邦典具名，内容包含医护人员名单、组织章程与附律、医院各楼层空间配置图等。

在这项医护人员名单中，有医师 15 人、药剂师生 7 人、护士 93 人（含护士生 60 人）、助产士 5 人等，都逐一开列个人资料与医生资格，如"陈邦典，46 岁，籍贯江苏，院长兼医师，圣约翰大学医学博士、宾夕法尼亚大学泌尿科专业硕士"等。

在组织章程与附律中，组织章程有 11 条：包含仁济医院的名称、

---

① 上海档案馆档号 Q580 - 69 - 1：民国时期医疗机构全宗汇集—上海仁济医院。

宗旨、保产委员会、董事会、医院租约、董事更迭、董事任务、董事会议、捐款人、附律与章程修改等。其中如：

第二条宗旨：依照基督教信条，以施诊中国贫病及训练医师护士为宗。凡病人无力求医者，均得免费诊治。

第三条保产委员会：依照 1943 年 11 月 23 日上海最高法院所颁布之命令成立保产委员会，此项命令规定保产委员 4 人，由驻上海英国人士担任。

第四条董事会：本院由华籍董事 16 人、英籍董事 9 人，合计 25 人所组成之董事会管理，其中以保产委员 4 人为当然董事。

第五条医院租约：保产委员会以医院房屋及其设备等租予董事会，以每年 1 元作为名义上之租金，等等。

附律有八条，包含常务董事、捐款人大会、医院组织以及院长、医务主任与院务委员会等规定，如附律一：常务董事秉承董事会各项指示管理本医院之行政常务。常务董事以主席、副主席、财务员、秘书及其他华人、英藉董事各一人组成。附律三：本院之组织为董事会—常务董事—院长—医务主任、会计主任、事务主任、护士主任。

这些注册文件的内容是仁济医院在宗旨、组织、人员与运作各方面非常重要的依据，可说是研究抗战胜利后仁济医院的基本史料，而且医院的保产委员会固然仍由英国人担任，但华人董事已经远多于英国人，主持经营的院长也是中国人，彰显了仁济医院经历百年历史后，已迈入由中国人逐步接手的阶段。

二、 年报

慈善公益性的医院通常会编印年度报告，一则罗列捐款名单金额与经费用途以公开征信，再则展现医疗工作与成果以争取更多的捐款。就因为有经费收支与工作成果的内容，年报是研究一家医院的重要史料，仁济医院也不例外。

不过，现存的仁济医院年报呈现出一种特殊的情况，即绝大多数是传教医生主持期间编印的年报，却很少见到社区西医主持期间的年报，这种现象并非一般西医怠于编印年报的缘故，而是传教医生都会将年报寄回伦敦会，做为自己的工作报告①，或供该会的刊物转载，并由伦敦会保存下来；但一般西医则不需要这样做，加以年报都是篇幅不多的小册，容易散失，也很少有人会刻意保存，所以仁济医院年报存世的并不齐全。尽管如此，年报仍是研究仁济医院不可或缺的史料，尤其因为年报是印刷的公开出版物，研究者在解读内容时通常会比手写的档案容易查找。

雒颉从 1844 年创立仁济医院开始编印年报②，此后直到 1857 年底离华都没有间断，而且这十多年的仁济医院年报目前都还存世，这为仁济医院初期历史的研究带来便利。雒颉编写的年报内容，一如 19世纪初盛行的医学观念，认为疾病的发生和气候、地理环境等因素关系密切，因此他的年报内容一大特色，都是先从过去一年上海当地的气候与地理环境叙起，甚至包含地震、台风、雨量、温度等观测资料，当然也包含水旱灾、降雪量与庄稼收成状况，以及太平天国、小刀会等对于人们的健康与医院的影响等等。不过，雒颉的年报中篇幅最多的还是各种病例的描述和统计数据，最后则是捐款名单与经费收支报告。雒颉及随后的合信与韩雅各编印的年报，是了解 19 世纪中期仁济医院与上海一带疾病状况的重要史料。

随着时间的演进和仁济医院规模的扩大，年报的形式与内容也有

---

① 在伦敦会档案"华中来件"的"报告"（reports）部分，有仁济医院所有医护人员按规定每年撰写的，以提交伦敦会备查存档的个人工作报告，为数很多，但和本文此处讨论的以仁济医院名义公开出版的年报不同。

② *The Report of the Medical Missionary Society in China*，*from March 1843 to June 1844*，pp. 20 - 30，W. Lockhart，'Report of the Medical Missionary Society's Hospital at Shanghai.'

变化,在形式上从初期只有十几页篇幅扩大到 20 世纪以后的三十至四十余页;在内容方面,早期年报的一些内容,如气候与地理环境的描述也逐渐减少或消失,取而代之的是直接关连到仁济医院医疗活动的战争与政治事件,如 1925 年的五卅惨案与 1937 年的抗战等。同时,早期年报为吸引读者注意而必然会有的一些疑难杂症病例的描述,后来可能为维护病人隐私的缘故而逐渐取消,进入 20 世纪以后的年报内容,明显增加了医院经营管理的信息,例如详尽的捐款人年会发言内容,在医院整体报告以外又有分科报告,也有各科医生的名单与门诊时间表,社会服务工作报告,财务方面也从早期简单的经费收支表,增列详细的资产负债表等,也就是说年报的功能扩大,不只是借着一些疑难杂症吸引读者注意而已,还成为增进一般大众了解医院的媒介。

以 1920 年的仁济医院年报为例①,篇幅有 34 页。内容先是重要职员名单,包括保产委员、中外董事、医生、护理人员等;其次是捐款人年会发言内容与新年度的保产委员与中外董事名单;随后是医院年度工作报告、各项统计、各科大事纪要、门诊时间表、收费标准、财务报表、中外捐款人名单等等,下文将讨论财务报表中的经费来源与捐款名单:

在经费来源方面,这年仁济医院各项收入合计银 57 783.86 两,包含公共租界工部局的补助银 5 000 两、法租界工部局补助 1 000 两、各界捐款 21 502.06 两(外人 15 651.10 两、华人 5 850.95 两)、门诊与住院的收入 24 545.89 两、其他租金利息等收入 5 735.92 两。② 在这些经费来源中,比重最大的是门诊与住院的收入占 42.48%,其次是各界的捐款占 37.21%。仁济医院从创立起即免费为华人医治,实行了 60

---

① *The Seventy-Fourth Annual Report of the Chinese Hospital Shantung Road*, Shanghai, *for the Year 1921*. Shanghai: printed at Kelly & Walsh, 1921.

② *The Seventy-Fourth Annual Report of the Chinese Hospital Shantung Road*, Shanghai, *for the Year 1921*. Shanghai: printed at Kelly & Walsh, 1921. p. 21.

年之久，直到 1905 年笪达文接掌医院后，认为一切免费反而造成资源的浪费，因为有能力付费者也享受免费服务，等于是占用了本可为穷苦病人提供更多免费服务的资源，于是从 1905 年起仁济医院改为穷人依旧免费，其他则收取合理的费用，这一年就诊的病人数量因而减少了许多[①]，但由于收费仍然相当低廉，病人数量不久又逐年增加，到 1920 年时，全年门诊病人 94 978 名（男 77 430 名、女 17 548 名），住院病人 2 794 名（男 2 180 名、女 614 名）[②]；在住院病人中，有 609 名（21.8%）是免费的，他们合计住院 14 704 天，医院为此支出了 7 000 元左右。[③] 在年报中，有各种收费标准，其中之一是："本院的规定（rule）是凡无力负担的病人所有费用全免，只有那些负担得起的人才需要付费。"[④]

在中外捐款人方面，仁济医院创立时全靠外人捐款维持，后来偶有华人乐捐，但为数极少，董事会屡次想要增加华人参与程度，终于自 1898 年起设置华人董事，希望他们能率先捐款并带动更多的华人乐捐，结果还算差强人意，就以 1920 年而言，在各界捐款数额中，外人占 72.79%（15 651.10 两）、华人占 27.21%（5 850.95 两），华人所捐超过了全部捐款的四分之一。这年捐款金额最多的外人是上海赛马会 6 500 元及银 100 两，其次是英商老公茂洋行银 1 500 两、沪宁铁路管理局 1 500 元、上海制造电气电车公司银 1 000 两等，至于捐款较多的华人有招商局银 600 两、泰和洋行的华人朋友 1 135 元、香港与上海商业银行买办劝募的 1 410 元，以及一家 Saey Kong Dye Hong 的 1 000 元等。[⑤]

---

① LMS/CH/CC, 17.1, C. J. Davenport to George Cousins, Shanghai, 22 February 1906.
② *The Seventy-Fourth Annual Report of the Chinese Hospital Shantung Road*, Shanghai, for the Year 1921, p. 13.
③ Ibid., p. 16.
④ Ibid., p. 20. 仁济医院开始收费后，每年的年报都有此项规定。
⑤ *The Seventy-Fourth Annual Report of the Chinese Hospital Shantung Road*, Shanghai, for the Year 1921, pp. 24-27.

以上所举 1920 年的年报部分内容,显示年报中大多是每年医院经营的各项结果与数据,而前文所述的档案则包含形成这些结果与数据的原因、商议与决策的过程,研究者若能年报与档案两者一并参考利用,应当可以写出扎实具体的论著。

三、 报纸

仁济医院是上海第一家西医医院,从建立开始就是当地重要的社会与医疗机构,以后也一直如此,因此上海的中外文报刊媒体经常出现关于仁济的消息与评论,长期累积下来数量非常可观,也成为研究者不能忽略的史料宝库。尤其如上文所述,社区西医主持仁济医院期间的年报存世的不多,也没有太多档案可用,于是当时报纸的相关消息与评论内容,便是了解仁济医院的重要史料。

最早刊登仁济医院消息的是英文月刊《中华丛论》,先后多次刊登仁济医院创立的消息并转载其年报内容。[①]《中华丛论》于 1851 年停刊,而前一年有《北华捷报》在上海创刊,自 1851 年开始刊登仁济医院的消息,此后《字林西报》及其他英文报陆续创刊,也经常刊登仁济医院消息,例如医院举行年会的过程、年报的内容摘述、劝募捐款的呼吁与活动、新院舍的筹划兴建、个别医生的工作与业绩、战争中的医院状况等,这些报道有时还占很大的篇幅,例如 1851 年 2 月 1 日的《北华捷报》先刊登仁济医院于 1 月 29 日举行年会的消息,随后于同月 15

---

① *The Chinese Repository*,13:7 (July 1844),pp. 369 – 371,'Proceedings of the Medical Missionary Society in China;' 13:8 (August 1844),pp. 408 – 418,'Report of the Medical Missionary Society's Hospital at Shanghai,under the care of W. Lockhart;' 16:6 (June 1846),pp. 281 - 291,'Report of the Medical Missionary Society's Hospital at Shanghai,from 1st of My,1844 to 30th of June,1845;' 17:4 (April 1848),pp. 188 - 206,'Extracts from the Report of the Medical Missionary Society in China for the Year 1847;' 19:6 (June 1850),pp. 307 - 311,'Report of the Committee of the Chinese Hospital,Shanghai,from January *1st* to December *31st*,*1849*.'

日刊登年会的会议记录全文，接着又在同月 22 日与 3 月 1 日分两天
以极大篇幅刊登年报的内容。① 又如 1927 年 6 月 25 日的《北华捷报》
刊登一篇名为"上海最早的医院"的文章，回顾仁济医院 80 年的历史，
长达 3 000 余字，几乎占了一整版。②

　　1907 年 1 月 24 日，仁济医院的女医院举行开幕典礼，这是仁济医
院发展史上的重要事件，《字林西报》报道典礼的经过，来宾中除了外
人，还有中国红十字会会长吕海寰，报道中也详细描述四层楼高的女
医院的空间配置、各项设施以及人员情况。③

　　除了《北华捷报》和《字林西报》以外，其他上海的英文报有时也报
道仁济医院的消息。1928 年 12 月 9 日《大陆报》（The China Press）以
两页篇幅报道，获得雷氏德遗赠大笔财产的仁济医院将建新馆的消
息，并且附有多达 10 张图片，包含当时医院房舍、病人被送到医院的
景象、中外医生与护士合照，以及部分中外董事的个人照片等④，这应
该是所有报刊对仁济医院的单一报道中附图最多的一次，留下珍贵的
影像史料。

　　中文报刊也经常有关于仁济医院的报道或评论，尤其是《申报》最
为显著。上海若发生命案、伤害或交通意外事件，通常都会送到仁济
医院，因此《申报》中频繁可见仁济医院四个字。除了这些事故以外，
《申报》又经常报道与评论仁济医院的院务发展，并放在显著的版面，
如 1873 年 6 月 5 日该报第一版头条报道日前举行的仁济年会情形、

---

① *North China Herald*, 1 February 1851, p. 106, 'The Chinese Hospital, Shanghai;' 15
February 1851, p. 114, 'Chinese Hospital Annual Meeting;' 22 February 1851, p. 118,
and 1 March 1851, pp. 122 – 123, 'Report of the Committee of the Chinese Hospital,
Shanghai, from January 1st to December 31st 1850.'

② Ibid., 25 June 1927, p. 576, I. Mason, 'The Oldest Hospital in Shanghai.'

③ *North China Daily News*, 25 January 1907, p. 7, 'The Shantung Road Hospital—
Opening of the Women's Hospital.'

④ *The China Press*, 9 December 1928, p. D4 – 5.

年报的内容,以及筹建新院舍的概况等,篇幅五百余字。^① 两年后仁济医院新厦落成启用,《申报》又于 1875 年 6 月 22 日以八百余字报道其事,描述新厦空间布置、建筑经费、大笔捐款名单,以及前一年门诊与住院人数等等。^②

《申报》关于仁济医院的报道内容包罗广泛,例如 1925 年 9 月 27 日报道召开华人董事筹募捐款会议的消息,列出当时华人董事全部名单共 15 人,总董为陈炳谦,会中报告仁济医院医治对象全为华人,而经费收入中由华人捐款者仅为西人所捐的十分之一,因此决议由各华董担任劝募等。^③ 10 年后的 1935 年 9 月 26 日,《申报》再度报道仁济医院经费困难的情况,全文多达两千字篇幅,表示因经济不景气,医院收入减少,但病人持续增加,在 7 年间从 90 000 多人倍增至 1934 年的 183 000 余人,导致前一年医院赤字达 23 000 余元;并说明仁济医院每日门诊 600—900 人,其中需付门诊费 15 铜元者仅为少数,大部分人看病取药均免费,而住院费每日 6 角,包括食宿医疗在内,但 6 角仅是医院为病人实际支出的五分之一,而且有三分之二的病人连 6 角住院费都不必缴纳;报道中又提到,当时仁济医院有五间手术室,平常使用四间,留一间紧急备用;厨房可供应 400 人用餐,以电梯送至各病房;院中外国医护 13 人,其中 6 人为女性护士,华人医护 242 人,等等。^④

又如 1939 年 7 月 3 日起,《申报》刊登仁济医院院长巴德生的专访内容,连载了三天。在与记者交谈中,巴德生以各种数据说明仁济医院的情况,例如每天门诊人数 800～1 200 人,住院病人 280～300 人,医院平均每天为每名住院病人支出 2.6 元,但免费病人占 45%,自

---

① 《申报》1873 年 6 月 5 日,第 1 版,"论仁济医院会议"。
② 《申报》1875 年 6 月 22 日,第 2—3 版,"仁济医院记"。
③ 《申报》1925 年 9 月 27 日,第 13 版,"仁济医院华董筹捐会议"。
④ 《申报》1935 年 9 月 26 日,第 13 版,"奋斗垂九十一年仁济医院遭逢经济困难"。

付 6 角者占 40%，付 1 元以上者只占 15%，但前一年（1938 年）医院经营良好，赤字还不到 2 800 元等；同时巴德生也说明仁济医院为慈善医院，病人大多数为中下层劳工与穷人，因此医院不只医病，也非常重视病人的精神问题，设有"社会服务部"照顾病人出院后的心理健康。①

以上只是中外文报刊关于仁济医院的少数例子，但这些实例足以显示报刊作为仁济医院史料的重要性。以往报刊的内容浩繁且不易搜寻，目前已有许多中外文报刊资料库可以利用，弹指之间便可检索到大量史料，研究者应该善加利用。

四、 专著与论文

新中国成立之前，有关仁济医院的论著有以下四种：

第一种是雒颉的《传教医生在中国》。② 该书是雒颉的在华回忆录，也是一般研究者最熟知的仁济医院史料，几乎所有关于仁济医院的论著都是以该书为主要的史料来源。但是，该书出版于 1861 年，并不包含他于同一年再度来华以后的事，因此书中只有仁济医院初期十余年的史料。其次，该书内容记载雒颉在华的各方面见闻，并不以医药为限，更不以仁济医院为限，只在第十、十一两章比较集中谈论仁济医院，第十一章主要是小刀会占领上海期间的仁济种种，至于第十章的内容则大部分取材自各年份的医院年报，雒颉也经常说明哪件事是取自哪一年的年报。该书虽是仁济医院的重要史料，引用上却颇受限制，例如仁济医院的初期历史，该书只以寥寥数语交代 1844 年初仁济医院的创立③，研究者若只参考该书，当然也只能亦步亦趋。

---

① 《申报》1939 年 7 月 3 日，第 10 版，E. L.，"巴德生医生"（上）；7 月 4 日，第 10 版，E. L.，"仁济医院长访问记"（中）；7 月 5 日，第 12 版，"巴德生院长访问记"（下）。

② W. Lockhart, *The Medical Missionary in China*：*A Narrative of Twenty Years Experience*. London：Hurst and Blackett，1861.

③ W. Lockhart, *The Medical Missionary in China*, p. 236.

第二种是关于 1861 至 1865 年主持仁济医院的《韩雅各医生纪念集》(*Memorials of James Henderson，M. D.*)。[1] 韩雅各于 1865 年过世后，该书于 1867 年出版，至 1869 年时已出至第五版，但相对于为人熟知的雒颉经验谈，韩雅各纪念集却不知何故鲜有人利用。其实，韩雅各在 33 岁时英年早逝，经营仁济医院是他获得医生资格后主要的医疗工作，因此该书约三分之二的篇幅，即自第五章以后有大量关于仁济医院的内容，并采辑自韩雅各的个人日记、书信与医院年报，即使已经过该书编者的选择整理，仍具有相当的参考价值。该书与雒颉的《传教医生在中国》合而言之，是研究仁济医院初期 20 年的重要史料。

第三种是《仁济医院九十五年 1844—1938》(*Ninety-Five Years A Shanghai Hospital 1844 - 1938*)[2]，作者为上海新旗昌洋行(Shewan, Tomes & Co.)高级职员埃利斯顿(Eric S. Elliston)。他自 1924 至 1940 年担任仁济医院董事会秘书达 16 年。由于职务的关系，得以参考仁济医院保存的档案，也整理出重要的历年病人数量、人事、经费及土地等图表，并附录一些珍贵的照片，这些图表与照片是该书最大的特色，便于研究者利用，近年来关于仁济医院的论著参考该书者也逐渐增多。但是该书也有问题，例如雒颉最初是和英国领事同一天抵达上海，埃利斯顿却误记为雒颉比领事还早几天先来，等等。[3]

第四种是《中国医史》(*History of Chinese Medicine*)[4]，为王吉民与伍连德合撰，主要在第五章与第六章中描述仁济医院的创立与初期发展。这些内容也是后来一些关于仁济医院论著的史料来源，不过该书并未参考伦敦会档案，只利用了初期少部分仁济医院年报，而且本

① *Memorials of James Henderson*，M. D. London：James Nisbet and Co.，1869.
② E. S. Elliston，*Ninety-Five Years A Shanghai Hospital 1844 - 1938*. Shanghai：1940.
③ Ibid.，p. 5.
④ K. Chimin Wong and Wu Lien-Teh，*History of Chinese Medicine*. Shanghai：National Quarantine Service，1936.

书内容有些明显的错误，例如 323 页在雒颉照片下说明他是
"President of Missionary Medical Society，London"，事实并没有这
个团体，雒颉曾在 1867 年担任为期一年的伦敦传教会理事会主席，此
外又曾担任 1878 年在伦敦建立的传教医生协会（Medical Missionary
Association）的会长（President），王吉民与伍连德很可能是将这个协
会误会成"Missionary Medical Society，London"了。

新中国成立以来，以较多篇幅论及仁济医院的专著与论文，笔者
所见者例如：Kerrie L. MacPherson，*A Wilderness of Marshes：The
Origins of Public Health in Shanghai，1843－1893*、王尔敏的《近代上
海科技先驱之仁济医院与格致书院》、何小莲的《西医东渐与文化调
适》、王中的《近代上海西医院及西医诊疗的出现：以仁济医院为例的
考察》，朱明德、陈佩合编的《仁济医院 155 年》，以及陈佩、范关荣合编
的《仁术济世：上海第一家西医医院的百年故事》等①。这些出版物都
不曾参考伦敦会档案，除了第一本频繁使用年报和报纸，其他论著只
是偶尔使用这两类史料，而王尔敏一书连雒颉的《传教医生在中国》都
未参考，英文史料几乎完全仰赖埃利斯顿的《仁济医院九十五年》一
书，并大量翻译转载书中内容。

从以上所述档案、年报、报纸，及专著与论文四类文献看来，新中

---

① Kerrie L. MacPherson，*A Wilderness of Marshes：The Origins of Public Health in
Shanghai，1843－1893*（Hong Kong：Oxford University Press，1987）.
　　王尔敏：《近代上海科技先驱之仁济医院与格致书院》，宇宙光出版社，2006，广西师
范大学出版社，2011。
　　何小莲：《西医东渐与文化调适》，上海古籍出版社，2006。
　　王中：《近代上海西医院及西医诊疗的出现：以仁济医院为例的考察》，《中国外资》第
295 期（2013 年 8 月），357－358 页。
　　朱明德、陈佩：《仁济医院 155 年》，华东理工大学出版社，1999。
　　陈佩、范关荣：《仁术济世：上海第一家西医医院的百年故事》，复旦大学出版社，
2010。

国成立以前关于仁济医院的史料数量都还可观,内容也相当丰富,但是既有的关于仁济医院历史的研究水准却还有待提升。会有这种现象的缘故,一是已有的论著参考利用的史料过于狭隘,非常重要的伦敦会档案几乎没有人用过,而年报也只见偶尔用之,至于报刊的利用者较多,但仍谈不上普遍,事实是绝大多数研究者主要都依赖雒颉的《传教医生在中国》;二是许多研究者既不审慎甄别史料正误,又任意曲解与演绎史料,以致关于仁济医院已有的论著内容不乏望文生义的想象,和以讹传讹积非成是的错误,如此自然不可能产生品质可观的研究成果。

目前档案、年报与报刊这三类史料都已开放供众阅览,或者以电子形式公开出版,期望研究机构和图书馆尽量购置这些史料,而研究者也能以审慎求真的态度参考利用,共同努力提升与仁济医院相关的医学史课题的研究水平。

参考书目

一、档案

民国时期医疗机构全宗汇集——上海仁济医院　上海档案馆档号 Q580 -
69 - 1

London Missionary Society Archives.

Papers of the American Board of Commissioners for Foreign
Missions.

Presbyterian Church in the U. S. A. , Board of Foreign Missions
Archive.

Wellcome Library Archives and Manuscripts.

二、医院报告、期刊

《上海新报》

《中西医学报》

《中国教会新报》

《申报》

《政府公报》

《教育公报》

《通问报》

《医育》

The American Journal of Nursing.

Annual Report of the Chinese Hospital at Shanghai.

    Report of the Shantung Road Chinese Hospital Shanghai.

    Annual Report of the Chinese Hospital Shantung Road，*Shanghai*.

    Annual Report of the Lester Chinese Hospital，*Shanghai*.

    The Lester Chinese Hospital Shanghai Annual Report.

The Argus（*Melbourne*）.

Asiatic Quarterly Review.

British Medical Journal.

The China Medical Missionary Journal.

The China Mission Year Book.

The China Press.

Chinese Recorder and Missionary Journal.

The Chinese Repository.

Chronicle（*Adelaide*）

The Dublin Journal of Medical Science.

Journal of the Royal Geographical Society.

The Lancet.

Medical Missions at Home and Abroad.

Municipal Council of Shanghai Report.

News（*Adelaide*）

North China Daily News.

North China Herald.

Proceedings of the Royal Geographical Society.

Report of the Edinburgh Medical Missionary Society.

Report of the Hospital at Kum-le-fow, *Canton*.

　　Brief Notice of the Hospital at Kum-le-fau in Canton, *during the Year 1851*.

　　Brief Report of the Hospital at Kum-le-fow, *Canton*.

　　A General Report of the Hospital at Kum-Le-Fau, *in Canton*.

　　Report of the Hospital in the Western Suburbs of Canton.

　　Report of the Missionary Hospital at Kum-Lee Fow, *in the Western Suburbs of Canton*.

　　Report of the Missionary Hospital in the Western Suburbs of Canton.

Report of the London Missionary Society's Chinese Hospital, *at Peking*.

Report of the Medical Missionary Society in China.

Report of the Medical Missionary Society's Hospital in China.

　　The Hospital Reports of the Medical Missionary Society in China for the Year 1839.

　　The First and Second Reports of the Medical Missionary Society in China.

　　Report of the Medical Missionary Society in China, *Containing a General Survey of Its Operations from March*, *1843*, *to June*, *1844*.

The Shanghai Municipal Gazette.

Shanghai Times.

Statement Regarding the Building of the Chinese Hospital at Shanghae .

T'oung Pao .

Transactions of the Ethnographical Society of London .

三、论著

［1］文庆.《筹办夷务始末道光朝》台北：文海出版社,1970 影印本.

［2］方行、汤志钧整理.《王韬日记》[M].北京：中华书局,1987.

［3］王中.〈近代上海西医院及西医诊疗的出现：以仁济医院为例的考察〉,《中国外资》[J].第 295 期(2013 年 8 月).

［4］王韬.《瀛壖杂志》台北：新兴书局,1962 影印本.

［5］王尔敏.《近代上海科技先驱之仁济医院与格致书院》[M].台北：宇宙光出版社,2006;桂林：广西师范大学出版社,2011.

［6］朱明德、陈佩合编.《仁济医院 155 年》[M].上海：华东理工大学出版社,1999.

［7］何小莲.《西医东渐与文化调适》[M].上海：上海古籍出版社,2006.

［8］沈国威等.《遐迩贯珍》—附解题・索引[M].上海：上海辞书出版社,2005.

［9］徐润.《徐愚斋自叙年谱》[M].台北：文海出版社,1978 影印本.

［10］高晞.《德贞传：一个英国传教士与晚清医学近代化》[M].上海：复旦大学出版社,2009.

［11］张在新.名医黄春甫先生事略[J].《中西医学报》3：5(1912.12).

［12］陈万成.《全体新论》的撰译与早期版本,《中国典籍与文化论丛》,13(南京：凤凰出版社,2011).

［13］陈佩、范关荣编.《仁术济世：上海第一家西医医院的百年故事》

　　　　［M］.上海：复旦大学出版社,2010.

［14］ 雒颉.《新种痘奇法》［M］.上海：1845.

［15］ 潘恂如.传道教友黄吉甫逝世传［J］.《中国教会新报》6：251
　　　　（1873 年 9 月 6 日）,页 3.

［16］ 蔡育天编.《上海道契》［M］.上海：上海古籍出版社,2005.

［17］ 薛福成.《出使英法义比四国日记·出使日记续刻》［M］.长沙：
　　　　岳麓书社,1985.

［18］《奏定学堂章程》［M］.台北：台联国风出版社,1970 影印本.

［19］ 钱存训.“印刷术在中国传统文化中的功能”［J］.《汉学研究》8：2
　　　　（1990.12）,p. 239－248.

［20］ 韩雅各.《上海医院述略第十四册》［M］.上海：1861.

［21］ 苏精.《马礼逊与中文印刷出版》［M］.台北：学生书局,2000.

［22］ 苏精.《铸以代刻：传教士与中文印刷变局》［M］.台北：台大出
　　　　版中心,2015.

［23］ Ethel Abercromblie, 'Door of Hope and Children's Refuge.'
　　　　The China Mission Year Book 1924 （Shanghai：Christian
　　　　Literature Society，1924），pp. 416－417.

［24］ Alice Clark, 'Training of Men and Women Nurses in China.'
　　　　The China Mission Year Book 1916, pp. 326－329.

［25］ *Conference on Missions Held in 1860 at Liverpool*. London：
　　　　James Nisbet & Co.，1860.

［26］ C. J. Davenport, 'The Work of Medical Mission in 1911.'
　　　　The China Mission Year Book 1912, pp. 260－266.

［27］ *Dictionary of National Biography* （London：Oxford University
　　　　Press，1917－），vol. 4, p. 787, 'Thomas Richardson Colledge.'

［28］ Ronald B. Dietrick, *The Man the Church Forgot：And Other*

Early Medical Missionaries Who Made a Difference. Maitland, Fl.: Xulon Press, 2007.

[29] E. S. Elliston, *Ninety-five Years a Shanghai Hospital 1844 – 1938*. Shanghai: 1940.

[30] Mrs. Halley, *et al.*, *Memorials of Rev. J. J. Halley*. Melbourne: Congregational Book Depot, 1910.

[31] S. W. F. Holloway, 'Medical Education in England, 1830 – 1858: A Sociological Analysis.' *History*, 59: 167 (October 1964), pp. 299 – 324.

[32] A. P. Hughes, *Dr. William Lockhart, 1811 – 1896: Medical Missionary to China*. n. p., 1995. Typescript.

[33] Joan Lane, *The Making of the English Patient: A Guide to Sources for the Social History of Medicine*. Stroud: Sutton, 2000.

[34] Susan C. Lawrence, 'Private Enterprise and Public Interests: Medical Education and the Apothecaries' Act, 1780 – 1825, in Roger French and Andrew Wear, eds., *British Medicine in an Age of Reform* (London: Routledge, 1991), pp. 45 – 73.

[35] William Lockhart, *The Medical Missionary in China: A Narrative of Twenty Years Experience*. London: Hurst and Blackett, 1861.

[36] *The Lockhart Correspondence: Transcripts of Letters to and from Dr. William Lockhart (1811 – 1896) and His Family*. n. p.: A. P. Hughes, 1995.

[37] Irvine Loudon, 'Medical Education and Medical Reform,' in Vivian Nutton and Roy Porter, eds., *The History of Medical Education in Britain* (Amsterdam, Atlanta, Ga.: Editions

Rodopi，1995），pp. 229 - 249.

［38］ Goodeve Mabbs，*Catalogue of Books Contained in the Lockhart Library and in the General Library of the London Missionary Society*. London：London Missionary Society，1899.

［39］ Kerrie L. MacPherson，*A Wilderness of Marshes：The Origins of Public Health in Shanghai，1843 - 1893*. Hong Kong：Oxford University Press，1987.

［40］ Walter H. Medhurst，*China：Its State and Prospects*. London：John Snow，1838.

［41］ *Memorials of James Henderson，M. D.* London：James Nisbet and Co. ，1869.

［42］ H. Couper Patrick，'Women's Department Report 1914.' *The Shanghai Times*，25 February 1915，p. 2，'Shantung Road Hospital—Annual Meeting Today.'

［43］ *Report from the Select Committee on Medical Education，part. II，Royal College of Surgeons，London*. 1834.

［44］ Acis Sharpe，'Chinese Nurses Perform Heroic Deeds.' *The China Weekly Review*，25 December 1937.

［45］ Cora E. Simpson，'Nurses' Work in China.' *The China Mission Year Book 1924*，pp. 378 - 381.

［46］ R. Milnes Walker，*Medical Education in Britain*. London：The Nuffield Provincial Hospitals Trust，1965.

［47］ John O. Whitehouse，*London Missionary Society Register of Missionaries，Deputations，etc.，from 1796 to 1896*. London：London Missionary Society，1896，3rd ed.

［48］ K. Chimin Wong and Wu Lien-Teh，*History of Chinese Medicine*.

Shanghai: National Quarantine Service, 1936, 2nd ed. New York: AMS Press, 1973, reprint.

[49] Alexander Wylie, *Memorials of Protestant Missionaries to the Chinese*. Shanghai: American Presbyterian Mission Press, 1867.